Michael Artman
Lynn Mahony
David F.Teitel

NEONATAL CARDIOLOGY

THIRD EDITION

新生儿心脏病学

（第3版）

迈克尔·阿特曼
主　编〔美〕林恩·马霍尼
大卫·F.泰特尔
主　审　韩　玲　郭继鸿
主　译　丁文虹　肖燕燕

天津出版传媒集团
天津科技翻译出版有限公司

著作权合同登记号：图字：02-2017-355

图书在版编目（CIP）数据

新生儿心脏病学/（美）迈克尔·阿特曼（Michael Artman），（美）林恩·马霍尼（Lynn Mahony），（美）大卫·F. 泰特尔（David F. Teitel）主编；丁文虹，肖燕燕主译. —天津：天津科技翻译出版有限公司，2021.6

书名原文：Neonatal Cardiology

ISBN 978－7－5433－4000－8

Ⅰ. ①新… Ⅱ. ①迈… ②林… ③大… ④丁… ⑤肖… Ⅲ. ①新生儿疾病－心脏病－诊疗 Ⅳ. ①R725.4

中国版本图书馆 CIP 数据核字（2020）第 008576 号

Michael Artman，Lynn Mahony，David F. Teitel

Neonatal Cardiology，Third Edition

ISBN：978－0－07－183450－6

授权单位：McGraw-Hill Education（Asia）Co.
出　　版：天津科技翻译出版有限公司
出 版 人：刘子媛
地　　址：天津市南开区白堤路 244 号
邮政编码：300192
电　　话：（022）87894896
传　　真：（022）87895650
网　　址：www.tsttpc.com
印　　刷：北京博海升彩色印刷有限公司
发　　行：全国新华书店
版本记录：889mm×1194mm　16 开本　16 印张　400 千字
　　　　　2021 年 6 月第 1 版　2021 年 6 月第 1 次印刷
　　　　　定价：168.00 元

（如发现印装问题，可与出版社调换）

主审简介

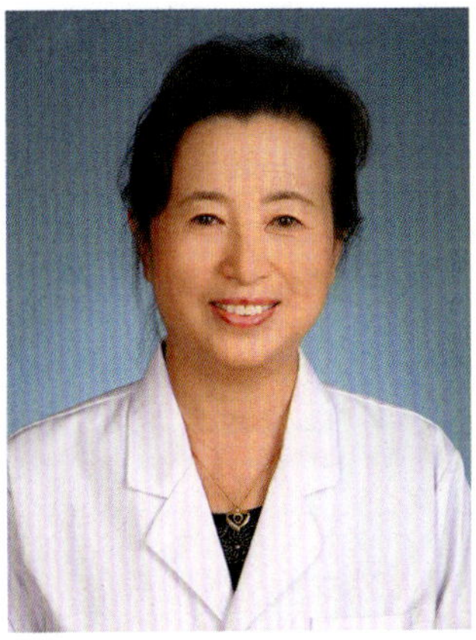

韩　玲　主任医师，教授，博士研究生导师，国务院特殊贡献专家，2019年获中华医学会儿科学分会儿科医师终身成就奖。

1968年毕业于中国医学科学院北京协和医学院（原中国医科大学）。1988—1991年赴美国匹兹堡大学医学院附属儿童医院小儿心脏科专修小儿心血管临床。1992—2009年任首都医科大学附属北京安贞医院小儿心脏科主任。曾任中华医学会儿科学分会心血管学组副组长，国家医学考试中心先天性心脏病介入诊疗考官，中华医学会儿科学分会心血管学组指导专家，中国医师协会儿科先天性心脏病专业委员会指导专家，《中华儿科杂志》《中国实用儿科杂志》《小儿急救医学杂志》《北京心肺血管病杂志》等编委。现任中华医学会儿科学分会心血管学组儿童心肌病精准诊治协作组组长，中华医学会北京分会儿科学分会第一届小儿心血管学组顾问，中国医师协会儿科晕厥专业委员会顾问，北京医学会罕见病分会心血管专业委员会顾问，国家心脏病中心先天性心脏病专业委员会顾问，中国妇幼保健协会胎儿心脏病防治专业委员会顾问，北京市产前畸形诊治专业委员会委员。任《中华儿科杂志》特约编委，《中国实用儿科杂志》常务理事，《北京心肺血管病杂志》编委。曾荣获国家卫生部科技进步三等奖1项，北京市科技进步一等奖1项、二等奖1项、三等奖6项。主编或副主编的著作或译著：《先天性心脏病超声心动图谱》《胎儿及新生儿心脏病学》《实用胎儿超声心动图学》《儿科心脏病学》《小儿心律失常诊治精要》。参编书籍30余部，发表SCI及核心期刊学术论文百余篇。

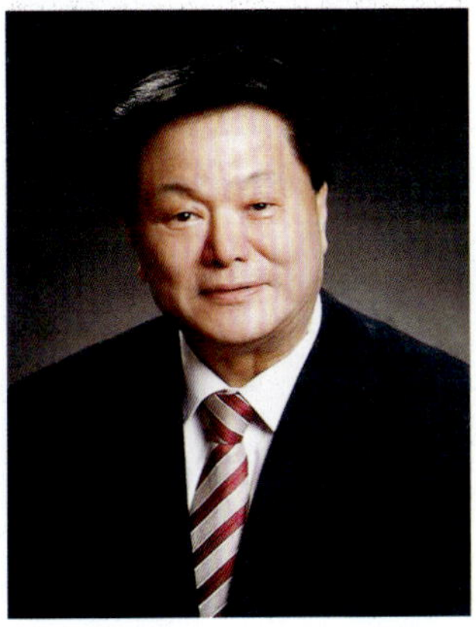

郭继鸿　主任医师，教授，博士研究生导师，北京大学医学部学术委员会委员，中国心律学会三届主任委员。现任中国心电学会主任委员，中国心脏健康教育联盟主席，国家科技部心律失常专业首席专家。曾任《中华医学杂志》副总编辑，现任《中华心脏与心律杂志》《临床心电学杂志》《心电图杂志》主编，高教部高等医学院校统编教材《诊断学》副主编，*Heart Rhythm* 杂志编委。享受国务院特殊政府津贴。曾荣获多项北京市自然科学技术进步奖、中华医学会奖、华夏医学科技奖等科研奖项。主编、主译心血管专著70余部，发表SCI及核心期刊学术论文近300篇。共主编10卷影响全国的《中国心律学》及《心律学国际指南》（2008—2018）大型系列丛书。

主译简介

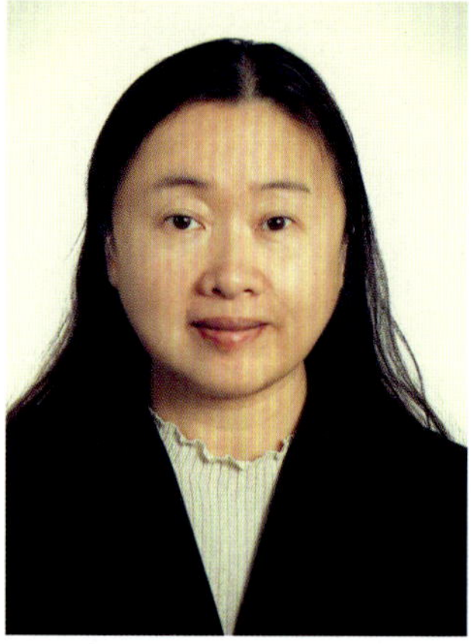

丁文虹 瑞典于默奥大学心血管专业博士毕业。首都医科大学附属北京安贞医院小儿心脏科主任医师，副教授，硕士研究生导师，从事小儿心血管工作27年。曾赴美国芝加哥大学儿童医院心内科进修，于英国伦敦Royal Brompton医院心内科、超声科、小儿心脏科访问学习并参与多项欧洲临床研究，于瑞典于默奥大学教学医院心脏外科中心研修TAVI围术期超声心动图评估。发表SCI及核心期刊学术论文60余篇，担任《胎儿及新生儿心脏病学》的副主编，参编胎儿及儿童心血管病临床及超声专著7部。主持并参与研究北京市卫生健康委员会、科学技术委员会先天性心脏病产前及生后筛查课题12项，曾获第六届宋庆龄儿科医学奖。

社会任职：中华医学会儿科学分会心血管学组儿童心肌病精准诊治协作组秘书，中华医学会儿科学分会心血管学组围生期先天性心脏病诊治协作组副组长，中华医学会儿科学分会心血管学组胎儿心脏病学协作组委员，中国超声医学工程学会介入分会委员，中国超声医学工程学会超声心动图专业委员会委员，中国超声医学工程学会北京市专业委员会委员，中国生物医学工程学会心律分会遗传性心律失常工作委员会委员，中国医师协会儿科学分会影像专业委员会委员，北京女医师协会超声医学专业委员会委员，中国医师协会新生儿科分会超声专业委员会委员，北京朝阳区出生缺陷监测与诊断技术指导组专家。任《心肺血管病杂志》编委，《中华儿科杂志》《中国实用儿科杂志》及《中国超声医学杂志》审稿专家。

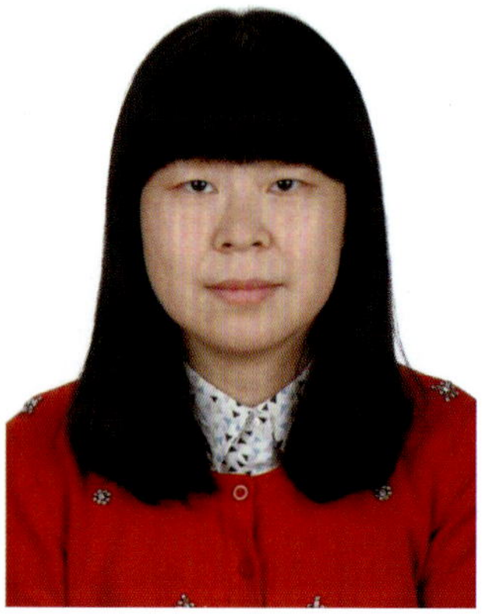

肖燕燕 首都医科大学儿科学博士，首都医科大学附属北京安贞医院小儿心脏科主任医师，从事儿童心血管工作22年，在先天性心脏病及获得性心脏病的诊断治疗方面经验丰富。擅长先天性心脏病心导管检查和介入治疗。2016年曾赴美国洛杉矶儿童医院进修6个月。发表SCI及核心期刊学术论文50余篇，参编、参译心血管专业书籍6部。

社会任职：中国医师协会心血管医师分会儿童心血管专业委员会委员，中华医学会儿童晕厥学组委员，北京生理学会血管医学专业委员会委员，北京医学会儿科心血管分会学组委员兼秘书，北京市医院管理研究所第一届北京市DRG论证专业委员会委员，《中华全科医师杂志》第四届编委，全国科学技术名词审定委员会委员，《中华临床医师杂志（电子版）》专业委员会委员及*Chinese medical Journal*审稿专家等。

译者名单

主　　审

韩　玲　郭继鸿

主　　译

丁文虹　肖燕燕

副 主 译

刘炘翰　陈　丽

译者名单(按姓氏汉语拼音排序)

陈　焱　姜小坤　李　伟　李强强　梁云婷

刘晓然　吕震宇　孟　琪　莫　莹　上官文

石婉明　王伊然　王志远　徐冠一　闫晓蕾

杨　静　叶文倩

(译者单位:首都医科大学附属北京安贞医院)

第1章 心脏形态发育：先天性心脏病的形态学基础

■ 概述

有关心脏特殊基因和它们的调控因子作用的认识在过去的十年中已经取得很大的提高。目前，85%的人类先天性心脏病仍然被认为是多因素的作用。分子生物学对于我们了解心脏的形态发育有着极大的优势。从大部分器官中对一些特殊基因的认识，使我们更加深刻地理解基因及细胞相互作用对心脏发育的影响。转基因小鼠使我们能时间特异性地追踪细胞，了解其在心脏形成中的作用。心肌特异性的可诱导的敲除方法解决了胚胎致死性的问题。同样，全基因序列也促进了对人类基因突变所导致的先天性心血管疾病的认识。

本章总结了心脏发育的最初阶段。接下来，我们会详细讨论如何形成四腔心脏，以及异常的心脏发生是如何导致先天性的心血管疾病的。

■ 心脏祖细胞及心脏第一和第二生心区

心脏的发生起源于脏壁中胚层的两个生心板。两个生心板在胚胎前端（颅侧）中线融合。新月形的生心板被称为第一生心区（FHF），其中线侧的中胚层为第二生心区（SHF）（图 1-1A）。在中线融合后，第一生心区形成两层结构的原始心管，外侧为心肌层，内侧为心内膜。心肌层朝向心内膜分泌一层糖蛋白富集组织，称心胶质。原始心管连接头侧的动脉极和尾侧的静脉极，但是没有包括四腔心脏的所有节段（图 1-1B）。与心房相连的静脉分支，向下延续为房室管和原始左心室，最终流出道和主动脉囊在动脉极相连（图 1-1C）。因房室管和流出道内心胶质增多形成心内膜垫，在此之后，各个结构逐渐变得容易辨识。心内膜经过心内膜-间充质转移，使心内膜垫获得间充质细胞而变得更加明显。随后，原始心管开始发育，形成右襻。

同时，第二生心区在动脉极和静脉极添加前体细胞，最终形成右心室的主要部分和室间隔的右侧一部分（图 1–1D）。在静脉极，第二生心区会形成包裹静脉窦及其分支的心肌细胞。随后静脉窦合并入左、右心房壁。与之相似的是，大动脉的管壁以及与动脉囊相连咽弓动脉都有部分源自第二生心区的细胞参与构成。神经嵴的细胞也参与大动脉的形成，相关内容将在本章后面陈述。

多种特异性转录因子以及信号分子是心脏早期形成的关键因素，包括最早期的前心脏中胚层标志物，包括含有同源框的基因 *Nkx2.5* 以及含有锌指的 *GATA 4/5/6* 亚族。T 框族的成员，*TBx1/5/18/20* 对于第二生心区的分化也有着重要的作用。心肌分化由多种心肌细胞特异性基因调节，包括：肌球蛋白轻、重链，α–肌动蛋白和肌钙蛋白 I。

神经嵴

神经嵴细胞是外–中胚层衍生物，起源于神经管的嵴部，迁移至胚胎中的许多结构，其中包括心脏。心脏神经嵴细胞分化为自主神经系统细胞与咽弓动脉的血管平滑肌细胞，进入心脏动脉极流出道的心内膜垫（图 1–1E）。心脏内的神经嵴细胞参与诱导和调节半月瓣的形成以及心脏流出道分隔中的心肌部分。其在静脉极的作用没有那么重要，在房室垫也观察到类似的现象。最近，人们确认了心脏神经嵴细胞也参与冠状动脉平滑肌的形成。

心外膜

心外膜（围心腔的脏壁中胚层）是覆盖在心管和心包内动脉极外的继发层。在胚胎发育过程中，心外膜起源于静脉和动脉极（图 1–1E~图 1–1G）。心外膜较大者源自体腔壁的突起，覆盖静脉窦和肝原基（图 1–1F）。心外膜的前体细胞沿着心室和心房壁外层至动脉极处心肌的边缘。在这里，它们加入了动脉的心外膜，这是一种源自更小的动脉前心外膜结构，表现出稍有不同的表型（图 1–1G）。激活时，上皮性心外膜细胞经历心内膜–间充质转化，作为心外膜来源的细胞，所形成的间充质细胞填充心外膜的空间。这些细胞在心管、房室垫和未来的纤维瓣环的心肌细胞之间迁移。与神经嵴细胞不同，这些心外膜衍生细胞分化为几种细胞系，包括大部分心脏成纤维细胞和冠状动脉血管系统的平滑肌细胞（图 1–2）。冠状动脉内皮血管系统起源于靠近前心外膜的静脉窦/肝原基的内皮细胞（图 1–1F 和图 1–2）。

打破对称

心脏发展为右襻，显然心脏及其与肺的连接是不对称的。内脏反位与内脏异位常在人类中出现；一些小鼠模型增加了关于关键信号因子对于内脏位置的确定作用的信息。值得注意的是，只有心房位置及其作用的后第二生心区可能受这些因素的影响，而右心室和左心室具有特定的形态，不同于心房位置异常（例如，反位或不定位）。

关键的发育窗口期

在之前的叙述中阐述了心血管系统在细胞层面的构建单元。一个或多个细胞群的干扰便可导致不正常的心脏发育甚至早期胚胎死亡。这导致人类早期自发性流产。在纯合子的小鼠品系中，50%与突变相关的自发性早期胚胎死亡为心血管畸形所致。在通常为非纯合子的人类中，先天性心脏病所致自发性流产的比例不能准确计算。第一生心区的损伤被认为是胚胎死亡的最关键因素。在临床工作中，围生期出现的大部分心脏畸形均发生在襻形成时期以及第二生心区介导的发育过程中。孕中期因为先天性心脏病造成的自发性流产较为少见，因为大部分心脏畸形都能够在宫内存活。

心脏形态发生及畸形发生

人类胚胎的四腔心的形成在孕 8 周就已经完成，之后是成熟及重建的过程，例如，咽弓动脉和瓣膜的发育确保了出生后良好的功能和存活。心脏形态发生的重要因素（在图 1–3 中列出）：包括分隔、瓣膜形成、传导系统成熟和冠状动脉的发育，我们后面会讨论。

静脉窦的合并、心房分隔和肺静脉的发育

第二生心区的前心脏中胚层，在静脉极是从一组独特的 *Nkx2.5* 阴性、但是肌球蛋白轻链阳性的细胞群发育而来，其包裹静脉窦的腔。这些心肌细胞族系合并进入左、右心房后壁。心耳可能与第一生心区相关。

左、右主静脉（胚胎上、下腔静脉）合并进入右心房，与胚胎左、右侧静脉瓣反折部相邻（图 1-1C 和图 1-1D）。左下主静脉（未来的冠状窦）和左上主静脉（人类心脏发育过程中退化了，成为 Marshall 韧带）均汇入右心房腔。一个内脏血管丛包绕发育中的肺芽。在早期发育阶段，肺从这个血管丛引流出来的主要路径是流向体循环静脉。原始肺静脉与心脏的连接由之后发育过程中不同的组织完成。原始肺静脉的原基（即中咽内皮组织）最初没有腔，并与静脉窦相连。在房间隔分隔的过程中，它与左心房后壁相连。内脏肺

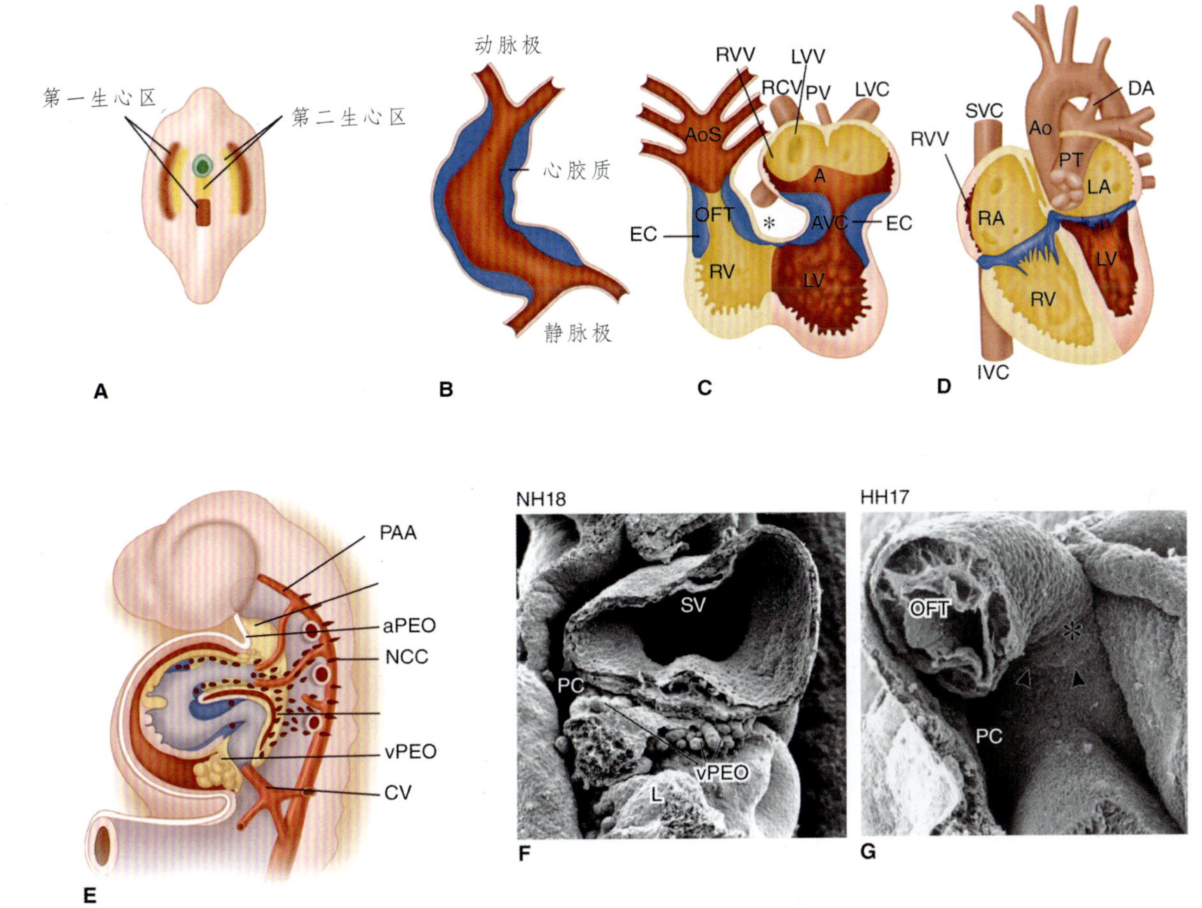

图 1-1　心脏发育。(A) 原始胚盘的心前中胚层盘示意图。棕色区域显示 FHF（第一生心区）中胚层，而黄色区域对应假定的 SHF（第二生心区）中胚层。(B) 原始心管起源于 FHF 中胚层。心管含有心肌，由心胶质构成。(C) 弯曲后心管。黄色区域显示 SHF 衍生物。SHF 参与形成流出道没有描述。在这个阶段要注意，心房整个位于原始左心室的上方，而流出道位于原始右心室的上方。(D) 心脏发育晚期。心房、心室及流出道的分隔完成。(E) 胚胎矢状切面。（前和后）SHF 中胚层及其衍生物被标记为黄色。神经嵴细胞参与形成的结构被标记为蓝色。静脉极前心外膜器官和动脉极较小的前心外膜器官可以被识别。(F) 鸡胚胎的静脉极电子扫描显微镜照片显示静脉极心外膜器官。(G) 鸡胚胎的流出道电子扫描显微镜照片显示前心外膜器官的动脉极（短箭头，*）。缩略语：A，心房；Ao，主动脉；AoS，主动脉囊；aPEO，前区心外膜器官动脉极；AVC，房室管；CV，冠状静脉；DA，动脉导管；EC，心内膜垫；FHF，第一生心区；HH，Hamburger 和 Hamilton；IVC，下腔静脉；LA，左心房；L，肝脏；LCV，左主静脉；LV，左心室；LVV，左侧静脉瓣；NCC，神经嵴细胞；OFT，流出道；PAA，咽弓动脉；PC，心包腔；PT，肺动脉干；PV，肺静脉；RA，右心房；RCV，右主静脉；RV，右心室；RVV，右侧静脉瓣；SHF，第二生心区；SV，静脉窦；SVC，上腔静脉；vPEO，前区心外膜器官静脉极。B~E：Adapted from: Gittenberger-de Groot AC et al. Ann Med. 2014;46(8):640–652. F and G: Adapted from: Gittenberger-de Groot AC et al. Differentiation. 2012;84(1):41–53.

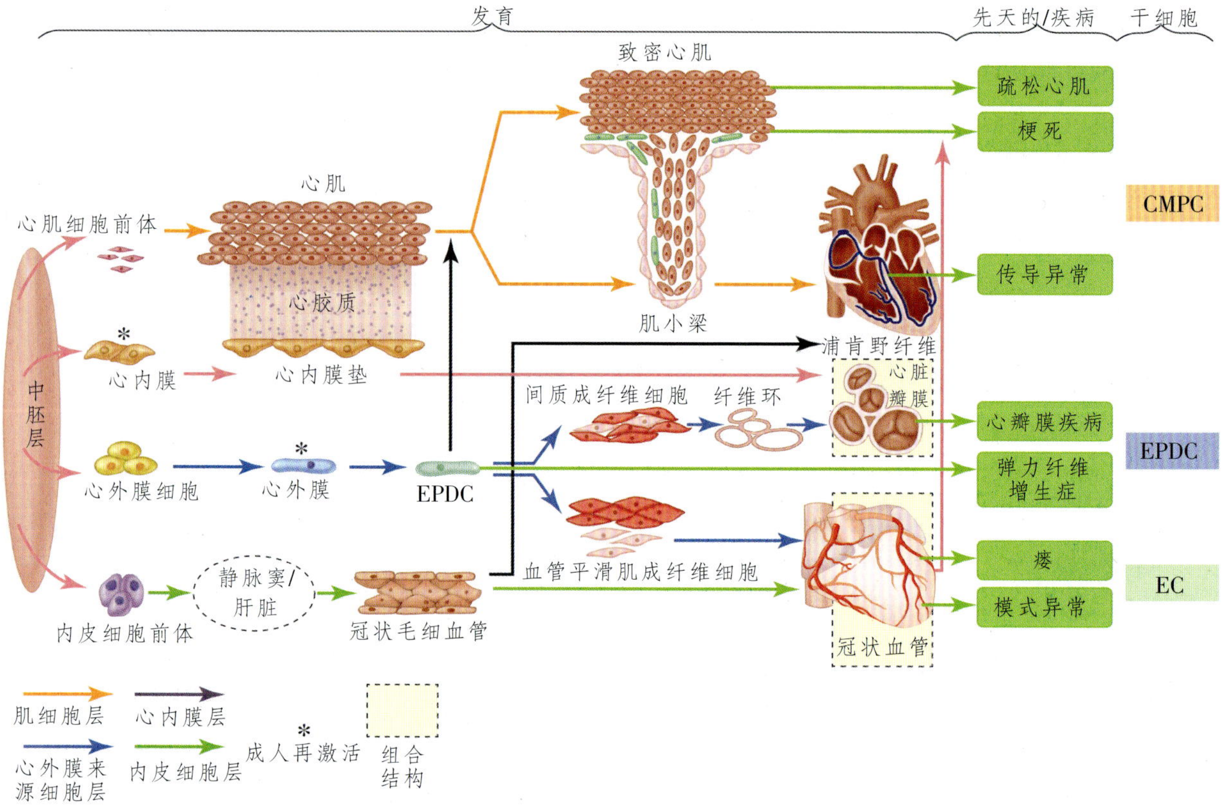

图 1–2 心脏发育过程中细胞系。示意图描述心脏细胞系(心肌细胞、心内膜、心外膜和内皮)来源于第一和第二生心区的中胚层,是心脏和血管的主要参与者。心外膜来源细胞(黄色)以及其与其他类型心脏细胞相互作用的不足,可能在心脏畸形中起到一定的作用(绿色方块)。第二生心区和神经嵴细胞对大血管的作用没有示出。缩略语:CMPC,心肌细胞前体细胞;EPDC,心外膜来源细胞;EC,心内膜细胞;VSMC,血管平滑肌细胞。Adapted from: Gittenberger-de Groot AC et al. Differentiation. 2012;84(1):41–53.

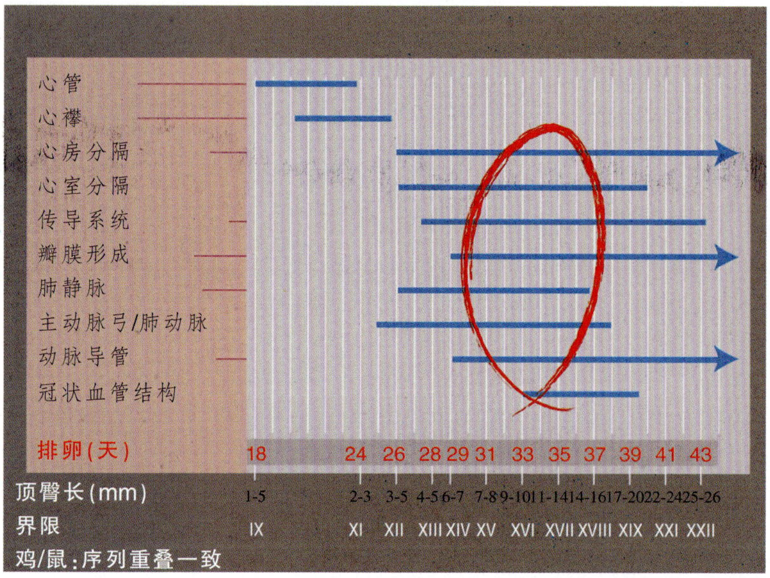

图 1–3 心脏形态的发生。主要描述时间轴和心脏形成过程中的主要事件。在胚胎发育的第 7~8 周,一些先天性心血管畸形可能是独立因素,也可能是复合因素,而心脏形成的许多关键进程又交叠在一起,所以很难确定畸形的独立分子通路或者原发损伤事件。血管的形成在心脏形成中相对晚一些。由于胎儿血循环的特殊性,心房分隔的最终完成(卵圆孔关闭)和动脉导管分化(动脉导管关闭)都是在出生后自然发生的。Source: Jongbloed MRM, et al. Development of the Cardiac Conduction System and the Possible Relation to Predilection Sites of Arrhythmogenesis, TheScientificWorldJOURNAL, vol. 8, pp. 239–269, 2008.

静脉与体循环主静脉（假定腔静脉）的连接逐渐在正常的发育过程中消失。

在房间隔分隔的过程中，应当注意 4 个部分：原发隔、背侧间质突出、继发隔和心内膜垫。最初两层心肌原发房间隔位于左、右心房之间。它部分退化形成继发孔，继发孔为卵圆孔形成所需（图 1–4A 和图 1–4B），是胎儿时期构成左、右心房交通的重要通道。间质帽在原发房间隔的游离缘与房室心内膜垫团块以及背侧间质的突出部融合，共同关闭了原发孔。这个结构在原发房间隔的右侧，即为一个厚的间质区（图 1–4A 和图 1–4B），且发展至房间隔的肌性部分。在原发隔与左静脉瓣的右侧，心房的心肌壁形成新月形的嵴状第二房间隔（支）。在发展过程中，原发房间隔（卵圆孔瓣）的游离缘和继发房间隔的边缘（支）会发生重叠，使血液流经卵圆孔（图 1–4B）。出生后的某个时间，这两支通常会融合，导致卵圆孔的关闭，但仍有 20%的成人卵圆孔保持开放。

对于先天性心血管疾病的影响

异常肺静脉回流

如前所述，肺血管血流经正中矢内脏血管的网络。破坏第二生心区可使原始肺静脉与左心房背侧壁对位不准并导致错误合并。中咽段内皮细胞链的缺失或者闭锁，不论早期肺静脉–体静脉连接是否存在或者异常，连接都会继续发育，导致肺静脉血的异常回流发生在 3 个水平：膈肌下方（弯刀综合征，图 1–5A）、心和心上方（图 1–5B）。肺静脉的引流可以全部异常（完全型肺静脉异位引流）或者部分异常，一部分肺静脉通入左心房，一部分通入体静脉（图 1–5B）或者右心房。仅很少已知的遗传因素与左、右心房异构（内脏异位）有关，由转录因子 *PITx2* 突变或下游信号异常（例如，PDGFRα）引起。

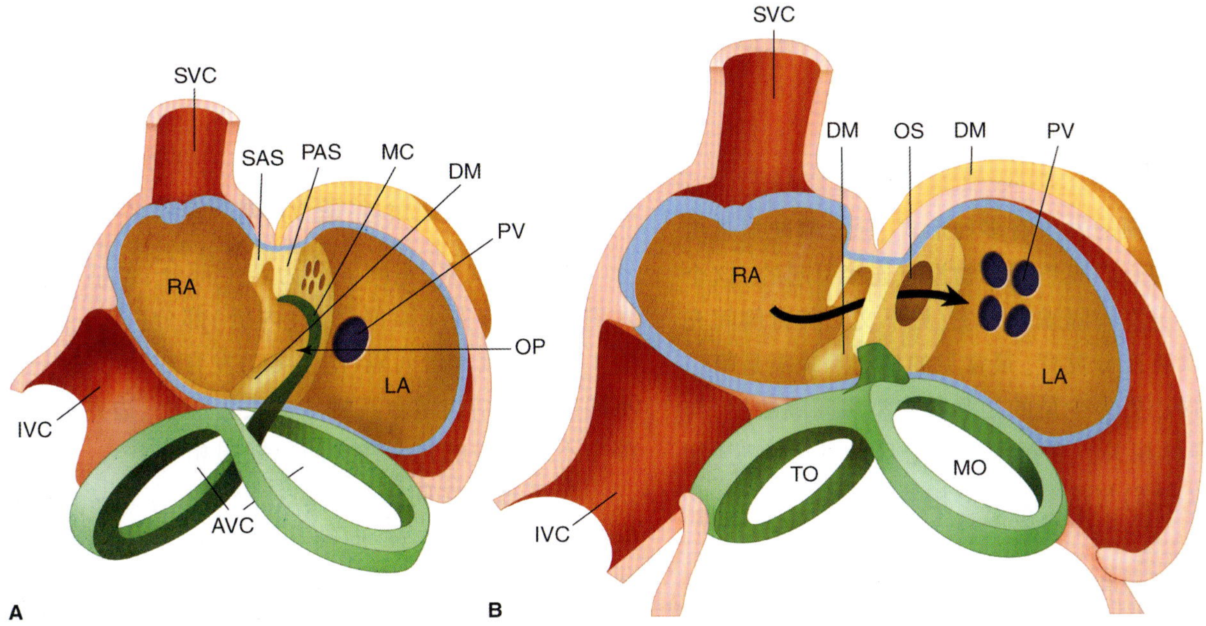

图 1–4　心房分隔。（A）左、右心房背侧和头侧壁的早期发育。金色部分显示第二生心区对静脉窦心肌合并的贡献。心耳没有描述。上腔静脉与下腔静脉进入右心房，同样，冠状静脉窦由左上主静脉发育而来，也进入右心房。在原发房间隔下缘的中胚层帽（绿色）划分了原发孔的边界，原发孔连接右心房与左心房。左心房可见原始肺静脉入口。右心房上壁的内折形成第二房间隔，可见与背侧中胚层间质突起融合。（B）分隔完成后，随着间质帽和房室垫的融合，原发孔关闭。此时房室垫已经把房室管分为二尖瓣口和三尖瓣口。第一房间隔上的穿孔扩大形成第二房间孔，出生后，与第二房间隔游离缘结合（箭头），卵圆孔关闭。缩略语：AVC，房室管；DM，背侧中膜；IVC，下腔静脉；LA，左心房；MC，间充质帽；MO，二尖瓣口；OP，原发孔；OS，继发孔；PAS，原发房间隔；PV，肺静脉；RA，右心房；SAS，继发房间隔；SVC，上腔静脉；TO，三尖瓣口。Used with permission from Gittenberger-de Groot AC, et al., (2011). Normal and Abnormal Cardiac Development. In: Pediatric Cardiovascular Medicine, Second Edition (eds JH Moller and JIE Hoffman), Wiley-Blackwell, Oxford, UK.

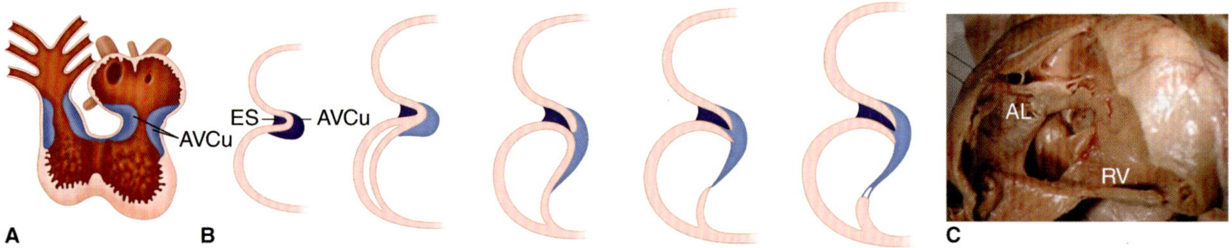

图 1-9 房室瓣的形成。(A)房室瓣由房室心内膜垫(浅蓝色)发育而来。(B)随着胚胎心房心肌和心室心肌的分离,从房室心外膜窦(深蓝色)来源的心外膜细胞移行至心内膜垫,并提供纤维环的成纤维细胞和一部分心内膜垫细胞。心内膜垫从心内膜上分离,腱索连接至乳头肌,最终形成瓣叶。(C)三尖瓣的 Ebstein 畸形。三尖瓣前叶发育尚可,而隔叶与后叶未从心室壁上分离出来。缩略语:AL,前叶(三尖瓣);AVCu,房室内膜垫;ES,心外膜沟;RV,右心室。

育中的侧瓣叶(而非隔叶),在如 Ebstein 畸形(三尖瓣下移畸形)和二尖瓣脱垂这样的畸形中,这种模式很可能使受累及的瓣叶发生异常的富集分布模式。

半月瓣

主动脉瓣和肺动脉瓣是由间隔和侧壁流出道心内膜垫分化而来。神经嵴细胞在动脉壁和心肌层的边界进入心内膜垫。同时,心内膜的心内膜-间充质转化至关重要,使心内膜垫引入间充质细胞。这个过程在主动脉表面的尖端更为明显。最近在发育的瓣叶中发现了动脉的心外膜细胞。另外,在主动脉和肺动脉部分流出道分别形成两个夹层的心内膜垫(图 1-10A)。目前尚不了解它们是来自主心内膜垫,或者 SHF(第二生心区)、神经嵴细胞和心内膜,对各自的心内膜垫和瓣叶是否都有不同程度的参与。后者对于理解畸形的形成(如二叶主动脉瓣畸形)尤为重要(图 1-10B)。

先天性心脏病的影响

房室瓣的覆盖和骑跨以及左心室双入口

在心脏发生弯曲重塑的过程中,三尖瓣口位于右心室的上方,紧邻重新分布的心室流出道。最初,右心室流入道只有裂缝样的部分,右侧房室垫位于此区域。如果三尖瓣口的重建和移位不完全,即可产生室间隔缺损。瓣膜覆盖在室间隔缺损上;偶尔,三尖瓣腱索连接双侧心室,形成三尖瓣骑跨。室间隔缺损通常位于后方或者流入道。如果超过 50%的三尖瓣连接左心室,此异常结果即为"左心室双入口",而正常生理情况是单一心室入口。二尖瓣骑跨于室间隔缺损十分

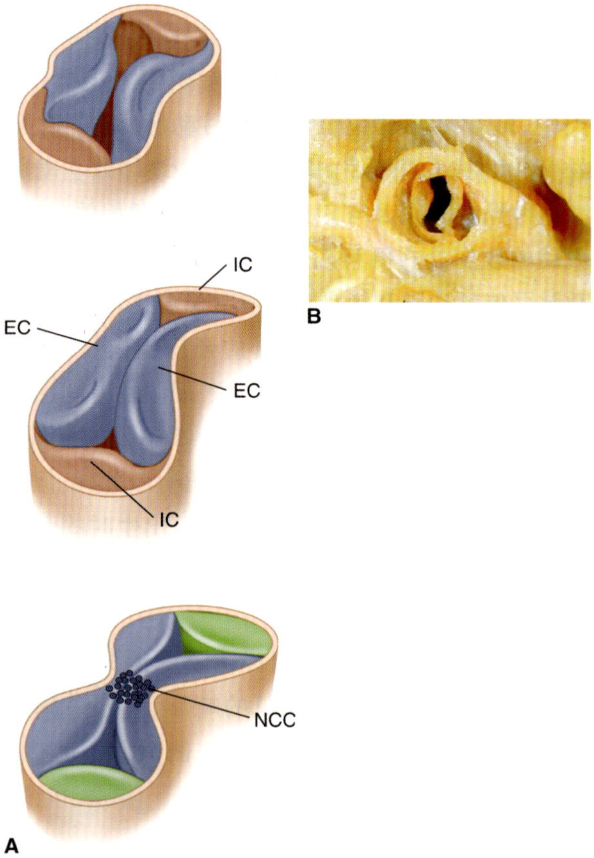

图 1-10 流出道瓣膜发育。(A)两个主要流出道心内膜垫(浅蓝色)的示意图,显示出与主动脉囊血管壁呈鞍状边界的心肌流出道。神经嵴细胞(用黑蓝色点表示)向内移行,使心内膜垫分离成后来的主动脉瓣叶及肺动脉瓣叶。在两个瓣口,第三个瓣叶起自夹层垫(绿色)。这个过程形成了两个相对的冠状的主动脉瓣叶和一个非冠状的、不与之相对的瓣叶。肺动脉瓣叶有相同的结构,但是没有冠状动脉口。(B)解剖标本显示二叶主动脉瓣。缩略语:EC,内膜垫;IC,夹层垫;NCC,神经嵴细胞。

少见。其通常合并大动脉转位,这类病例中室间隔缺损通常位于前方。

房室瓣的狭窄或者闭锁

完整的房室管最初是连接到原始左心室（图 1-1C)。如果心房与发育中的右心室没有连接,则三尖瓣口闭锁。在右心房可见心肌窝。在这类病例中,右心室只有小梁及流出道部分,缺乏流入部分。

三尖瓣Ebstein畸形(三尖瓣下移畸形)

此畸形通常是由瓣叶分化不良所致,分化不良的程度差异很大,从轻微的瓣叶附着点下移到最严重的瓣叶下移使右心室几乎完全心房化。位移通常源自三尖瓣隔叶及后叶,从房室交界处至右心室心尖。三尖瓣前叶位置通常无明显改变,经常能见到前叶冗长的组织和穿孔。

二叶和单叶半月瓣

二叶主动脉瓣(图 1-10)是最常见的先天性心血管畸形,在人群中占 1%~3%。在年龄较小的时候,瓣膜功能通常表现正常。但在一些病例中,这类畸形与单叶瓣一样,因为严重的主动脉瓣功能异常,在新生儿期即出现临床症状(通常为狭窄)。

传导系统发育

房室传导系统自心肌细胞分化而来。心房部分传导系统源自后 SHF-衍生心肌,其缺乏 *Nkx 2.5* 表达。这包括短暂存在的左窦房结及最终存在的右窦房结。一些基因标志的表达反映出起搏器表型（如 *Tbx3*、*Podoplanin* 及 *Shox2*),而且组织学特征表明,在胚胎早期发育阶段,发育中的心脏传导系统覆盖整个静脉窦区域,包括节间心肌以及肺静脉周围的心肌。在发育后期阶段,基因表达则仅限于传导系统的特定区域。第一生心区(房室管心肌)和原始心室(左心室)似乎参与了房室结的致密部分和心室传导系统的主要部分（包括房室束和左右束支)的发育。动物模型表明纤维环的正常发育需要心外膜衍生细胞的存在。如果心外膜生长受到抑制,就会出现旁路途径和预激的表型。

心律失常的含义

正常情况下消失的胚胎传导路径可能在结构和功能上持续存在。这导致特定部位的异常心房自律性,包括终末嵴(以前是右静脉瓣膜)、肺静脉心肌和冠状窦。合并有未分层三尖瓣畸形、心肌致密化不全心肌病、含预激的旁路途径等先天性心血管疾病的发生(如 Ebstein 畸形、大动脉转位),可能与发育过程中异常的心外膜作用或有缺陷的心外膜-心肌信号传导有关。

心外膜、心肌、冠状动脉的发育

最初,心室肌是通过心室腔扩散而获得氧气的。当心肌增殖以后,其需要一个单独的气体交换结构。早期发育时,覆盖着心肌的心外膜对于正常的冠状血管发育是必不可少的。然而,心外膜衍生细胞在促进心室外层心肌致密化上发挥重要作用,特别是折叠隔膜的前部。源于静脉窦的冠状动脉内皮细胞分布在心外膜下并浸润致密心肌。它们形成环绕主动脉和肺动脉瓣口的内皮细胞环。内皮细胞也浸润主动脉壁,在面对肺动脉(左和右)的 Valsalva 窦形成冠状动脉的主干和开口,引导这一进程以及阻止它们进入肺动脉壁和主动脉无冠窦的因素尚不明确。

对先天性心脏病的影响

心肌变薄和心肌致密化不全

有缺陷的心外膜-心肌相互作用所导致的心肌变薄类似于心肌致密化不全心肌病的表现。在鸟类和小鼠模型的试验中,心外膜细胞群的生长受到限制,心内膜-间质转化导致严重的致密心肌变薄和海绵状室间隔。在人类中,这些畸形的基础是源自心外膜还是心肌尚不明确。

冠状动脉异常

在异常情况下(例如大动脉转位),冠状动脉主干走最短的路径到 Valsalva 窦,解释了观察到的各种异常模式变化的原因。当心外膜的生长和扩展被抑制,可观察到单一或者极小的动脉开口,这表明心外膜衍生细胞是冠状动脉正确连接到主动脉所需。如果冠状动脉没有连接到主动脉,那么可能形成心室-冠状动脉连接(图 1-11A)或冠状动脉心室瘘。在人类包含冠状动脉异常的先天性心血管疾病中,受到干扰的心外膜和心室-冠状动脉连接之间的关系的表观遗传原因仍然不明确。有研究提示,在肺动脉闭锁但主动脉完整的一类患者中,其连接和冠状动脉口的病变是心外膜起源的(图 1-11B 和图 1-11C)。

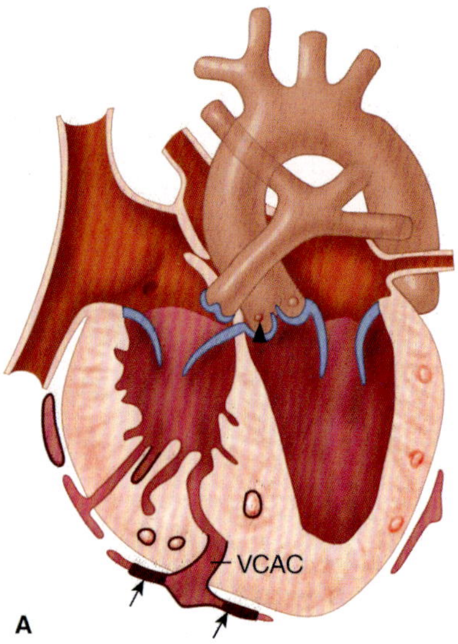

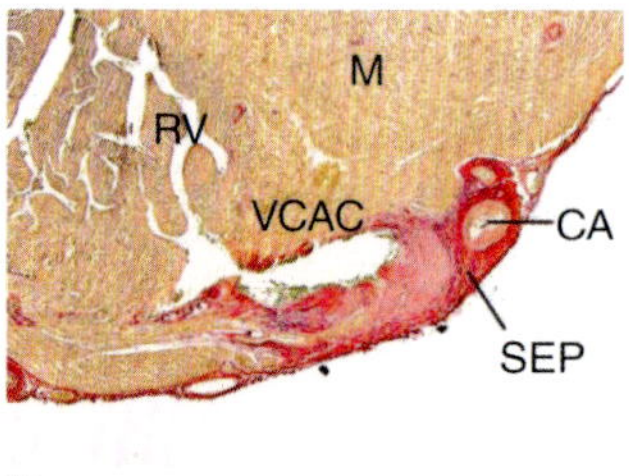

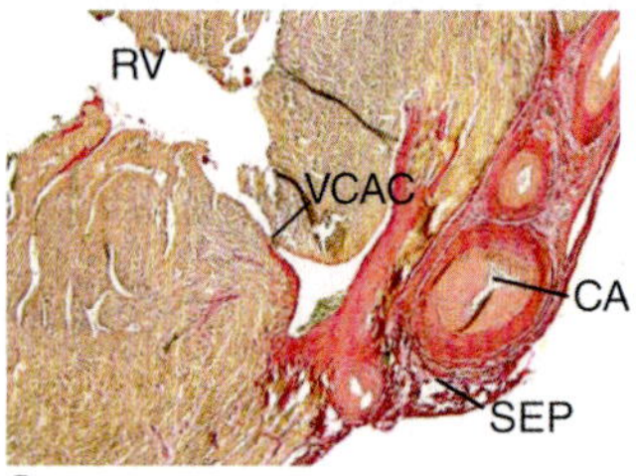

图 1-11 心室-冠状动脉交通。**(A)**室间隔完整型肺动脉闭锁心脏示意图。右冠状动脉针尖样开口(短箭头),主要的心外膜下冠状动脉分支明显增厚或部分闭塞(箭头)。异常的冠状动脉与发育不良的右心室之间存在心室-冠状动脉交通,在这种情况下较为常见。**(B 和 C)**人类胎儿室间隔完整型肺动脉闭锁心脏标本切片显示心外膜下区域严重的冠状动脉病理改变在胎儿时期就已经形成。心室-冠状动脉交通主要是冠状动脉(心外膜来源)的异常而不是起源于心肌的异常。放大倍数:B 和 C 为 1mm。缩略语:CA,冠状动脉;M,心肌;RV,右心室;SEP,心外膜下区域;VCAC,心室冠状动脉交通。Adapted from Gittenberger-de Groot AC et al. Prog Pediatr Cardiol. 2010;29(1):3–9.

推荐阅读

心脏祖细胞和心脏发生区

Chen L, Fulcoli FG, Tang S, Baldini A. Tbx1 regulates proliferation and differentiation of multipotent heart progenitors. *Circ Res*. 2009;105(9):842-851.

Kathiriya IS, Nora EP, Bruneau BG. Investigating the transcriptional control of cardiovascular development. *Circ Res*. 2015;116(4):700-714.

Kelly RG. The second heart field. *Curr Top Dev Biol*. 2012;100:33-65.

Wamstad JA, Alexander JM, Truty RM, et al. Dynamic and coordinated epigenetic regulation of developmental transitions in the cardiac lineage. *Cell*. 2012;151(1):206-220.

神经嵴细胞

Arima Y, Miyagawa-Tomita S, Maeda K, et al. Preotic neural crest cells contribute to coronary artery smooth muscle involving endothelin signalling. *Nat Commun*. 2012;3:1267.

Kirby ML, Hutson MR. Factors controlling cardiac neural crest cell migration. *Cell Adh Migr*. 2010;4(4):609-621.

Poelmann RE, Mikawa T, Gittenberger-de Groot AC. Neural crest cells in outflow tract septation of the embryonic chicken heart: differentiation and apoptosis. *Dev Dyn*. 1998;212(3):373-384.

心外膜和冠状血管

Gittenberger-de Groot AC, Vrancken Peeters MP, Mentink MM, Gourdie RG, Poelmann RE. Epicardium-derived cells contribute a novel population to the myocardial wall and the atrioventricular cushions. *Circ Res*. 1998;82(10):1043-1052.

Gittenberger-de Groot AC, Winter EM, Bartelings MM, et al. The arterial and cardiac epicardium in development, disease and repair. *Differentiation*. 2012;84(1):41-53.

Lie-Venema H, van den Akker NM, Bax NA, et al. Origin, fate, and function of epicardium-derived cells (EPDC) in normal and abnormal cardiac development. *Scientific World J*. 2007;7:1777-1798.

Riley PR, Smart N. Vascularizing the heart. *Cardiovasc Res*. 2011;91(2):260-268.

Tian X, Hu T, He L, et al. Peritruncal coronary endothelial cells contribute to proximal coronary artery stems and their aortic orifices in the mouse heart. *PLoS One*. 2013;8(11):e80857.

Tian X, Hu T, Zhang H, et al. Subepicardial endothelial cells invade the embryonic ventricle wall to form coronary arteries. *Cell Res*. 2013;23(9):1075-1090.

Winter EM, Grauss RW, Hogers B, et al. Preservation of left ventricular function and attenuation of remodeling after transplantation of human epicardium-derived cells into the infarcted mouse heart. *Circulation*. 2007;116(8):917-927.

打破对称

Gittenberger-de Groot AC, Bartelings MM, Poelmann RE, Haak MC, Jongbloed MR. Embryology of the heart and its impact on understanding fetal and neonatal heart disease. *Semin Fetal Neonatal Med*. 2013;18(5):237-244.

Srivastava D. Making or breaking the heart: from lineage determination to morphogenesis. *Cell*. 2006;126(6):1037-1048.

发育关键窗口

Gittenberger-de Groot AC, Calkoen EE, Poelmann RE, Bartelings MM, Jongbloed MR. Morphogenesis and molecular considerations on congenital cardiac septal defects. *Ann Med*. 2014;46(8):640-652.

心房和肺静脉发育

Briggs LE, Kakarla J, Wessels A. The pathogenesis of atrial and atrioventricular septal defects with special emphasis on the role of the dorsal mesenchymal protrusion. *Differentiation*. 2012;84(1):117-130.

Douglas YL, Jongbloed MR, den Hartog WC, et al. Pulmonary vein and atrial wall pathology in human total anomalous pulmonary venous connection. *Int J Cardiol*. 2009;134(3):302-312.

Douglas YL, Jongbloed MR, Deruiter MC, Gittenberger-de Groot AC. Normal and abnormal development of pulmonary veins: state of the art and correlation with clinical entities. *Int J Cardiol*. 2011;147(1):13-24.

Ebels T, Anderson RH, Devine WA, et al. Anomalies of the left atrioventricular valve and related ventricular septal morphology in atrioventricular septal defects. *J Thorac Cardiovasc Surg*. 1990;99(2):299-307.

Vida VL, Padalino MA, Boccuzzo G, et al. Scimitar syndrome: a European Congenital Heart Surgeons Association (ECHSA) multicentric study. *Circulation*. 2010;122(12):1159-1166.

心室分隔和流出道发育

Bajolle F, Zaffran S, Kelly RG, et al. Rotation of the myocardial wall of the outflow tract is implicated in the normal positioning of the great arteries. *Circ Res*. 2006;98(3):421-428.

Poelmann RE, Gittenberger-de Groot AC, Vicente-Steijn R, et al. Evolution and development of ventricular septation in the amniote heart. *PLoS One*. 2014;9(9):e106569.

Scherptong RW, Jongbloed MR, Wisse LJ, et al. Morphogenesis of outflow tract rotation during cardiac development: the pulmonary push concept. *Dev Dyn*. 2012;241(9):1413-1422.

咽弓发育

Molin DG, Poelmann RE, DeRuiter MC, et al. Transforming growth factor beta-SMAD2 signaling regulates aortic arch innervation and development. *Circ Res*. 2004;95(11):1109-1117.

Bokenkamp R, DeRuiter MC, van Munsteren C, Gittenberger-de Groot AC. Insights into the pathogenesis and genetic background of patency of the ductus arteriosus. *Neonatology*. 2010;98(1):6-17.

瓣膜形成

Attenhofer Jost CH, Connolly HM, Dearani JA, Edwards WD, Danielson GK. Ebstein's anomaly. *Circulation*. 2007;115(2):277-285.

Kruithof BP, Kruithof-De-Julio M, Poelmann RE, et al. Remodeling of the myocardium in early trabeculation and cardiac valve formation: a role for TGFbeta2. *Int J Dev Biol*. 2013;57(11-12):853-863.

Norris RA, Kern CB, Wessels A, et al. Identification and detection of the periostin gene in cardiac development. *Anat Rec A Discov Mol Cell Evol Biol*. 2004;281(2):1227-1233.

Wessels A, van den Hoff MJ, Adamo RF, et al. Epicardially derived fibroblasts preferentially contribute to the parietal leaflets of the atrioventricular valves in the murine heart. *Dev Biol*. 2012;366(2):111-124.

传导系统

Jensen B, Boukens BJ, Postma AV, et al. Identifying the evolutionary building blocks of the cardiac conduction system. *PLoS One*. 2012;7(9):e44231.

Jongbloed MR, Vicente Steijn R, Hahurij ND, et al. Normal and abnormal development of the cardiac conduction system: implications for conduction and rhythm disorders in the child and adult. *Differentiation*. 2012;84(1):131-148.

Kolditz DP, Wijffels MC, Blom NA, et al. Epicardium-derived cells in development of annulus fibrosis and persistence of accessory pathways. *Circulation*. 2008;117(12):1508-1517.

van Duijvenboden K, Ruijter JM, Christoffels VM. Gene regulatory elements of the cardiac conduction system. *Brief Funct Genomics*. 2014;13(1):28-38.

Van Weerd JH, Christoffels VM. The formation and function of the cardiac conduction system. *Development*. 2016;143(2):197-210.

第 2 章 心肌细胞收缩与舒张

■ 概述

正如第 1 章描述的，哺乳动物心脏结构形成的过程受到一系列复杂而紧密的调控。近年的研究增加了对心脏结构形成过程中许多基因调控通路的理解，而伴随心血管系统形态学发育的心脏收缩和舒张功能改变的研究同样重要。目前心脏结构形成的过程已相对明确，但在胚胎发育和成熟过程中控制心脏收缩功能的基因学、分子学和细胞学机制尚不明确。

尽管药物或生理学对心功能的影响与年龄相关，但其潜在的机制尚不完全明确，尤其对于未成熟心脏的兴奋-收缩偶联及收缩功能的调控机制了解得更少。对于心脏收缩功能异常的胎儿和新生儿，需要明确其控制心脏收缩的基本分子和细胞机制。

目前，主要通过动物模型进行关于心脏发育和成熟过程中影响心肌细胞功能的分子和细胞学机制的研究。尚不清楚这些调控通路对人类未发育成熟的心脏有怎样的影响。本章最后列出的推荐阅读是几部关于发育成熟心脏收缩功能机制的专著。此外，也列出了几篇关于心脏的超微结构、代谢、电生理及病理生理改变的文章。关于心肌细胞改变引起心脏生理和机制改变将在第 3 章中描述。

■ 相关心功能的细胞方面概况

心肌细胞的兴奋、收缩和舒张受复杂的离子转运通路及收缩蛋白释放和吸收钙离子影响（图 2-1）。在静息状态下，活化的转运通路（主要是钠-钾泵）保持心肌细胞膜电化学梯度。最终，细胞内形成了静息膜

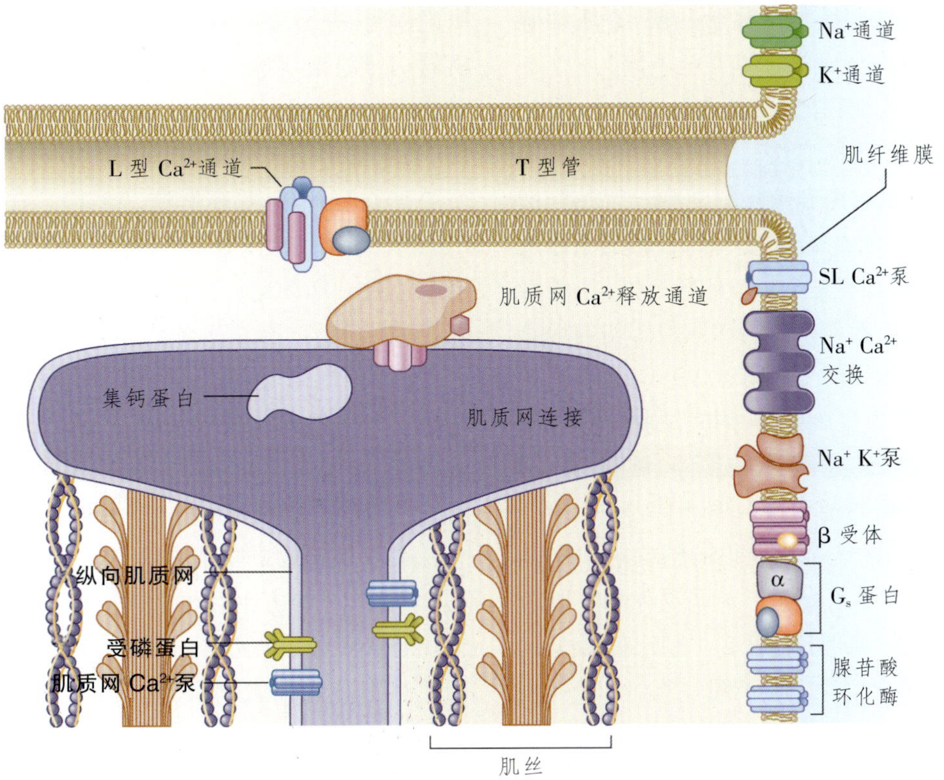

图 2-1 在成熟哺乳动物心肌细胞中涉及钙转运、兴奋-收缩偶联、心肌细胞收缩和舒张的主要结构的示意图。静息时，主要通过钠-钾泵维持负膜电位。成年心肌细胞收缩(参见图 2-5)由膜去极化(钠通道开放)触发，进而促进电压依赖性 L 型钙通道开放。相对少量的钙内流通过触发特定的肌质网钙释放通道的开放而导致大量钙从连接肌质网释放。这个过程被称为"钙诱导的钙释放"。图中描述了 T 型管在提供适当空间定向以紧密耦合 L 型钙通道钙内流和肌质网钙释放中的作用。胞浆钙离子的增加导致钙与肌钙蛋白 C 结合，进而导致肌丝激活和收缩。钙离子外流引起心肌细胞舒张的主要机制(参见图 2-7)是通过肌质网钙泵的作用依赖 ATP 的钙重吸收进纵向肌质网，此钙泵受磷酸化调节。在稳定状态下，主要通过钠-钙交换进入细胞内的钙离子量相同。阐明 β-肾上腺素能受体/G 蛋白/腺苷酸环化酶复合物的作用可明确该系统在调节心脏收缩和舒张中的作用(参见图 2-8)。

电位。钠离子通道开放导致心肌细胞膜去极化，钠离子通道的开放使钠离子内流，导致细胞膜电位从负极骤然增加为正极。正如下文所述，膜电位的改变最终导致细胞内钙离子增加，钙离子结合到肌原纤维的收缩蛋白上，导致细胞收缩。当肌膜静息电位重新形成，细胞内钙离子减少，并且收缩蛋白复合物上钙离子解离时，心肌细胞舒张。

这些维持钙离子稳定的过程联系非常紧密。在过去几年里，已经明确了许多参与心肌细胞收缩和舒张功能的通路和蛋白。最终，明确了在心脏收缩、舒张和收缩功能调节中存在明显的年龄差异。

如上所述，许多关于心脏收缩功能的研究主要通过动物模型进行，试验动物包括鸡、小鼠、兔、大鼠和斑马鱼。将动物研究结果直接应用于人类仍存在很大问题。因为心脏的发育和成熟受基因和遗传因素表型共同影响，某一种动物模型可能存在特殊的种族特异性问题。因此，研究结果需要对不同的动物模型进行对比研究。采用人类心肌进行研究可以得到很多相关结果，但对于胎儿和新生儿心脏来说，研究所需的组织很难取出。

■ 参与收缩与舒张活动的相关结构

心肌细胞大小和形态学改变

在人类胚胎中，怀孕后 3 周左右调节心脏收缩和舒张节律的部位开始产生功能。发育成为心肌细胞的主要功能部分包括肌膜、肌质网、线粒体和收缩蛋白。同时，成为支持结构的细胞(成纤维细胞和细胞外基质)也在发育。这些结构在胚胎期、胎儿期和出生后早期逐渐发育和成熟。在胚胎早期和胎儿期，心肌细胞的超微结构和空间结构与成熟心脏完全不同。

从胎儿晚期至成人期，心室心肌细胞的大小、形状以及整体外观会产生显著的变化。一般围生期心肌成熟相的特点是影响心脏收缩和舒张的细胞骨架结构增加，且具有更精确的空间结构。新生儿的心肌细胞表现为排列方向随机的、具有不完整肌节的肌纤维。肌纤维常位于肌膜下。核糖体、粗面内质网和线粒体均匀地分布于细胞中。细胞核为圆形，且位于中央。与细胞容量相关，细胞核的容量在出生后下降，同时细胞体积逐渐增加。在细胞迅速增长的过程中，核糖体、粗面内质网和大量高尔基体的聚集与活化蛋白的合成是一致的。

尽管方式类似，但超微结构变化的精确时间和时间关系因物种而异。表 2-1 概述了不同物种的心脏收缩和舒张相关结构的发育时间。表 2-1 列出的数据代表同一物种中的大多数，因为对于同一物种，不同个体心脏发育过程也不会完全相同。而且，同物种的心脏组织中心肌细胞形态学也可能存在大量变异。

出生后心脏发育的主要改变为表面积-容量比的逐渐降低。因为出生后心肌细胞容量逐渐增加。心肌细胞分裂(增殖)主要在胎儿期和新生儿早期。出生后短期内，心脏逐渐增大主要是因为已存在的心肌细胞肥大，细胞分裂减慢。目前，关于产后心肌细胞从增殖转为肥大的机制尚不完全明确。许多实验室都在致力于从心脏修复和再生角度阐明心肌细胞形态改变的生理学基础。

肌膜和横管

肌膜在胎儿和出生后的心肌细胞发育过程中被明确界定，并且在心脏发育的早期，就可观察到糖被。横管(T 管)是肌膜向肌浆内陷从而使细胞外环境与细胞内环境连通的结构。在心室肌细胞较小的物种(如鸟和鱼)中，T 管系统一般不存在，可能是因为不需要有效的兴奋-收缩偶联。然而，在大的心肌细胞中，T 管系统是必要的，它可以在细胞内部产生跨膜电流。通过在细胞内外建立更大的离子通道，进而打破扩散限制，T 管的存在可弥补细胞体积的增加，反之亦然。因此，T 管系统是哺乳动物心肌细胞收缩和舒张的一个重要组成部分。这是钙离子通道密度最高的地方(钙离子内流)，也是肌膜钙离子浓度最接近肌质网的区域(心肌细胞收缩所需钙离子来源；图 2-1)。

在哺乳动物的心脏中，T 管是最后形成的细胞器之一，通常直到出生后才会出现。在不同物种中，T 管出现的时间和过程各不相同(表 2-1)。T 管的相对缺乏限制了心肌细胞钙离子通道与肌质网钙释放通道之间的相互作用，抑制肌质网参与兴奋-收缩偶联。T 管的形态和人类心脏中后天出现的 T 管与兴奋-收缩偶联之间的关系仍不明确。

肌质网

随着 T 管系统的逐渐发育和成熟，肌质网的形态和功能发生了变化。肌质网是一种特殊形式的内质网，是哺乳动物心脏收缩和舒张的重要组成部分。在成熟的心肌细胞中，肌质网储存、释放与收缩和舒张相关的大部分钙离子。

肌质网由连接肌质网和纵行肌质网组成(纵向肌质网也称自由肌质网)。在胎儿晚期和出生后早期，肌质网的数量、形态和功能存在重要变化。在成人中，肌质网膜组织发育较好，与肌原纤维的粗纤维联系密切。连接肌质网与 T 管相邻，在结构上称为“二分体”。正是这种紧密的联系使肌膜电位变化和钙离子内流入肌质网，导致钙离子释放，进而造成心肌收缩。

在成熟的肌细胞中，连接肌质网包含肌质网钙释放通道。这些通道(也称为雷诺丁受体，因它们对中性生物碱具有很高的亲和力)兴奋-收缩偶联开放，将储存的钙离子释放到细胞质中，引起心肌细胞收缩。此外，连接肌质网包含高浓度的钙螯合蛋白，它是一种钙结合蛋白。其是通过肌质网收缩和舒张心肌细胞所需钙离子的储存处。三合蛋白和连接蛋白是连接肌质

表 2-1 心室肌细胞发育成熟的种族差异

物种	T 管的出现	肌质网的发育成熟
小鼠	21 天	1~11 天
兔	8~10 天	5~14 天
仓鼠	16 天	1~30 天
几内亚猪	出生时	出生时
狗	60 天	产后
人类	孕 32 周	孕 30 周出现；功能发育成熟时间尚不明确

网中包含的小蛋白质,对于维持集钙蛋白和钙释放通道中包含的小蛋白之间的空间关系非常重要。其他的结构蛋白[包括 FK 结合蛋白(也称钙稳定蛋白)]有助于稳定和调节钙离子的释放。

纵行肌质网包含大量 ATP 依赖钙泵，它可以将钙离子再转运至肌质网。这些蛋白被称为“肌质网钙 ATP 酶”(SERCA)。心肌特异性亚型是 SERCA2a。通过 SERCA2a 重新摄取钙进入肌质网，此过程受一种调节蛋白的调控,其与 SERCA2a 关系密切。在未磷酸化状态下，磷胺可抑制 SERCA2a 活性和钙再吸收入肌质网。当磷脂酰化(如 β-肾上腺素能刺激)时,抑制被去除,SERCA2a 活性增加,通过增强肌质网钙再摄取而引起心肌松弛。

在胎儿晚期和新生儿早期,在获得组织良好的 T 管系统之前,可以观察到连接肌质网和肌膜之间的外周肌膜下偶联。随着细胞增大和 T 管系统的发育,越来越多的内偶联出现。胎儿晚期和出生后早期肌质网的体积和分布增加。成熟肌质网的每一个组成部分都需要经过发育和成熟过程调控(雷诺丁受体、SERCA2a、磷酰胺等)。

收缩相关结构

肌节

肌节为横纹肌最原始的收缩单位(图 2-2)。心肌的收缩和舒张依赖于收缩和调节蛋白进入肌丝,反复前后移动穿越彼此。在结构肌丝锚定与补充肌丝滑动的共同作用下，导致了心肌的缩短与收缩力的产生。在成熟的心肌细胞中,肌原纤维构成了肌节,其每一端都由 Z 盘组成。Z 盘是一种复杂的蛋白质,其将相邻肌节的肌纤维连接成网(见下文)。

Z 盘包含丝和丰富的肌动蛋白。粗丝是肌球蛋白和肌联蛋白的聚合物,是一种粗大的结构蛋白。粗丝沿着肌节的长轴排列,并在细丝间穿插(图 2-2)。I 带由细丝状物、肌钙蛋白复合物和原肌球蛋白组成。A 带是由重叠的细和粗的丝组成。在 A 带中心的暗 M 带是由与肌联蛋白交叉连接的粗丝组成。多种肌节和 Z 盘蛋白的突变与家族性肥厚性和扩张性心肌病相关(第 9 章)。

在胎儿早期,可以在心肌细胞中观察到肌节。然而,在胎儿和早期新生儿的心脏中,收缩系统仍然相对紊乱。肌原纤维最初是不规则排列的,散布在细胞内部。它们分布在未成熟细胞中的大中央核和线粒体周围的肌膜下区域。随着细胞逐渐成熟,肌原纤维开始沿着细胞的长轴生长。即使在心肌细胞收缩和舒张中,也会出现肌节排列的逐步规则化。

在哺乳动物细胞中，肌丝含量和细胞成熟度一致。在哺乳动物心脏发育过程中,肌原纤维的有序排列使肌原纤维数量增加,使胎儿晚期和新生儿早期心肌收缩力增加。肌节蛋白的表达在心肌收缩力增加过程中起着重要作用(见下文)。

肌丝蛋白

肌丝主要是由肌球蛋白和肌动蛋白组成(约占总收缩蛋白含量的 80%)。其他不太丰富的成分,如肌钙蛋白和原肌球蛋白，主要提供功能调控和结构支持(图 2-2)。

巨肌丝

肌节的一个重要组成部分是肌巨蛋白,这是人类已知的最大的蛋白质。肌巨蛋白分布于一半的肌节中,跨越 Z 盘至中心的 M 线,跨越了一半的肌节。肌巨蛋白的 N 末端在 Z 盘内重叠,C 末端在 M 线上重叠,形成一个连续的长丝系统(也称巨肌丝),它将粗肌丝排列在肌原纤维内。

肌巨蛋白不仅连接肌原纤维。I 段的肌巨蛋白包含决定心肌细胞张力的幸免元素,因此可影响舒张晚期充盈和静息状态下的肌节长度。这主要是由 Frank Starling 机制引起。另外,这个可伸展区域为心肌细胞在舒张早期充盈提供了弹性回缩力。

粗肌丝

粗肌丝中主要的蛋白是肌球蛋白。单层粗肌丝含有多种不同的多肽,包括球形头和尾部分(图 2-2)。每个肌节中约有 300 个肌球蛋白,每个肌凝单体由两个重链肌球蛋白单体和 4 个轻链单体组成。重链形成一个大的球状头部,包含 ATP 酶活性,为肌桥形成提供能量。轻链形成了粗长肌丝的长柄,通过一个灵活的关节连接到头部。肌动蛋白分子形成肌桥的球状头部,最终引起肌动蛋白缩短。

与粗肌丝相关的一种重要蛋白质是肌球蛋白结合蛋白 C。这种蛋白质通过在肌节中心形成连接相邻

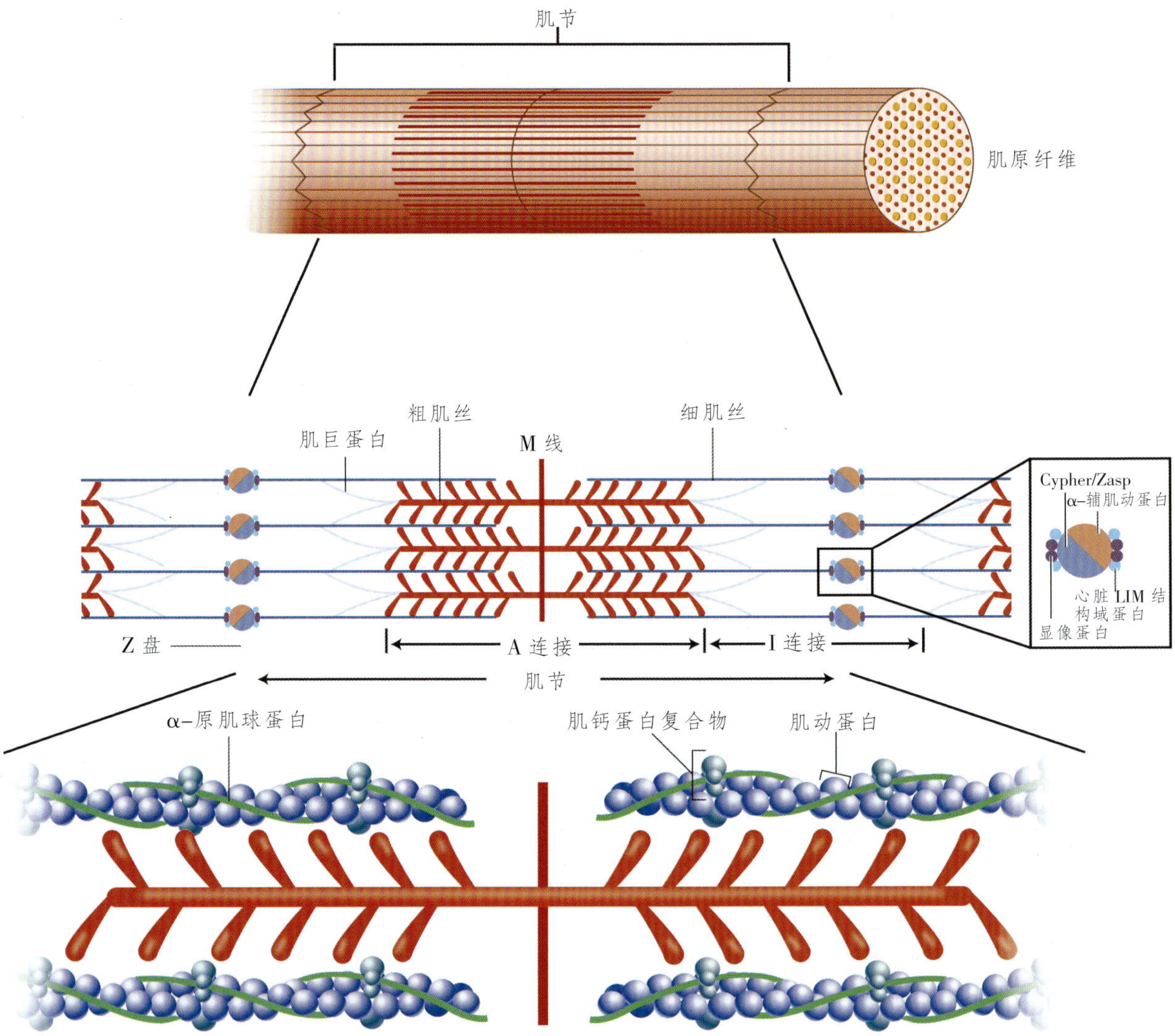

图 2-2 示意图显示粗肌丝和细肌丝在肌节内的排列。粗肌丝含有肌球蛋白、肌球蛋白结合蛋白 C 和肌动蛋白。肌球蛋白重链的尾部编织在一起形成粗长的肌丝。球状头向外突出形成交叉桥。细肌丝包括肌动蛋白(其形成细肌丝的主干)、肌钙蛋白和原肌球蛋白。原肌球蛋白在沿肌动蛋白的多个位点与肌钙蛋白 T 结合并抑制肌动蛋白和肌球蛋白相互作用。肌钙蛋白 T 将肌钙蛋白复合物结合到原肌球蛋白,肌钙蛋白 I 抑制肌动蛋白和肌球蛋白之间的相互作用,而肌钙蛋白 C 结合钙。位于两个 Z 盘之间的肌节通过肌巨蛋白和肌动蛋白与 Z 盘蛋白[包括 LIM 结构域蛋白 3(cypher/ZASP)、α-辅肌动蛋白、心脏 LIM 结构域蛋白(MLP)]之间的相互作用锚定。Adapted from Mahony L. Development of myocardial structure and function. In: Allen HD, Driscoll DJ, Shaddy RE, Feltes TF, eds. Moss and Adams' Heart Disease in Infants, Children and Adolescents, 7th ed. Philadelphia, PA: Lippincott Williams & Wilkins; 2008:577.

纤维的横向纤维来稳定粗肌丝。M 线上其他重要结构蛋白包括肌间蛋白、M 蛋白和阻碍蛋白，这些蛋白都与肌球蛋白结合蛋白 C 起作用,以促进在粗肌丝上传递收缩力。

细肌丝

每个细肌丝包含 3 种主要蛋白质：肌动蛋白、原肌球蛋白和肌钙蛋白(图 2-2)。肌动蛋白与肌球蛋白的反复结合和分离导致心肌细胞收缩和舒张。肌钙蛋白由 3 个主要亚基组成。抑制性亚单位是肌钙蛋白 I (TnI),钙结合亚基是肌钙蛋白 C(TnC),而肌钙蛋白结合亚基是肌钙蛋白 T(TnT)。肌动蛋白与肌球蛋白结合形成肌球蛋白复合物,心肌细胞收缩时需要这些蛋白。

钙离子通过与肌钙蛋白 C(TnC)结合在心肌细胞

舒张和收缩中起重要作用。虽然 TnC 有几个钙结合位点，但其连接低亲和力位点Ⅱ可形成肌桥。钙结合到这个位点可以消除原肌球蛋白-肌钙蛋白复合物对肌动蛋白-肌球蛋白的抑制作用，进而引起心肌细胞收缩。肌桥的数量与心肌细胞收缩力有关，而心肌细胞收缩力取决于肌质网释放的钙离子数量及收缩蛋白的内在特性。以钙离子的敏感性为例，在一定的钙离子浓度下，钙离子敏感性的增加会导致收缩力增加。反之，钙离子敏感性的降低会降低收缩力。当钙离子与肌钙蛋白 C 分离时，就会引起心肌细胞舒张，并且肌钙蛋白返回到其静止的构象状态。

心肌细胞收缩和舒张的调控是非常复杂的，不能简单地通过钙离子的传递和去除来解释。有证据表明，在收缩力达到最大之前，细胞内钙离子浓度达到峰值，而且在舒张之前，钙离子几乎完全从收缩相关蛋白中释放。这些结果表明，通过粗肌丝和细肌丝的结合以及反馈可以引起心肌细胞的收缩和舒张。此外，大量文献表明，通过各种信号通路（磷酸化、亚硝基化和过氧化）对肌动蛋白进行转换后修饰，进而调节钙离子敏感性和肌桥循环率。各种肌丝蛋白、细胞骨架蛋白、细胞外基质和信号转导通路之间的关系非常复杂，目前尚未阐明。然而，这些蛋白的功能出现突变或异常可明显影响心肌细胞的收缩功能。肌丝蛋白的突变与心肌病的发生有关，其将在第 9 章中进行更详细的描述。随着我们对肌节的功能和调控机制认识的深入，将来有可能研究出改善心肌收缩功能的新治疗方法，但其对新生儿心脏病的影响尚不明确。

亚型转换

粗蛋白质和细蛋白质亚型的改变影响肌节的收缩和舒张。在调节过程中与年龄相关的变化包括肌原纤维 ATP 酶活性（由肌球蛋白亚型的差异表达所决定）、肌钙蛋白调控蛋白，以及参与钙离子的传递和从收缩复合物中释放的蛋白质的变化。除发育调控外，其他因素也可能影响亚型的表达。激素水平的变化、营养状况、高负荷工作和神经支配在心脏发育和调节蛋白亚型的表达过程中均发挥了重要作用。

肌巨蛋白亚型

肌巨蛋白是由单一基因编码的，但剪接差异可引起不同程度的伸缩性。肌巨蛋白亚型的表达在发育过程中受到调控。一般来说，胎儿心脏表达的肌巨蛋白亚型比成熟心脏表达的顺应性强；但对人类的生理影响尚不清楚。

肌球蛋白亚型

心脏肌球蛋白重链（MHC）有两个亚型：α-MHC 和 β-MHC。肌球蛋白包含的两个 α 链（V1）具有较高的 ATP 酶活性。V2 包含一个 α 链和一个 β 链，并且可抑制 ATP 酶活性。肌球蛋白包含两个 β 链（V3）的 ATP 酶活性最低。重链的 ATP 酶活性与肌原纤维的缩短有关。在某些物种的发育过程中，肌球蛋白重链的异构体表达发生变化，但在人类心室中，在胎儿期、新生儿期和成年期主要为 V3 亚型。

肌动蛋白亚型

细肌丝的骨架由两股肌动蛋白单体聚合而成。肌动蛋白是一种由多基因家族编码的相对较小的球状蛋白。在横纹肌中有两种亚型：骨骼肌 α-肌动蛋白和心肌 α-肌动蛋白。这些亚型只有 4 个氨基酸，其中 2 个在肌球蛋白结合区。在发育过程中，肌动蛋白的亚型均表现在人的心室中。在胎儿和新生儿的心脏中，骨骼肌 α-肌动蛋白 mRNA 占总肌动蛋白的 80%以上，但在成熟心脏中，心脏的 α-肌动蛋白亚型占总肌动蛋白的 60%。人类心脏中这种亚型的转换对功能的影响尚不明确。

肌钙蛋白亚型

细肌丝中肌钙蛋白复合物对肌动蛋白-肌球蛋白复合物具有钙敏感性。钙结合亚基 TnC 保持不变并且无亚型转换。相反，TnI 和 TnT 在心脏发育过程中都存在多种形式的亚型。

目前已知有三种 TnI 亚型，它们是 3 个不同基因的产物。这些亚型被归类为快速骨骼肌型（TnI-f）、缓慢骨骼肌型（TnI-s）和心肌型（TnI-c）。与其他两种亚型不同的是，TnI-c（而不是 TnI-s）有一个很长的中间序列，在肾上腺素刺激时被磷酸化。TnI-c 的磷酸化在调节心肌收缩中起着重要作用，其作用是影响协同激活和机械反馈。

TnI 亚型的发育变化至少在一定程度上解释了心脏围生期收缩功能的变化。在人类胎儿心脏中，主要的亚型是 TnI-s，但 TnI-c 也存在。随着 TnI-s 的消失，TnI-c 在人类心脏发育 9 个月时出现。这种 TnI 亚型的转换很可能影响心肌收缩力。

TnT 在调节肌原纤维 ATP 酶活性和对钙的反应方面起着重要作用。肌钙蛋白 T 存在于一种单基因的产物中，它是一种调节发育的选择性剪接的单基因产物。不同物种的表达方式不同。人类胎儿和兔心脏表达四种心脏 TnT 亚型，TnT_{1-4}。在胎儿心脏和新生兔心脏中，TnT_1 的表达最高。成年兔心肌中主要的亚型是 TnT_4，而正常的成人心脏只表达 TnT_3。亚型表达也受病理生理状态的影响。在心脏移植患者和儿童心力衰竭时，心脏 $cTnT_1$ 和 $cTnT_4$ 升高。$cTnT_4$ 的表达水平与术前心力衰竭的严重程度及恢复时间有关。心脏 TnT 亚型表达的改变（在发育过程中和对病理生理状态的反应）可能有助于改变心肌收缩力和酸中毒时对心肌的敏感性。

线粒体

在未成熟的心肌中，线粒体在细胞中不规则地散布。随着细胞成熟，线粒体大小变得更加规整，线粒体变得位于细胞中心并被肌丝包围。为了满足活动肌肉的高能量需求，随着肌原纤维组织的发育，线粒体沿着肌丝以高度规律的方式分布。

在所有哺乳动物中，线粒体体积在出生后期都有大幅增加。此外，随着心肌线粒体的逐渐发育成熟，其超微结构也在不断变化。在胎儿心脏中，线粒体的嵴很稀疏，间隔很宽。随着出生后心脏的逐渐发育成熟，嵴变得更密集。

线粒体形态、位置和数量的变化反映了出生后不断增加的能量需求以及心脏对底物利用率的年龄相关性。长链游离脂肪酸是成人心脏中的主要能量底物。活化的游离脂肪酸被运送到线粒体中，然后被 β-氧化代谢，产生 ATP。肉碱棕榈酰辅酶 A 转移酶将活化的游离脂肪酸从细胞质转运到线粒体中。在未成熟的心脏中，这种酶的活性降低。未成熟心脏中的主要能量底物是乳酸盐和碳水化合物。这些数据来源于动物研究，来自人类胎儿和新生儿心脏的可比信息缺乏。线粒体底物代谢异常可导致心肌病（第 9 章）。

细胞骨架和细胞外基质

细胞骨架和细胞外基质在心肌收缩和舒张时支持心肌细胞。细胞骨架决定细胞的大小和组织，可使由收缩蛋白产生的张力通过肌细胞、相邻细胞和细胞外基质传播。与成人肌细胞相比，未成熟肌细胞的细胞骨架结构组织更少。肌细胞通过将 Z 盘相互连接的中间肌丝进行划分。相邻肌节的连接组织细胞将肌节与纵行肌质网、线粒体和微管分开。相反，未成熟的肌细胞含有细胞核的线粒体和中心聚集体。这些导致细胞内负荷增加，可阻碍不成熟肌原纤维收缩，最终引起静息状态下肌节长度缩短，而且肌节缩短速度减慢。因此，由于细胞骨架不成熟引起的细胞结构相对解体可能对未成熟肌细胞的伸展速率和能力有影响。

细胞骨架也促进细胞内正常信号传递所需的亚细胞蛋白复合物进行空间排列。细胞骨架结构蛋白允许在细胞的内部和外部环境之间进行通信，并且整体参与信号转导以及细胞与细胞信号传导。细胞骨架使蛋白组织离子通道、信号分子和信号传导所需的信号和机械应力共区域化。多种细胞骨架蛋白突变会引起不同的心肌病（第 9 章）。

细胞骨架结构比最初想象的更具有动态性。细胞骨架在细胞生长过程中以及对病理生理信号（如过度收缩或舒张）做出反应。心血管系统的正常发育和成熟严重依赖于细胞骨架和细胞外基质内的蛋白质。在发育过程中，细胞器排列和定位所发生的变化能够反映出细胞骨架组成和排列所发生的变化。

Z 盘

肌节的每一端均是 Z 盘，它将肌丝从相对的肌节连接成紧密排列的紧凑结构。多种蛋白质位于 Z 盘，包括 α-肌动蛋白、视松蛋白（T-cap）、伴肌动蛋白、LIM 肌蛋白、细丝蛋白和肌收缩蛋白。Z 盘是沿肌纤维长度传递肌节产生的张力的关键因素。此外，Z 盘蛋白为转录因子、钙信号蛋白以及参与调节收缩功能的各种激酶和磷酸酶的停靠位点。越来越多的证据表明，Z 盘及其相关结构感应细胞机械信号，并将其转换为信号用于细胞生长、发育和重塑（包括电子和机械）。

肌外纤维细胞骨架

微丝、中间丝和微管构成 3 种主要的肌外纤维细胞骨架成分（图 2-3）。微丝主要由肌动蛋白组成，并在肌节（肌节肌动蛋白）和细胞质（非肌节或肌质网）的细丝中被发现。细胞质微丝主要位于肌膜下，在细

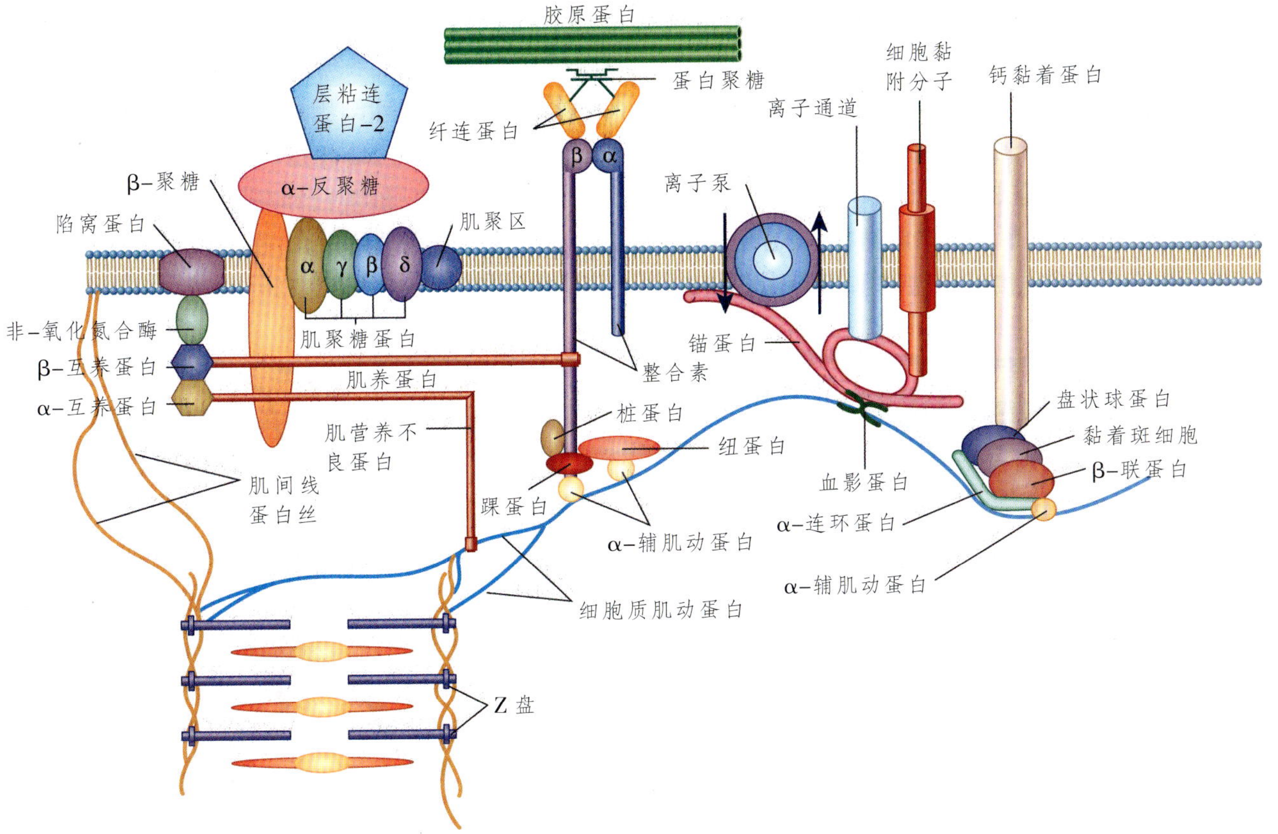

图 2-3 心肌细胞的细胞骨架结构。肌营养不良蛋白-肌氨酸复合物将质膜连接到细胞质肌动蛋白丝上。整合素将细胞结合至细胞外基质,并且由通过各种蛋白质(纤连蛋白、层粘连蛋白和蛋白聚糖)附着于胶原蛋白的 α 和 β 亚基组成。β 亚基的细胞内部分通过另一种蛋白质复合物(其包括 α-辅肌动蛋白、踝蛋白、纽蛋白和桩蛋白)与细胞质肌动蛋白丝结合。锚蛋白将膜蛋白如离子泵和通道连接在一起,从而组织具有相关功能的蛋白质之间的相互作用。血影蛋白将锚蛋白与细胞质肌动蛋白丝连接起来,并且在肌膜处也与肋节和插入的 Z 盘相关联。钙黏着蛋白介导桥粒和筋膜黏附中细胞与细胞接触的连接。在筋膜黏附中,钙黏着蛋白通过纽蛋白、连环蛋白、平滑肌红蛋白和 α-辅肌动蛋白连接相邻细胞的细胞质肌动蛋白丝。除了有助于细胞的结构完整性之外,这些蛋白质多数还参与细胞信号传导。Adapted from Mahony L. Development of myocardial structure and function. In: Allen HD, Driscoll DJ, Shaddy RE, Feltes TF, eds. Moss and Adams' Heart Disease in Infants, Children and Adolescents, 7th ed. Philadelphia, PA: Lippincott Williams & Wilkins; 2008:580.

胞内细胞骨架与细胞外基质和邻近肌细胞连接中起重要作用。

中间纤维构成的细胞内网络有助于维持肌细胞结构的完整性。这些纤维由结蛋白聚合物和连接 Z 盘的聚合物形成,并聚集在肋节、肌质网、肌膜和核膜上。应激引起的中间纤维网络的改变可能介导基因表达的改变。

微管由 α 和 β 微管蛋白的聚合亚基形成,其经历连续解聚和重聚。细胞骨架的硬度受到微管蛋白总量和聚合状态下相对比例的调节。微管围绕细胞核并在整个细胞中纵向扩散。它们通过锚定亚细胞器来稳定细胞结构,并参与细胞内部和细胞间信号的传递。

相邻细胞和细胞外基质的连接

细胞外基质围绕着心肌细胞并兼具结构和调节功能。细胞外基质是复杂的并含有多种成分,包括:①结缔组织,主要是弹性蛋白和各种类型的胶原蛋白;②由蛋白多糖组成的凝胶样物质;③基底膜蛋白质,如胶原蛋白、层粘连蛋白和纤连蛋白;④其他分子,如细胞因子、生长因子和蛋白酶。细胞外基质调节细胞迁移、增殖、黏附和细胞间信号传导,从而在正常生长和发育以及心室病理性重塑中起关键作用。

未成熟心脏舒张功能影响较小。在新生兔心脏中肌质网停用，证明钠–钙交换足以维持心肌正常舒张。此外，与成人心肌细胞相比，其他“慢”途径(线粒体和肌质钙ATP酶)在新生细胞中相对更活跃。综上所述，这些研究表明在心脏成熟之前肌质网的舒张作用较弱。

通过钙离子通道的钙离子内流

在成熟哺乳动物心肌的正常兴奋–收缩偶联期间，L型钙电流的作用是促进特定肌质网钙离子通道的开放，引起钙诱导的钙释放(如上所述)。L型钙离子通道在胎儿阶段功能逐渐成熟。然而，L型钙离子通道在未成熟心脏中从交界性肌质网解离可能是L型钙离子通道与肌质网钙通道解偶联的原因(图2–6)。这一观点得到以下结果支持：在出生后，随着T管的发育，在T管中存在比肌膜多3倍的L型钙离子通道，这与出生后心脏兴奋–收缩偶联一致。在心肌发育过程中，各物种对钙离子通道阻滞剂的较强的负性肌力反应表明L型钙离子通道对收缩的依赖性很强。然而，这种观察与以下研究不一致：与成年相比，L型钙电流在新生兔中较小，在大鼠中较大，在人类中没有。未成熟心肌对L型钙离子通道阻滞剂负性肌力作用更敏感的另一种原因可能为：由于通过钠–钙交换减少引起钙内流减少，进而引起动作电位降低，心肌收缩受抑制。

通过钠–钙交换的钙离子外流

人们普遍认为钠–钙交换在成熟心脏细胞中的主要作用是在舒张期间释放钙。然而，通过“反向”钠–钙交换进入的钙可出现在各种模型中。

三种基因(*NCX1*、*NCX2* 和 *NCX3*)编码哺乳动物钠–钙交换蛋白。*NCX1* 主要存在于心脏中。在胚胎小鼠中，在第一次心跳前检测到 *NCX1* 表达，并且最初在限制性心脏模型中出现。最近研究表明，在胚胎期间靶向消融 *NCX1* 是致命的，由于其可引起心脏跳动失败。这些研究表明钠–钙泵在心脏发育过程中提供电兴奋性，引起心肌收缩和舒张。

在晚期胎仔和早期新生兔中，肌膜囊泡中钠–钙交换活性、肌细胞交换蛋白含量和稳态mRNA水平最高，并在2~3周龄时下降。完整肌细胞的免疫组织化学研究证实，在兔出生时交换蛋白表达高，并且交换蛋白均匀分布在细胞表面。在发育中的人类心脏中，增加的钠–钙交换和蛋白的表达与其在新生兔心肌细胞中表达模式相似。

这些发育变化的功能结果已被充分的证据证明，钠–钙交换足以使新生兔心肌细胞产生收缩，而在成年细胞中则不足以产生收缩。此外，当肌质网被破坏时，钠–钙交换足以促进新生心肌细胞的正常舒张，而成年细胞则不能。这些研究证实钠–钙交换是未成熟心脏中钙内流和外流的主要途径。

β–肾上腺素能刺激

在交感神经递质和肾上腺激素的刺激下，β–肾上腺素能激活调节心脏兴奋–收缩偶联的所有成分，如L型钙离子通道、雷诺丁受体、钠–钙交换、磷苯三酚和收缩蛋白。这些效应主要通过经典的G蛋白(G_s)–腺苷酸环化酶–cAMP–蛋白激酶A信号级联(图2–8)以及随后由蛋白激酶A磷酸化靶蛋白来介导。β–肾上腺素能在成熟心脏中的刺激包括增加收缩速率和收缩力、舒张速率、心率和传导速度。对收缩功能的影响是由于通过L型钙离子通道增加的钙内流，进而刺激肌质网钙释放。这主要是由收缩蛋白质中钙离子的快速解离(由于TnI的磷酸化作用)和受磷蛋白磷酸化控制的肌质网重吸收增加(在磷酸化状态下，受磷蛋白对SERCA2a活性的抑制作用降低)造成的。

β–肾上腺素能受体激动剂在未成熟心脏中发挥类似效应。然而，由于这些蛋白质和钙转运途径在未成熟心脏中较不重要，所以可能涉及其他的细胞和分子机制。除了未成熟心肌细胞具有定性和定量不同的钠–钙交换蛋白之外，β–肾上腺素能信号在发育期间也在不断变化。在早期胎儿心脏中检测到β–肾上腺素能受体、L型钙电流振幅、钙瞬变，细胞收缩对β–肾上腺素能刺激的反应仅在妊娠晚期才明显。这是由于妊娠早期受体与下游信号的解偶联。此外，未成熟心脏中β–肾上腺素能受体的信号转导路径可能与成熟心脏中的信号转导路径不一致。例如，新生心肌细胞对$β_2$–肾上腺素能受体激动剂的敏感性比成年心肌细胞大得多。$β_2$–肾上腺素能受体与胎儿心肌细胞中的花生四烯酸路径偶联。更令人惊讶的是，重复的β–肾上腺素能受体刺激使新生大鼠心肌细胞中的β–肾上腺素能信号路径敏感，这与成年心肌细胞中激动剂诱导的脱敏形成鲜明对比。

WJ. Excitation-contractio
ing postnatal cardiac devel
2010;48(2):379-386.

收缩功能调节

Boularan C, Gales C. Cardia
lysis, modulation and de
2015;6:Article 203.

Collis L, Srivastava S, C
β_2-adrenergic receptor agoni
current independent of PK
tricular myocytes. *Am J P*

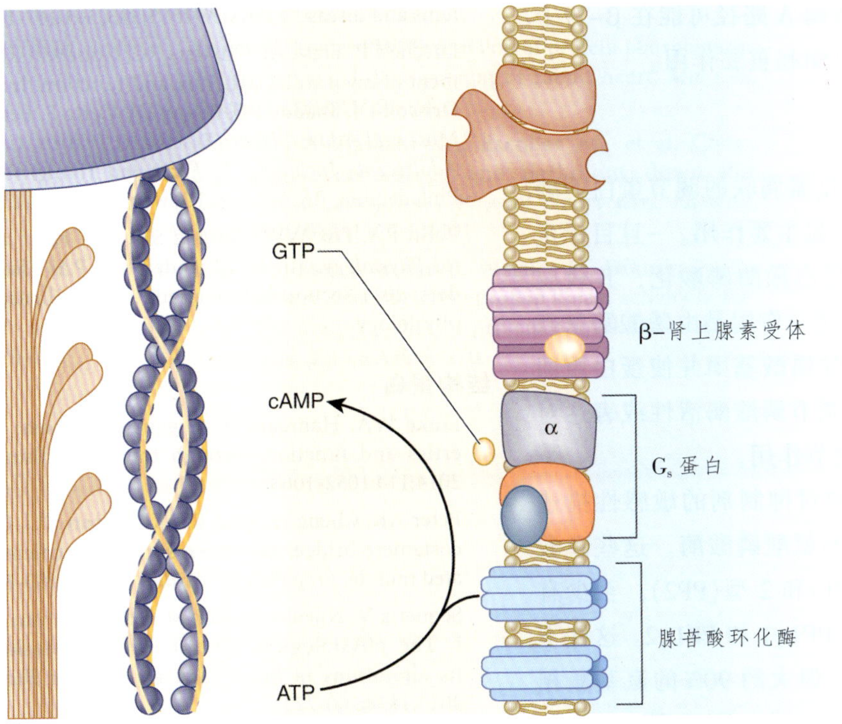

图 2-8 β-肾上腺素能信号路径的示意图。当 β-受体激动剂与 β-肾上腺素能受体(β-肾上腺素受体)结合时,构象变化促使 GTP 置换 GDP 并将刺激性 G 蛋白(G_s)复合物解离成 α 和 βγ 亚基。其结果是腺苷酸环化酶的激活和 cAMP 的形成,进而激活 cAMP 依赖性蛋白激酶(蛋白激酶 A)。参与调节收缩和舒张的蛋白激酶 A 的主要底物包括 L 型钙离子通道、肌质网钙释放通道复合物、受磷蛋白、肌钙蛋白 I 和钠-钾泵。缩略语:GTP,三磷酸鸟苷;cAMP,环腺苷酸;ATP,三磷酸腺苷。有关更多详情,请参阅文本内容。

环核苷酸磷酸二酯酶

磷酸二酯酶(PDE)家族介导 cAMP 和 cGMP 的水解。哺乳动物磷酸二酯酶包含 21 个不同基因的超家族,其具有可变剪接,编码至少 50 种不同的蛋白质产物。根据序列、酶学性质和对各种抑制剂的敏感性,将这些不同的蛋白质分为 11 种同工酶 (PDE1 至 PDE11)。这些同工酶对 cAMP 和 cGMP 表现出不同的特异性,并在多种组织中差异表达。即使在心肌细胞内,不同的磷酸二酯酶也在不同胞质中表达。最初控制心脏的主要异构体是 PDE3, 因为其主要定位于肌质网,并在调控受磷蛋白的磷酸化状态中起主要作用。由于这种异构体主要与选择性磷酸二酯酶抑制剂(如氨力农和米力农) 结合, 因此其可增加心肌收缩力。然而,PDE3 和其他异构体在表达和活性方面不断变化。在大多数已研究的物种中,PDE3 活性在出生时不存在或显著减少。因此,PDE3 抑制剂对未成熟哺乳动物心肌的肌力影响较小。在临床上,米力农可改善新生儿的血流动力学,特别是在心脏手术后。这一结果表明要么 PDE3 在人类出生时表达,要么米力农使后负荷减低(血管舒张)。

钙离子-钙调蛋白依赖性蛋白激酶

调节收缩功能的另一个重要机制涉及钙离子-钙调蛋白依赖性蛋白激酶Ⅱ(CaMKⅡ)。CaMKⅡ是由四个独立基因编码的丝氨酸/苏氨酸激酶。选择性剪接产生至少 24 种不同的蛋白质。心脏组织表达 CaMKⅡδC,其参与调节收缩、舒张和心率。此外,哺乳动物心脏表达 CaMKⅡδB,其调节核功能和基因表达。在心肌细胞中,CaMKⅡδC 在钙和钙调蛋白存在下被激活。钙调蛋白是一种无处不在的钙结合蛋白,涉及多种细胞功能。CaMKⅡδC 通过将受磷蛋白和雷诺丁受体复合物磷酸化来调节收缩功能。磷酸化磷蛋白的作用与上述蛋白激酶 A 介导的受磷蛋白磷酸化 (抑制 SERCA2a 介导的肌质网钙摄取)的作用相似,可引起正性肌力作用。目前认为该路径可能在基础未刺激状

态下占主导地位，
腺素能刺激时对调

磷酸酶

如上所述，参
酸化状态在调节收
白质被蛋白激酶 A
将持续到蛋白质去
催化的，磷酸酶特异
到天然的基础状态。
心脏收缩功能具有
已经基于底物
了两个主要类型的
酶分为蛋白磷酸酶
四种 PP1 亚型：PP1c
同亚型由不同的基
同，主要在蛋白质的
为 PP2A、PP2B 和 P
特异性。PP2A 以具
质溶胶中的异源三
PP2Aα 和 PP2Aβ。
哺乳动物心脏
PP2A。目前对心脏
表达的研究较少。然
成年相比，新生兔
mRNA 水平较高。此
的蛋白表达水平也
存在于可溶性物质
明与成人细胞相比，
肌细胞中 L 型钙电流
比，新生儿心脏中的
在缓和心脏 PP1 和 P
心脏的收缩力，关于

推荐阅读

心功能发育方面

Anderson PAW. The
natol. 1996;20:482-509

Louch WE, Koivumak
developing cardiomyo

第 3 章

围生期心血管生理学

■ 概述

全面了解胎儿心血管生理学及出生时的改变对系统诊断和治疗新生儿先天性心血管疾病至关重要。复杂的先天性心血管疾病很少引起胎儿期症状，却可导致出生后数小时或数天内新生儿出现危重症状。特定缺陷可导致可预见的心脏和血管改变，相关知识有助于临床医生评估、诊断和治疗危重新生儿。本章回顾了重要的胎儿循环生理知识，包括如何监测胎儿循环以判断血流动力学的稳定性，以及出生时循环生理的改变。

■ 胎儿心血管生理学

胎儿心血管功能基本要素概述

胎儿循环共有 4 个基本要素，以此为基础可以了解胎儿心血管生理学特点及其对先天性心血管缺陷的影响：

1.左、右两心室在胎儿期和出生后都是分别为氧的摄取和输送提供血液。

2.胎儿的心血管稳定性只需要一个心室即可维持。

3.右心室是胎儿的优势心室。

4.胚胎形成后，心血管结构（心腔、瓣膜或血管）的大小和排列方向由血流模式和容量决定。

胎儿心室的任务

在正常胎儿中主要血管床（全身、肺和胎盘循环）与两侧心脏之间（图 3-1）存在中央分流或血管交通。静脉导管与胎盘静脉连接回流至体静脉系统，动脉导管连接肺循环直接汇入体动脉循环，脐动脉与胎盘动脉循环连接全身动脉循环，卵圆孔连通左、右两侧心脏。许多研究者认为，这些分流形成一个并联环路，使左、右心室执行相同的任务，接受相同的静脉回流并

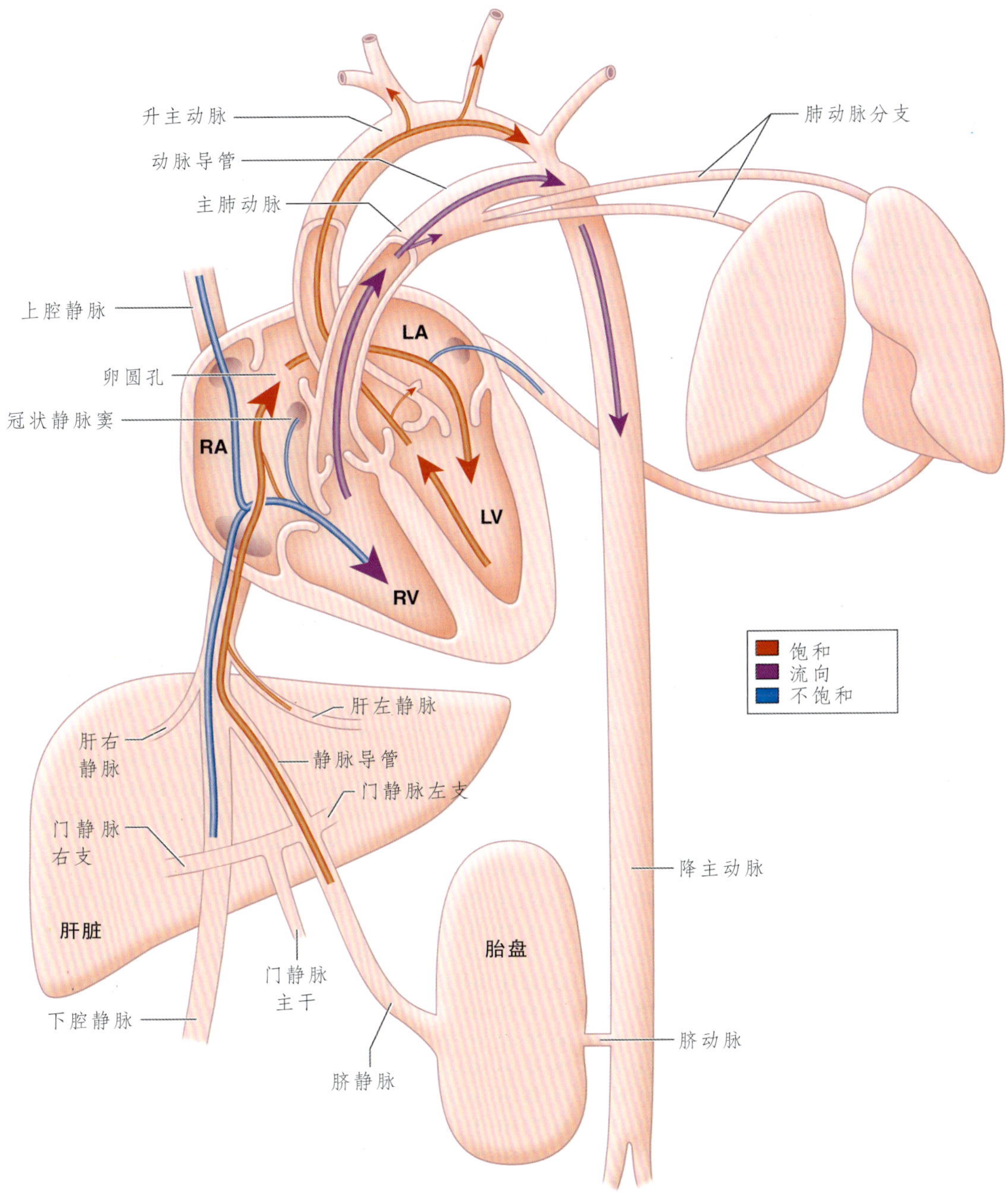

图 3–1　胎儿循环，显示整个中央血管和心腔的血流模式。血氧不足的血液通过右心室流到胎盘和下半身，充分氧合的血液通过左心室流到心脏和大脑。缩略语：RA，右心房；RV，右心室；LA，左心房；LV，左心室。

射入相同的血管床。与出生后状态明显不同，出生后两个心室执行不同的任务。不过，仔细分析胎儿血流模式表明，胎儿两个心室并不能以完全平行的方式发挥作用，事实上，它们的作用方式与出生后循环相似：摄取氧气（右心室）和输送氧气（左心室）。胎儿的血流模式促进了含氧量低的血液向右心室的有效分布，进而引导血液主要流向胎盘以吸收氧气。含氧量高的血液流向左心室，大部分向高度代谢的器官流入（图 3–1）。为了理解这种现象，必须理解进入心脏的静脉血流模式和进入各种血管床的动脉血流模式。

胎儿中央静脉系统可粗略分为 6 部分：①上腔静脉，接受上半身血流；②冠状窦，接受心肌血流；③静脉导管，接受来自脐静脉的大部分胎盘血流；④肝静脉下方的下腔静脉，接受身体下半部分的血流；⑤肝静脉，接受门静脉和肝动脉血流；⑥肺静脉，接受肺部血流。图 3-2 显示了各部分静脉回流的大致百分比。

几乎所有的血液流经上腔静脉和冠状窦回到右心室（图 3-3）。上腔静脉的血液在进入右心房时向前和向下行进。静脉窦和下腔静脉瓣的解剖结构促进了所有来自上腔静脉的血流跨过三尖瓣进入右心室。相似地，冠状窦的位置恰好在右心房三尖瓣环内侧上方。冠状窦口的位置引导血液通过三尖瓣进入右心室。大部分上腔静脉血液来自大脑，少量来自上肢，因此血氧含量较低（图 3-4）。同样，冠状窦血来自心肌，

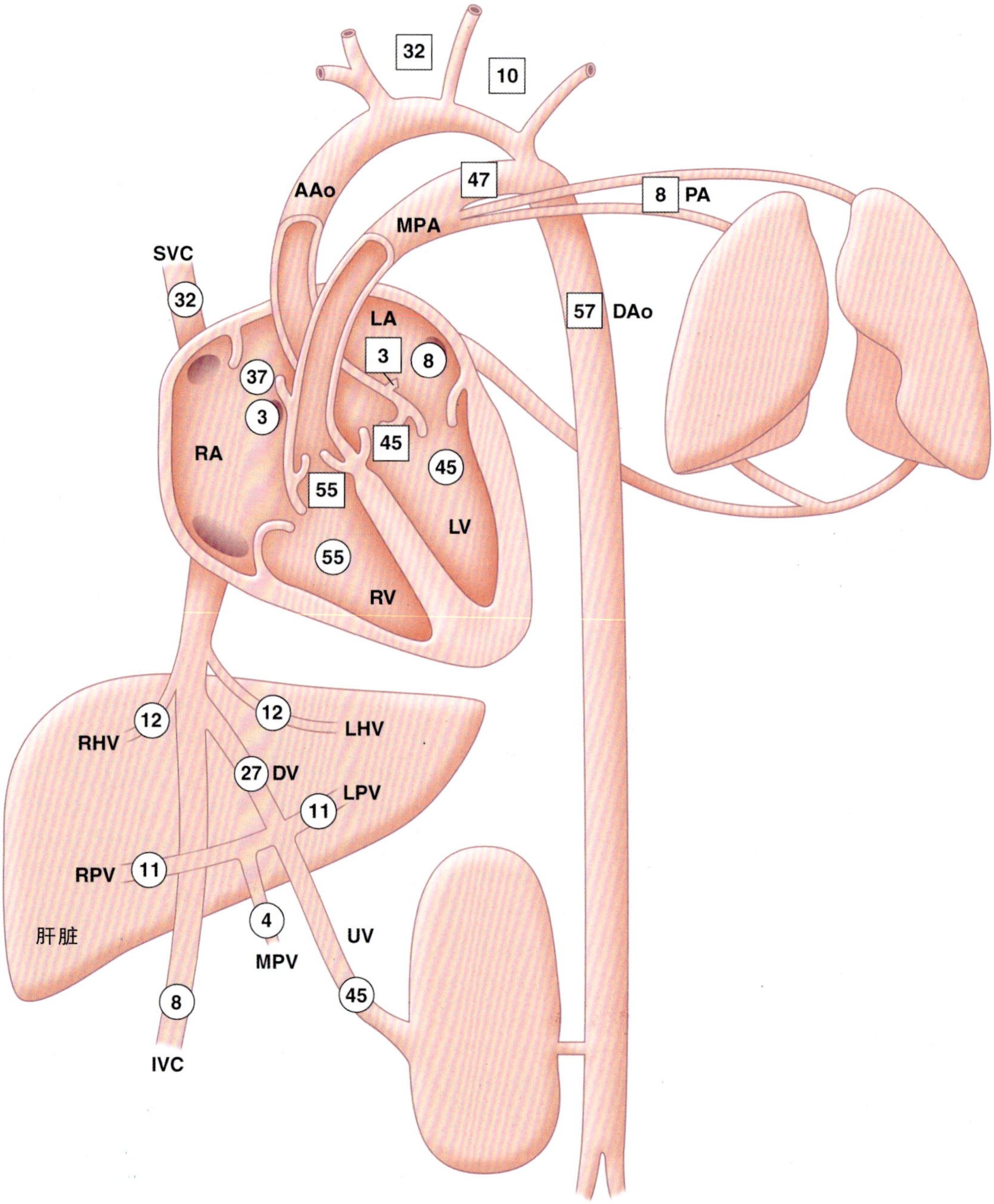

图 3-2　胎儿的血流分布。上图圆圈代表静脉回流比例，方框代表联合心室排血量的比例。这些数据来源于羊和人类，代表人类胎儿血流分布的情况。缩略语：AAo，升主动脉；DAo，降主动脉；DV，静脉导管；IVC，下腔静脉；LA，左心房；LHV，肝左静脉；LPV，门静脉左支；LV，左心室；MPA，主肺动脉；MPV，门静脉主干；PA，肺动脉分支；RA，右心房；RHV，肝右静脉；RPV，门静脉右支；RV，右心室；SVC，上腔静脉；UV，脐静脉。

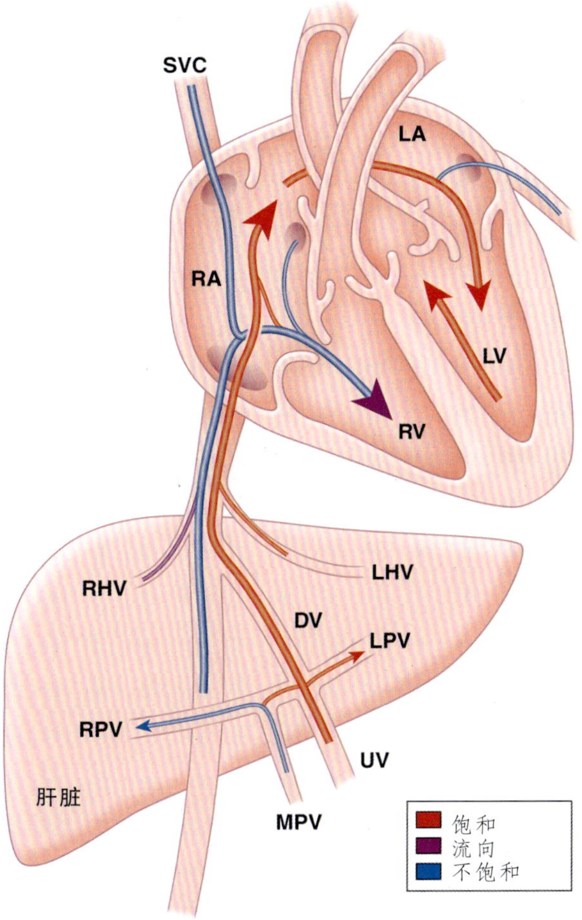

图 3–3　中心静脉和心腔内的静脉血流模式。脐静脉血液主要流向静脉导管和门静脉左支，而内脏静脉血液主要通过肝门静脉流向门静脉右支。随后，来自静脉导管和门静脉左支的含氧量高的血液优先通过卵圆孔流向左心室。来自下腔静脉、上腔静脉、冠状窦和门静脉右支的血液优先穿过三尖瓣流向右心室。相关缩略语定义请参见图 3–2。

其血氧含量更低(图 3–4)。因此，几乎所有来自这两个静脉通路的低氧含量的血液都进入了右心室。

下腔静脉下部由左、右肝静脉汇集而成，靠近右心房的静脉导管形成其上部，使下半身和胎盘静脉回流的血液汇入心脏(图 3–3)。虽然这些静脉系统与右心房形成单一连接，但相对较短的下腔静脉上部血流则呈现出奇妙的流动模式。这种模式使不同的静脉系统有效地分布到两个心室。下腔静脉下部携带来自下半身的血液，其氧饱和度虽然不像上半身或冠状窦那样低，但明显低于脐静脉血氧饱和度(图 3–4)。这部分血液沿着下腔静脉上部之侧壁流动。除肝右静脉外，它与其他血液来源分离，而肝右静脉也进入下腔静脉上部的外侧壁。肝右静脉主要从内脏循环和肝右动脉接受低饱和度的门静脉窦血(图 3–4)。下半身和肝右静脉血流沿着下腔静脉瓣下缘进入右心房，其大部分血流与上腔静脉一起穿过三尖瓣进入右心室。

相反，虽然脐静脉血液也被输送到下腔静脉上部，但它进入心脏的过程却不同。脐静脉进入门静脉窦时，脐静脉血液分成静脉导管(60%的脐静脉血液)和门静脉左支血流(图 3–3)。静脉导管的血液完全来自脐静脉，因此血氧含量较高(图 3–4)。门静脉左支血液多来自脐静脉，但与肝脏左叶的肝动脉连接，经由肝左静脉流出。由于肝动脉血液只占肝血流的一小部分，因此不会明显降低肝左静脉流出血液的饱和度。来自静脉导管和肝左静脉的血液沿其内侧边缘进入下腔静脉下部。这两个含氧量较高的血流沿着下腔静脉瓣上缘一起流入右心房，并被引导向卵圆孔，卵圆孔则似风挡一样，将血液继续引入左心房，然后穿过二尖瓣进入左心室，进而到达全身(图 3–3)。

最后，肺静脉血液直接返回左心房。由于肺在宫内代谢活性不高，因此这种血液相较上腔静脉血氧饱和度略高。然而，这种相对低饱和度血液进入左心室仅占静脉回流的 8%(图 3–2)，因此不会明显降低左心室氧饱和度。

这些循环模式的结果是右心室接受几乎所有低血氧饱和度的血液(来自上腔静脉、冠状窦、下半身和肝右静脉的静脉回流)。相反，左心室大部分血液来自静脉导管和肝左静脉，这两条通路来自血氧含量较高的脐静脉。左心室血氧饱和度比右心室血氧饱和度高约 28%。这种差异类似于出生后心室之间的状态。

为了使心室有效地完成任务，左心室不仅必须接受更多高氧血液，而且还要将其中大部分含氧血液输送到代谢率高的器官(如心脏、大脑和肾上腺)，而右心室必须将大部分血液输送到胎盘以摄取氧(图 3–2)。尽管每克肾上腺消耗组织大量的氧，但它们质量很小，因此只能接受心室联合输出的很小一部分血流(<1%)。心脏和大脑从左心室接收所有血液。大约 7%的左心室输出血流通过冠状动脉输送到心脏，55%通过颈动脉和椎动脉输送到大脑。在剩余的左心室输出血流中，15%被输送到上肢，只有 23%被输

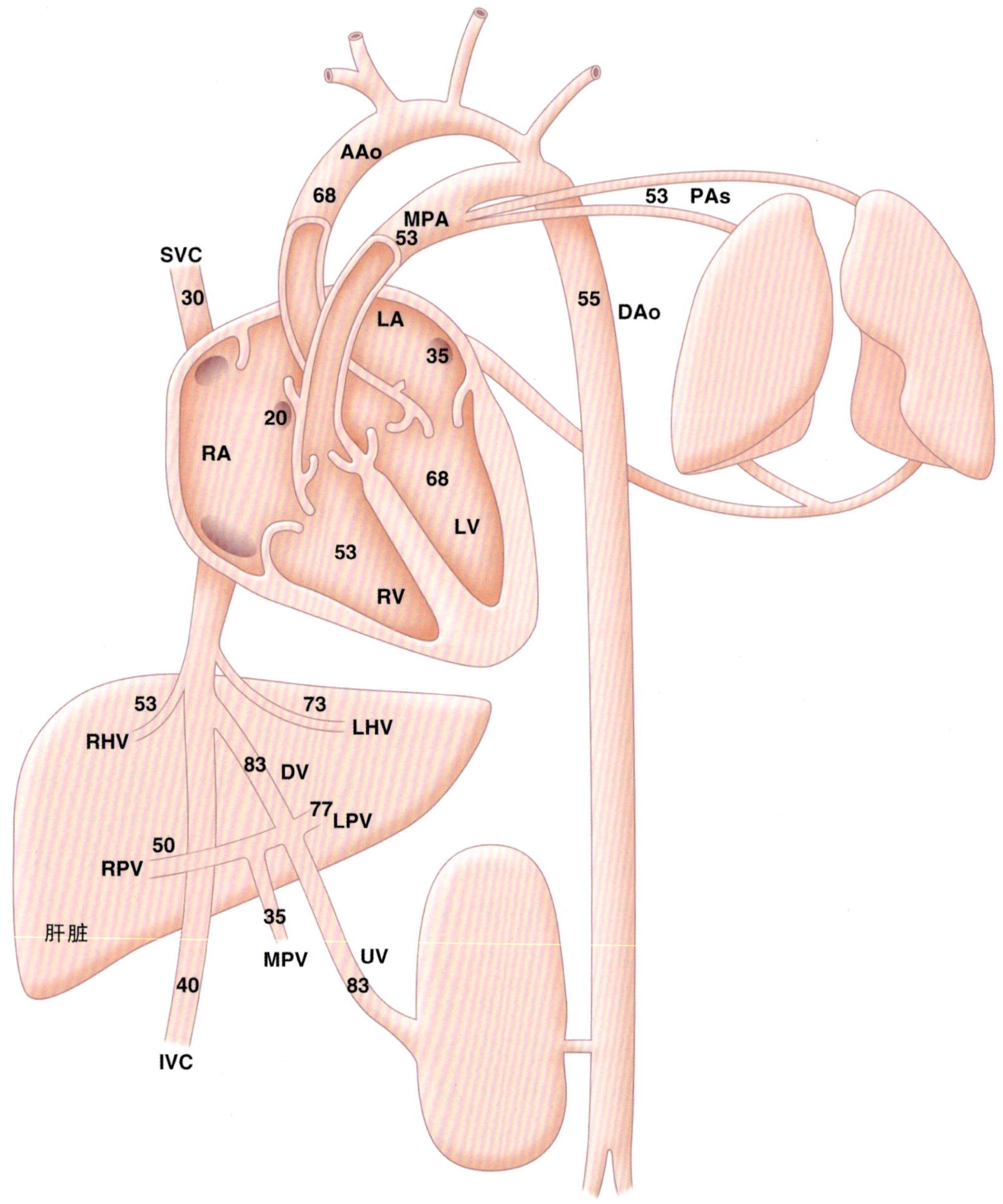

图 3–4 各中央血管和心腔的血红蛋白氧饱和度。其中大概的数据来自羊的胎仔。相关缩略语定义请参见图 3–2。

送到主动脉峡部，再到降主动脉。因此，主动脉峡部在胎儿期很狭窄，相对狭窄的峡部阻碍了血流射出，进一步证明两侧心室不会均衡地射血。

鉴于此，降主动脉接受了右心室的大部分输出，仅有一小部分左心室输出加入右心室向降主动脉的输出中。右心室输出量受到肺循环、体循环系统和胎盘血管床的相关阻力影响。在胎儿循环中，肺血管床中的血流阻力非常高，远远高于体循环和胎盘血管床，所以只有很小比例的右心室射血（15%），或双心室联合排血的 8%进入肺，其余部分由动脉导管进入降主动脉。在这种流动中，大约 1/3 血液被输送到下半身，2/3 输送到胎盘以摄取氧气。也就是说，大多数相对不饱和的右心室输出血流进入胎盘摄氧，其余的血流大部分进入低代谢率的器官。如上所述，大部分血氧饱和度高的左心室血液输送到高度代谢的心脏和脑。

通过分析胎儿实际氧利用率，我们可以清楚地看出胎儿循环系统的效率。氧摄取分数被定义为组织从动脉系统输送的血液中提取氧的百分比。在出生后，血液中仅能提取25%~30%的可用氧，也就是说，即使不增加心排血量，在应激状态下仍有大量的氧储备可供提取。在胎儿体内，尽管输送的血液氧饱和度较低，但由于只提取约30%的氧，剩余氧储备几乎相等。这一储备在一定程度上是通过本部分描述的特殊的胎儿血流路径来实现的。

一个心室可以维持胎儿心血管循环稳定

左、右心室的血液通过中心分流实现混合，这在某种程度上降低了血液携氧的有效性；但当胎儿患有先天一侧心室发育不良时，这种低效性对胎儿却是有益的。因为分流的存在，可以使两心室的血液都能输出到这三个血管床，因而只需一个心室功能就足以维持心血管循环的稳定性。

上述事实在功能单心室的胎儿中最能体现。一侧房室瓣膜发育不良常伴有相应的半月瓣闭锁，是相对常见的复杂心血管畸形。描述一种较常见畸形的胎儿生理学（如左心发育不良综合征），对于理解先天性心血管畸形对胎儿心血管生理的影响具有指导意义（图3-5）。在左心发育不良综合征的胎儿循环中，所有静脉血正常地回流至右心房（除了少量通过肺循环外）。静脉导管和肝左静脉以及其余体静脉回流经三尖瓣，而非通过卵圆孔到达左心房。肺静脉回流经卵圆孔通过左向右分流最终到达右心室，而非流经二尖瓣。由此，右心室收集了所有静脉系统的回流。正常胎儿的循环是：右心室的血液泵入主肺动脉，约8%的血液进入肺循环，约92%的血液经动脉导管流入降主动脉。在左心发育不良的胎儿中，由于主动脉瓣闭锁，经过动脉导管的血液不仅向下流入降主动脉供应胎儿下半身及胎盘的血供，也会回流到主动脉峡部及主动脉弓，以供应胎儿上半身及心脏的血供。虽然左心发育不良的胎儿大部分血供能维持，但胎儿的脑发育可能受损，可能与峡部的阻力、脑血流减少及低灌注压引起的缺血性损伤有关。如果胎儿期存在限制性的卵圆孔分流，出生后可能出现肺部疾病，进一步发展为肺静脉高压。

胎儿期右心室优势

尽管左心室和右心室在出生后成熟循环输出量是相同的，但左心室产生的压力更高。因此，其质量远远超过右心室。由于质量和室壁应力较大，左心室的顺应性低于右心室。顺应性降低和压力负荷增加导致左心室对右心室的充盈和射血产生直接影响（这远远超过右心室对左心室的影响）。因此，左心室被认为是成熟循环中的主要心室或优势心室。

然而，在胎儿期左心室和右心室之间的关系是完全不同的。两个心室的峰值收缩压是相同的，因为它们射血到相同的血管床中。但是，在胎儿期心室不会射出相同体积的血液。右心室射血量占联合心排血量的55%，因此右心室的质量略大于左心室，心室间舒张和收缩相互作用相反，但不如出生后显著。胎儿右心室显著约束了左心室的充盈，被认为是优势心室。在右心室接受更多合并静脉回流的情况下（如完全型肺静脉连接异常畸形），左心室充盈减少可能导致胎儿左心室发育低下。在这个病变中，肺静脉血回流入右心房，而不是左心房，肺静脉回流被引导穿过三尖瓣。尽管在胎儿期这仅是很少的静脉回心血量，但在出生时却导致左心室很小。同样，在胎儿主动脉缩窄畸形中，右心室比正常情况更显优势。与出生后梗阻主要作用于左心室的循环相反，在胎儿期右心室更加受到主动脉弓缩窄的影响。因为从右心室经由动脉导管进入降主动脉的血液远远多于从左心室穿过主动脉峡部的血流，而这种负荷更增加了右心室对左心室的约束。所以在有主动脉缩窄的情况下，胎儿超声心动图显示左、右心室大小比例明显不一致，当右心室看起来比正常情况更占优势时，检查人员必须仔细评估胎儿主动脉弓。

血流影响心脏及血管结构

大多数心血管畸形最初的心脏结构缺陷发生在胚胎期。胚胎发生的这些异常在第1章中已进行了详细讨论。然而，一旦出现原发性缺陷，将会引起各种心腔、血管大小和分流的继发性改变。这些继发性改变是由于胎儿心脏和血管结构的血流量和方向的异常

么样的决定，父母的选择会改变他们的人生历程，他们的决定是基于目前最先进的信息，家庭对他们的决定是放心且自信的。

推荐阅读

胎儿心脏病学和超声心动图

Adriaanse BM, van Vugt JM, Haak MC. Three- and four-dimensional ultrasound in fetal echocardiography: an up-to-date overview. *J Perinatol.* 2016; advance online publication 10 March 2016;doi:10.1038/jp.2016.23.

Allan LD, Cook AC, Huggon IC. *Fetal Echocardiography: A Practical Guide*. New York, NY: Cambridge University Press; 2009.

Behrendt N, Galan HL. Twin-twin transfusion and laser therapy. *Curr Opin Obstet Gynecol.* 2016;28:79-85.

Chiappa EM, Cook AC, Botta G, Silverman NH. *Echocardiographic Anatomy in the Fetus*. New York, NY: Springer; 2009.

Clur SA, Ottenkamp J, Bilardo CM. The nuchal translucency and the fetal heart: a literature review. *Prenat Diagn.* 2009;29(8):739-748.

Donofrio MT, Moon-Grady AH, Hornberger LK, et al. Diagnosis and treatment of fetal cardiac disease: a scientific statement from the American Heart Association. *Circulation.* 2014;129:2183-2242.

Drose JA. *Fetal Echocardiography*. St. Louis, MO: Saunders; 2010.

Habli M, Lim FY, Crombleholme T. Twin-to-twin transfusion syndrome: a comprehensive update. *Clin Perinatol.* 2009;36:391-416.

Li Y, Fang J, Zhou K, et al. Prediction of fetal outcome without intrauterine intervention using a cardiovascular profile score: a systematic review and meta-analysis. *J Matern Fetal Neonatal Med.* 2015;28:1965-1972.

Morris SA, Maskatia SA, Altman CA, Ayres NA. Fetal and perinatal cardiology. In: Allen HD, Driscoll, DJ, Shaddy RE, Penny DJ, Cetta F, Feltes TF, eds. *Moss and Adams' Heart Disease in Infants, Children, and Adolescents, Including the Fetus and Young Adult*. 9th ed. Philadelphia, PA: Wolters Kluwer; 2016:137.

Pike JI, Krishnan A, Donofrio MT. Early fetal echocardiography: congenital heart disease detection and diagnostic accuracy in the hands of an experienced fetal cardiology program. *Prenat Diagn.* 2014;34:790-796.

Slodki M, Respondek-Liberska M, Pruetz JD, Donofrio MT. Fetal cardiology: changing the definition of critical heart disease in the newborn. *J Perinatol.* 2016; advance online publication March 10, 2016;doi:10.1038/jp.2016.20.

Yagel S, Gembruch U, Silverman NH, eds. *Fetal Cardiology: Embryology, Genetics, Physiology, Echocardiographic Evaluation, Diagnosis and Management of Cardiac Disease*. Boca Raton, FL: CRC Press; 2008.

胎儿心律失常的诊断与治疗

Brito-Zeron P, Ismirly PM, Ramos-Casals M, Buyon JP, Khamashta MA. Autoimmune congenital heart block: complex and unusual situations. *Lupus.* 2016;25:116-128.

Jaeggi E, Ohman, A. Fetal and neonatal arrhythmias. *Clin Perinatol.* 2016;43:99-112.

Li Z, Strasburger JF, Cuneo BF, Gotteiner NL, Wakai RT. Giant fetal magnetocardiogram P waves in congenital atrioventricular block. *Circulation.* 2004;110:2097-2101.

Maeno Y, Hirose A, Kanbe T, Hori D. Fetal arrhythmia: prenatal diagnosis and perinatal management. *J Obstet Gynaecol Res.* 2009;35(4):623-629.

Mevorach D, Elchalal U, Rein AJJT. Prevention of complete heart block in children of mothers with anti-SSA/Ro and anti-SSB/La autoantibodies: detection and treatment of first-degree atrioventricular block. *Curr Opin Rheumatol.* 2009;21:478-482.

Stingl K, Paulsen H, Weiss M, et al. Development and application of an automated extraction algorithm for fetal magnetocardiography—normal data and arrhythmia detection. *J Perinat Med.* 2013:41:725-734.

Wacker-Gussmann A, Strasburger JF, Cuneo BF, Wakai RT. Diagnosis and treatment of fetal arrhythmia. *Am J Perinatol.* 2014;31:617-628.

胎儿经导管介入治疗

Freud LR, Tworetzky W. Fetal interventions for congenital heart disease. *Curr Opin Pediatr.* 2016;28:156-162.

Gardiner HM. The case for fetal cardiac intervention. *Heart.* 2009;95:1648-1652.

McElhinney DB, Marshall AC, Wilkins-Huag LE, et al. Predictors of technical success and postnatal biventricular outcome after in utero aortic valvuloplasty for aortic stenosis with evolving hypoplastic left heart syndrome. *Circulation.* 2009;120:1482-1490.

Moon-Grady AJ, Morris SA, Belfort M, et al. International Fetal Cardiac Intervention Registry: A Worldwide Collaborative Description and Preliminary Outcomes. *J Am Coll Cardiol.* 2015;66:388-399.

Pavlovic M, Acharya G, Huhta JC. Controversies of fetal cardiac intervention. *Early Hum Dev.* 2008;84:149-153.

Tworetzky W, McElhinney DB, Marx GR, et al. In utero valvuloplasty for pulmonary atresia with hypoplastic right ventricle: techniques and outcomes. *Pediatrics.* 2009;124:e510-e518.

第 5 章

疑似心血管疾病新生儿的初步评估

■ 概述

危重先天性心血管疾病

先天性心血管疾病在活产儿中的发生率约为 1%(主动脉瓣二叶畸形和其他血流动力学改变不明显的病变除外,如非常小的继发孔房间隔缺损和肌部室间隔缺损等)。先天性心血管疾病在婴儿期早诊断和早治疗方面非常重要,因为其可导致死亡或引起严重并发症。患儿病情通常取决于动脉导管的开放,其可维持肺循环或体循环血流。在出生后几天或几周内,随着动脉导管收缩,会出现严重的发绀或进行性心力衰竭等危急重症心血管事件。必须认识到,患有危重先天性心血管疾病的新生儿在出生后 24~48 小时内的体格检查不一定能发现心血管疾病方面的证据。心血管症状可能直到婴儿出院也不会出现。最近在许多医院中常规进行的脉搏血氧饱和度筛查可以大大提高我们在出院前诊断此类患儿的能力,减少漏诊。

在 2013 年的美国国家生命统计报告中显示,美国有 3 932 181 名新生儿出生,这意味着大约有 40 000 名婴儿患有心血管疾病。在 25%~30%的心血管疾病婴儿中,至少有 10 000 名被预测患有严重的疾病。在心脏失代偿之前明确诊断对预后至关重要。胎儿超声检查或出生后脉搏血氧饱和度筛查中没有检测出的先天性心脏病婴儿,约 70%的患儿在出生后 2 天内也未被诊断。这是引起美国新生儿发病率和死亡率较高的原因,随之付出巨大的社会和经济代价。因此,所有照料新生儿的医生和卫生保健专业人员都必须严格评估每一位新生儿危重心血管疾病的可能性。此外,如果有任何迹象表明这种疾病可能存在,就必须尽早做进一步评估。

先天性心血管疾病概述

婴幼儿危重心血管疾病的评估应着眼于新生儿心血管问题的三个主要症状：发绀、全身灌注减少、呼吸急促。通过仔细的视诊和脉搏血氧饱和度检查可以发现发绀，通过检查四肢末梢发现全身灌注减少；通过观察呼吸频率和模式来发现呼吸急促。先天性心脏病(或不常见的心肌病或心律失常)婴儿必须考虑到有一个或几个这种表现的其他疾病的鉴别诊断。发绀的婴儿几乎不存在明显的呼吸窘迫，但最可能有潜在的心血管疾病。全身灌注减少的婴儿可能是脓毒症或原发性代谢异常，还有一半与心血管疾病相关。婴儿有呼吸急促而无发绀或灌注减少，通常有原发性实质性或间质性肺疾病，但也可能是肺充血型的心血管疾病。呼吸道症状往往是轻微和发展缓慢的，所以出生后几个星期最显著的表现可能不是呼吸窘迫，而是体重增加缓慢。医生应仔细辨别，以便迅速诊断和治疗。此外，临床医生必须认识到从胎儿循环到成熟的出生后循环的转变不是一时的和立即发生的，而是在生命的最初几天或几周内持续发生和发展的，因此需要进行连续的评估，每一次评估都应严格进行。

新生儿心血管疾病的每个基本症状可归因于至少两种病理生理学原因：

发绀

1.肺血流量减少。

2.肺血流量增加，但主动脉转位；例如，大动脉的d-转位。

全身灌注减少

1.左心梗阻(流入道或流出道)。

2.无梗阻心脏功能障碍(原发性心肌病或继发性功能障碍)。

呼吸急促/体重增加不良(由于肺血流量过多)

1.单纯左向右分流。

2.左向右分流为主，少量右向左分流。

第6章(发绀)、第7章(肺血流量过多)和第8章(全身灌注不足)讨论了每个血流动力学类型中的心脏缺陷。本章将描述新生儿心血管疾病评估的一般方法，包括病史、体格检查和辅助检查。从每一步评估中获得的信息应该遵循逻辑发展，从认识主要症状到确定潜在的病理生理学过程，并最终确定具体的诊断。后者在最初的评估中不太重要。了解病理生理学过程适用于开始有效治疗和病情稳定的患者，具体的诊断通常只对实施明确的治疗方案很重要。

从以上内容考虑，可以提出有针对性和合理的方法来治疗有症状的先天性心脏病的新生儿。然而，对于病变复杂的临床表现(例如，婴儿左心发育不良综合征、全身灌注减少也可能发生呼吸急促和轻度发绀)，此种方法并不精确。即使在最复杂的情况下，主要症状之一通常占主要地位，并提供线索来辨别最有可能的疾病类别。在本章和其他章节中描述的概念强调了用一种简单、清晰、合乎逻辑且逐步的方法来评估和治疗每一位患有心脏病的婴儿的重要性。

■ 病史

第4章回顾了新生儿先天性心血管疾病的产前评估，包括胎儿先天性心血管疾病家族史或与心血管疾病相关的遗传综合征的评估。如果围生期病史完全是良性的(例如，没有围生期窒息史)，那么新生儿症状更可能是心源性的。

发绀的病因包括先天性心血管疾病、新生儿肺动脉高压或肺实质内/外肺疾病。先天性心脏病的主要鉴别诊断是新生儿持续性肺动脉高压。在考虑先天性心脏病的诊断时，必须排除持续性肺动脉高压。这两种情况的婴儿往往有轻度或中度呼吸窘迫。原发性实质性肺病引起的婴儿发绀通常伴有严重的呼吸窘迫，需要机械通气，胸部X线片显示肺实质异常。婴儿持续性肺动脉高压往往有围生期窒息史、有或没有胎粪吸入、婴儿可能小于胎龄或者母亲可能在其出生前几周内服用过非甾体抗炎药，这些可能导致动脉导管的宫内收缩和随后的肺动脉高压。

患有发绀型心血管疾病的婴儿通常有良性出生史，具有正常或接近正常的Apgar评分。动脉导管通常可维持充足的血流量，发绀不明显。婴儿出生后几小时或几天可能会出现发绀，经常在喂养或哭泣时出现发绀。与喂养或哭闹相关的体力活动的增加会增加耗氧量并减少肺血流量，加重发绀。尽管出现发绀，既往可能并不存在呼吸窘迫。低氧血症刺激化学感受器引起轻微的呼吸急促，但呼吸窘迫(例如鼻扩张、打呼噜)通常不存在,因为通气是正常的。对于所有貌似无发绀的发绀型心血管疾病婴儿,应使用脉搏血氧仪准确测量血氧饱和度。

当新生儿哭闹时,右心房压力短暂增加导致卵圆孔少量右向左分流,导致婴儿出现发绀。这种短暂的发绀应与婴儿发绀型心血管疾病进行鉴别,后者也可能在哭闹或喂养时出现发绀。发绀型先天性心血管疾病的患儿虽然在安静时不一定能用肉眼区分发绀,但血氧饱和度测定在任何时候都表现出一定程度的下降,而正常新生儿在安静时具有正常的血氧饱和度。这是重要的鉴别点,应在婴儿安静时测定,如婴儿哭闹测得异常血氧值时应在安静时复查。

全身灌注减少的鉴别诊断包括梗阻性心血管病变和脓毒症心肌功能障碍、血液学异常(贫血和红细胞增多症)或内分泌/代谢紊乱(如低钙血症、低血糖和代谢性酸中毒)。血液学异常与胎盘早剥、双胎输血、胎盘功能不全、过期分娩或小于胎龄儿有关。有家族史的新生儿常有内分泌/代谢性疾病。新生儿患有梗阻性心血管疾病很少有明显的围生期病史。这些婴儿通常在出生后最初几个小时是稳定的,但最终发展为喂养不良、苍白、出汗、呼吸急促、呼吸窘迫。这可能发生在婴儿出生后的3~4周,所以在出院时和出生后一个月的随访中应对婴儿进行仔细评估。烦躁、面色苍白、喂养不良或出汗等细微表现可能反映全身灌注不足。特别值得注意的是,这些婴儿中许多脉搏血氧饱和度测试为正常,除非经动脉导管的右向左分流使去饱和血液流到下肢,并且下肢脉搏血氧饱和度同时被测定。呼吸急促在出生后的几天或几周不易被发现,因为肺血管阻力和血红蛋白浓度会在出生后的前6周下降。有些患者在出生后早期(尤其是21-三体综合征患者)就表现出明显的分流和呼吸症状,但在这段时间内,没有发绀的症状或全身灌注减少的情况下,呼吸急促常常指向肺部疾病而不是心血管疾病。父母很少意识到婴儿呼吸比正常呼吸快。喂养困难、营养不良和出汗是常见的,杂音可能不存在。因此,一个婴儿不明原因的发育不良,特别是伴有呼吸急促和出汗,就需要考虑先天性心血管疾病的可能性。这些婴儿中许多都能通过脉搏血氧饱和度筛查出来,因此临床医生必须对每个婴儿在出生后的几周连续评估先天性心血管疾病的可能性,而不是仅仅依靠新生儿期评估。

■ 家族史

先天性心血管疾病或心肌病的家族史与胎儿的预后有关,因为阳性家族史会增加风险。基因异常越来越被公认为与先天性心血管疾病关系密切,我们将在第15章中进行讨论。

■ 体格检查

脉搏血氧饱和度的筛查试验

所有新生儿均应接受脉搏血氧饱和度筛查,并且这种方式已得到广泛应用。2010年,美国卫生和公众服务部采纳新生儿和儿童遗传性疾病咨询委员会的建议进行普遍筛查,并从该委员会以及美国儿科学会、美国心脏病学院和美国心脏病学会中选出一个工作组。美国心脏病学会发表了一份联合文件,概述如何进行脉搏血氧饱和度筛查。截至2016年12月,只有2个州未立法或通过法规规定要进行普遍筛查(图5-1)。在加拿大还没有要求筛查,欧洲只有4个国家(瑞士、爱尔兰、波兰和挪威)有全国性的筛选建议。尽管如此,加拿大和欧洲国家的许多医院已经开始进行筛查,北欧国家的筛查是比较普遍的。

心血管检查

体格检查应系统化(Ch5An1)。通过每个步骤确定婴儿是否进入特定的表现模式(发绀、全身灌注减少或肺血流量过多)。一旦定义为特定的血流动力学类别,辅助检查有助于确定具体的诊断并为每名婴儿确定最合适的治疗方法。

一般检查包括测量生命体征和观察婴儿。要结合呼吸状态、灌注和皮肤颜色,并与体温、心率、呼吸频率和血压等生命体征一起测量。我们认为脉搏血氧饱和度也是婴儿的重要体征,不仅要作为初始筛查的一部分,而且要包括在过渡循环期间的任何评价中。体重、身长和头围被测量并绘制在生长图上,以帮助确定是否存在生长障碍。与身长和头围相比,出生后体

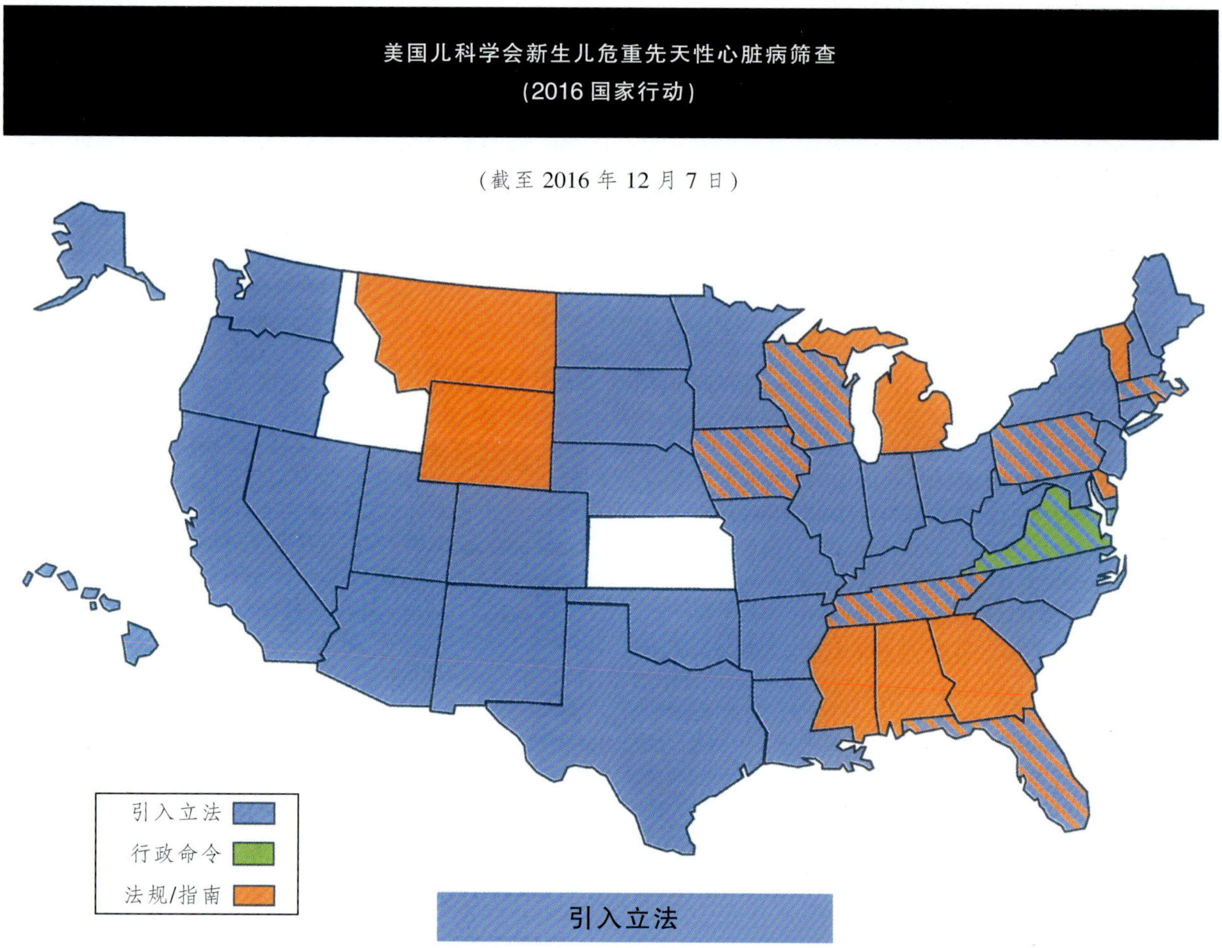

图 5–1 美国危重先天性心脏病的脉搏血氧饱和度筛查现状截至 2016 年 12 月 7 日，已经在 41 个州和哥伦比亚特区全面立法，只有 2 个州没有采取任何行动。Image extracted from https://www.aap.org/en-us/advocacy-and-policy/state-advocacy/Documents/2016%20CCHD%20Newborn%20Screening%20Bills,%20Regulations,%20and%20Executive%20Orders%20–%20AAP%20Division%20of%20State%20 Govt%20Affairs.pdf.2016 年 12 月 7 日更新。

重百分比的下降会增加心血管疾病的可能性。这在肺血流量过大的病变中十分重要。发绀、低灌注、杂音或可辨别的呼吸窘迫可能均不明显。

一般首先观察到的症状是发绀。因为外周血管张力不太稳定，周围性发绀(肢端发绀)在新生儿中很常见。动脉血氧饱和度下降的中心性发绀需要仔细鉴别。因此，应评估血管收缩不明显的血管床，如舌、牙龈和颊黏膜(而不是手、脚或口周区域)。同样重要的是，评估患者在喂养或哭泣的情况下最有可能产生中心性发绀。动脉血氧饱和度不低于 85%很难察觉到发绀，并且 4~12 周龄的婴儿血红蛋白浓度的生理下降使得发现发绀更困难。因此，如果怀疑有任何发绀的问题，应测量血氧饱和度。使用两个脉搏血氧仪同时测量右手和下肢的血氧饱和度是必要的，以评估上、下身灌注情况。血氧饱和度可能存在 3%~5%的差异，但多数情况下血氧饱和度差异仅为±2%~3%。因此可以调整探头方向，旋转探头再次测量以减少误差。在通常情况下，如果怀疑主动脉弓和弓血管异常，还需要测量耳垂的血氧饱和度(见第 6 章)。

其次，应仔细评估呼吸状态。单纯发绀的患儿通常仅表现为呼吸急促，但肺动脉压增高和肺水肿在低灌注患者中除了呼吸急促外还引起呼吸窘迫，可以观察到肋间和(或)肋下回缩、鼻扇和呼噜声。

全身灌注减少的症状包括皮肤的温度和颜色、血压、脉搏、毛细血管充盈情况。下肢脉搏比腹股沟区更容易触诊。如果婴儿的足背或胫骨后动脉搏动正常，那么下肢的血流不受影响。应同时测量上肢、下肢血压;正常情况下,下肢血压略高于上肢。左锁骨下动脉起源于主动脉峡部,可能会受到缩窄影响。因此,应同时测量右臂和任一下肢的收缩压。如果脉搏减弱且没有血压差异,则应触诊颈动脉;如果颈动脉搏动增强,则除外右锁骨下动脉从降主动脉异常起源的情况下,婴儿可能患有主动脉缩窄或中断。

外周、头部和颈部应检查与心血管疾病相关综合征的畸形特征,如唐氏综合征、22q11 缺失综合征(DiGeorge 综合征)、特纳综合征、努南综合征、威廉姆斯综合征(见第 15 章)。

确定婴儿是否有发绀、全身灌注减少或呼吸急促后,腹部、肺和心脏的检查有助于定义血流动力学类别。心脏杂音在许多正常婴儿中是常见的,而在大约 50% 有症状的心血管疾病的婴儿中又不存在心脏杂音。因此,仅仅是否存在杂音这一项检查没有过多价值,存在非特异性杂音在一名其余检查均正常的婴儿中更不值得关注。然而某些特异性、病理性杂音不容忽视。

腹部检查包括叩诊和触诊。确定肝脏大小的触诊是很重要的,因为肝脏常常是右心房高压或是由于过量的肺血流量而增加循环容量的标志。肝脏和胃的位置颠倒存在于内脏异位综合征患者中,并且有助于定位诊断(见第 6 章)。

肺部检查包括检查呼吸模式、胸部运动的对称性和听诊。由于患者体表面积小,一侧肺的听诊可能也包括了另一侧肺的通气情况。

心脏检查从胸前触诊开始,以评估右心室压力和容量负荷。与老年患者不同,正常的新生儿有胸骨旁和剑突下搏动,因为新生儿胸骨较薄且右心室壁厚。在大多数患有发绀型心血管疾病的婴儿中,胸骨旁和剑突下的搏动增加,这是由右心室压力增高或右心室流出道梗阻或转位的主动脉喷射所致。发绀患者右心室搏动减弱提示右心室流入道梗阻、三尖瓣闭锁或右心发育不良综合征。胸骨旁震颤提示存在室间隔缺损,只有极少数患有室间隔缺损的婴儿在出生时有震颤。然而震颤在发绀新生儿中非常有意义,可提示三尖瓣闭锁伴室间隔缺损的诊断,是唯一的一种心室水平左向右分流的发绀型心血管疾病。有流出道梗阻的发绀型心血管疾病(如法洛四联症),心室水平的右向左分流束方向是朝向后方,从右心室通过左心室到主动脉,因此不存在震颤。左心室心尖冲动在正常新生儿中通常是不明显的,因为右心室位于右前,占主导地位,左心室在后位。扪及左心室搏动通常表明左心室容量负荷增加导致心室腔扩张而向前和侧向延伸。左心室压力负荷的增加往往不会引起明显的搏动。胸骨上窝震颤提示主动脉瓣或主动脉瓣上狭窄的湍流。

听诊应该系统地进行。第一心音价值不大,但在完全性房室间隔缺损的婴儿中可能比正常情况更响亮。第二心音的质量提供了重要的信息。虽然因为心率很快,很难听到第二心音在正常新生儿中的分裂,但是明显的第二心音的存在提示肺血流明显增加,这可能提示完全性肺静脉异位回流或大的动静脉畸形的诊断。因此,在发绀婴儿中存在分裂的第二心音亢进多提示肺静脉连接异常。大多数发绀婴儿的心音单一,提示肺动脉瓣狭窄或闭锁,或是有主动脉瓣位置异常。

在听到正常的心音后,应评估是否存在喀喇音和奔马律。喀喇音可能是很难听到的,当其出现时通常提示二叶主动脉瓣或永存动脉干。在严重主动脉瓣狭窄或肺动脉狭窄的患者中,由于瓣膜活动性大大降低,因此不会出现喀喇音。与此相反,在出现呼吸急促和血氧饱和度降低的情况下,可以根据射血喀喇音的存在来诊断动脉干。这样的喀喇音是常见的,因为半月瓣的瓣膜几乎总是发育不良。喀喇音常常在心尖部听到,而不是在半月瓣的区域。很少听到收缩中期的喀喇音,但其可见于 Ebstein 畸形或新生儿严重二尖瓣脱垂,如发生在新生儿中的马方综合征。奔马律可能提示新生儿严重的左心室功能障碍。

心脏杂音的听诊可以根据杂音的特征来确定特定的诊断。首先要确定其位置来源。高频声音的传播距离远低于低频声音。杂音的响度并非是决定性的,因为大多临床医生认为低频部分比高频部分更响亮。因此,如果在左腋下听到杂音的最高频部分时,其可能源于心外,并且可以做出新生儿外周肺动脉狭窄的诊断。除了杂音的来源,杂音频率变化还可帮助确定杂音量。注意跟随杂音的传导,如果在杂音降低后频率又再次增加,则很可能存在第二收缩期杂音。

杂音的频率反映湍流程度,它与压力梯度直接相接的重要组成部分。随着技术的改进,这些技术的应用越来越广泛,以提供关于婴幼儿血流、心室容积和功能以及压力梯度的准确信息。

遗传学评估

每个患有先天性心血管疾病的婴儿都应仔细评估畸形特征的证据。第15章更广泛地描述了一些比较常见的综合征,如DiGeorge综合征、21-三体综合征、18号染色体三体综合征、威廉姆斯综合征、特纳综合征和Alagille综合征,其特征在体格检查中可能是显而易见的。这些疾病中先天性心血管疾病的发病率较高。临床遗传学专家协助婴儿和家庭的诊断评估常常是有益的,即使是诊断相对较低的指数,也应该进行遗传学评估。染色体分析或其他专门的基因测试应该以合理和有针对性的方式进行。这在将来变得越来越重要,因为有更多的信息可用于进行先天性心血管疾病的分子遗传学研究。

其他器官系统的评估

约25%的先天性心血管疾病新生儿存在其他器官系统异常,新生儿危重先天性心血管疾病的发生率较高。另外,许多这样的婴儿在生命的最初几天接受心脏手术,通常伴有体外循环和停循环。因此,评估其他可能相关器官(如已知的遗传综合征或关联CHARGE)或正在接受介入导管或手术的婴儿的主要器官功能非常重要。第15章讨论了特定遗传综合征和相关的非心脏特征。所有危重先天性疾病的新生儿应在治疗前进行头部和腹部超声检查和血液、肾脏以及肝脏功能的实验室评估。

■ 初步治疗

对于先天性心血管疾病患者及时开始药物治疗对预防和(或)逆转临床恶化是必要的。对心血管疾病的足月或早产儿的一般处置方法应遵循危重症(或潜在危重症)婴儿的常规治疗指南。呼吸机使用、液体和电解质管理、监测、维护适宜环境以及新生儿的一般支持护理的具体细节超出了本书的范围。然而,回顾一些与婴儿心血管疾病相关的指导方针是有用的。关于具体的医疗和手术护理更详细的信息在具体疾病和术后护理的章节中进行阐述。

一般原则

氧

在没有充分考虑治疗目标和可能的不利影响时,对已知或怀疑心血管疾病的婴儿可能会先用到吸氧。与任何治疗一样,合理使用氧必须建立在健全的病理生理学原则上,包括设定疗效和毒性目标。在危重先天性心血管疾病患儿中,给氧可能有害。

根据特定的病理生理学,新生儿心血管疾病可能倾向于肺血管床的过度循环,这可能会因为给氧而加剧。如下文所述,许多患有危重先天性心血管疾病的新生儿接受前列腺素E_1(PGE_1)以维持导管通畅。PGE_1使具有单心室循环的婴儿肺血流量增加,例如室间隔完整的肺动脉闭锁、通过动脉导管未闭供血、左心发育不良综合征、肺动脉依靠心脏前向供血。在这种情况下,肺循环与体循环血流的平衡由肺和全身血管床的相对阻力决定。出生后肺血管阻力的正常下降是通过PGE_1的血管扩张作用增强的。肺的过度循环发生会导致全身灌注不足。肾灌注不良导致尿量下降以及全身灌注减少(代谢性酸中毒或皮肤灌注减少)。在这种情况下常见的反应是增加吸入氧分数,以试图“正常化”血氧饱和度或动脉氧分压。然而,这种反应几乎都会导致情况进一步恶化,因为它会导致进一步的肺血管扩张和全身血管收缩,因此,给氧可能导致进一步增加肺血流,并以减少体循环灌注为代价。

除非采取适当的措施来减少肺部血液并增加全身血流量,否则恶性循环会持续存在。简单地将吸入氧气的比例降低到0.21(室内空气)是逆转这种病理生理的第一步。在20世纪七八十年代,接受低血氧饱和度以维持有效的全身循环并限制肺血流量通常更好。必须记住,在确定全身氧输送时,全身血流量和血红蛋白浓度与动脉血氧饱和度一样重要。输注红细胞将增加全身氧输送而不受氧引起的肺血管扩张的有害影响。

在怀疑有心血管疾病的患者中,有时会进行氧激发试验。这种方法对于诊断帮助较小,并可能促进动脉导管收缩,对新生儿与不明原因导管依赖性心脏病是有害的。如果进行,应在几分钟内完成,同时应通过脉搏血氧饱和度仪监测上、下肢血氧饱和度，如果血氧饱和度显示为 97%或更高，则应抽取上肢的动脉血以测量动脉氧含量。

机械通气

以发绀为主要症状的婴儿的机械通气通常是不必要的。如果动脉血气显示充分的自主通气，那么插管和机械通气通常不会显著改善氧合。肺静脉血已经完全饱和，患者的发绀不是因为肺机制差，而是由于心脏疾病引起的异常血流模式（见第 6 章）。相反，机械通气和镇静对于婴儿全身灌注减少和全身氧输送不足是非常有益的，因为减少呼吸工作也减少氧消耗。此外，全身灌注减少与肺静脉压力增高和肺泡水肿相关，这可以通过正压通气逆转。

虽然通常需要维持正常的酸碱和电解质状态来改善心脏功能，但在某些情况下可能允许 pCO_2 升高（可接受的高碳酸血症）。这种策略在通过肺血管收缩来控制肺–全身血流比率方面比较有用。

婴儿通常需要间歇性镇静以达到适当的通气控制，有些甚至需要用肌肉松弛剂。监测呼吸机状态、血气、尿量和临床检查对接受机械通气的心血管疾病新生儿是非常重要的。

液体

在管理患有先天性心血管疾病的新生儿时，要特别注意液体状态和尿量。一般来说，在出生的第一天或第二天，患有先天性心血管疾病与没有先天性心血管疾病的婴儿表现出相同的液体、葡萄糖和电解质需求。然而，根据特定的疾病，液体和电解质的管理可能会发生显著的变化。例如，单心室或大的非限制性室间隔缺损和无肺动脉狭窄的婴儿，随着出生后肺血管阻力的下降将表现出越来越大的左向右分流。因此，心力衰竭的体征和症状可能是由于肺血流量增加、系统输出减少和代偿性水钠潴留所致。采用自由限水和利尿疗法可减少全身钠和水潴留。轻度低钠血症的发生并不少见，不应增加额外的钠。相反，这很可能是由于水潴留造成的稀释，并且应该进一步减少水的摄入量。与低钠血症相反，低钾血症和低钙血症应增加钾和钙的补充治疗。低氯血症可能会损害利尿剂的功能，应补充，但不能用含钠液。如果存在严重代谢性碱中毒，可以给予碳酸酐酶抑制剂。必须监测尿量、血电解质和体重，并用于指导水和电解质的管理。在出生后的最初几天和几周内，需求可能会迅速变化，因为循环模式和血流动力学在这段时间内可能发生很大变化。因此，随着病情的变化不断地重新评估和修改治疗是很重要的。

正如氧疗一样，在新生儿危重心血管疾病的治疗中必须从生理角度仔细考虑液体复苏。将大量液体给予低血压婴儿的反射反应可能是有害的。与低血容量或感染性休克不同，全身灌注减少的婴儿的静脉压力通常会增加，而不是减少。如第 8 章所讨论的，全身灌注减少是由心肌功能受损或左心梗阻引起的。在这两种情况下，新生儿肺静脉压力增加会导致肺动脉压力显著增加，因为动脉仍然高度肌化。随后的右心室压力升高伴随着氧递送到心脏，导致继发性右心室衰竭和右心房压力升高。在右心房和左心房压力升高的情况下，液体复苏可能是非常有害的，其会增加肺间质液并且进一步扩张已经扩张的右心室，导致更严重的心力衰竭。存在心力衰竭的新生儿可能是由先天性危重心血管疾病引起的，临床医生必须通过触诊肝脏并寻找肺水肿的证据来评估充盈压力。如果发现静脉充盈压力增加，则过量的液体给药是禁忌的；应考虑其他改善氧气输送或减少氧需求的措施（机械通气、肌力支持、血管舒张药、PGE_1、碳酸氢盐、钙等）。

PGE_1

PGE_1 治疗新生儿危重先天性心血管疾病的疗效优于其他治疗方法。动脉导管通常在出生后不久就关闭，但许多严重的心血管缺陷需要动脉导管通畅来维持肺动脉或全身血流。虽然氧是导致导管闭合的主要原因，但大多数发绀患者出生后第一天动脉导管就会收缩。因此，维持导管通畅对于治疗患有导管依赖性心血管缺陷的婴儿的健康生存是必要的。PGE_1 是在大多数情况下的初始治疗。其适当使用不仅可以救命，而且还赢得仔细诊断、评估和制订合理治疗计划的时间。在第 12 章中介绍 PGE_1 的临床药理学。

用 PGE_1 开始治疗的决定通常并不是很困难。肺动脉流出道梗阻（如严重肺动脉狭窄或肺动脉闭锁）或由于梗阻性主动脉血流而引起的体循环血流灌注不足（如临界主动脉狭窄、主动脉缩窄或主动脉弓中

第 6 章

发绀型先天性心脏病诊治策略

■ 概述

发绀是新生儿先天性心脏病患者最常见的临床表现。没有呼吸窘迫的发绀新生儿的发绀多由心脏的结构性异常引起，因为肺部因素引起的发绀通常有严重的呼吸窘迫。在这一章中，我们主要回顾引起新生儿发绀的先天性心血管缺陷。而在第 8 章中讨论了以全身灌注减少为主要症状同时伴有发绀的新生儿疾病。

■ 发绀的病理生理学

氧输送

充足的氧气供应是满足身体正常代谢需要的关键。输送到组织的氧气量取决于全身血流量、血红蛋白浓度和血红蛋白氧饱和度（表 6-1）。出生时，耗氧量增加了将近三倍，以满足呼吸、进食、消化和体温调节的能量消耗。出生后，全身血流量至少增加一倍，全身动脉血氧饱和度从 75%增加到 95%（见第 3 章）。因此，耗氧量增加，氧气输送也同时增加，正常婴儿氧储备的能力仍然很大。氧的摄取率约为 30%，因此混合静脉血氧饱和度为 65%~70%。相比之下，患有发绀型先天性心脏病的新生儿不能增加全身动脉血氧饱和度，而且血氧饱和度通常在出生后不久就急剧下降。因此，这些婴儿存在体循环供氧不足的风险，如果不治疗，可能导致无氧代谢、代谢性酸中毒和死亡。

发绀型心血管疾病的血流动力学类型

肺血流量减少（表 6-2）和大动脉转位是导致发绀型心脏病新生儿血氧饱和度显著降低的两个主要

表 6-1 氧气输送和肺灌注血流量的计算方法

$SOD=Q_S \cdot C_{SA}$

$$Q_S=\frac{VO_2}{(C_{SA}-C_{SV})}$$

$$Q_P=\frac{VO_2}{(C_{PV}-C_{PA})}$$

$$Q_{EP}=\frac{VO_2}{(C_{PV}-C_{SV})}$$

$C=c \cdot Hb \cdot S$

注:SOD,全身含氧量;Q_S,全身血流量;C_{SA},全身动脉血的含氧量;VO_2,耗氧量;C_{SV},全身静脉血的含氧量;Q_P,肺血流量;C_{PV},肺静脉血含氧量;C_{PA},肺动脉血含氧量;Q_{EP},有效的肺血流量;C,氧含量;c,描述单位血红蛋白携氧能力的常数(1L 血液每克血红蛋白可携带 136mL 氧气);Hb,血红蛋白浓度;S,测定血液血氧饱和度。

表 6-2 先天性心血管缺陷伴有由于肺血流量减少引起的发绀

解剖水平	结构缺陷
三尖瓣	三尖瓣关闭不全
	三尖瓣狭窄或闭锁
	Ebstein 畸形
右心室	右心室发育不良
	法洛四联症(亚急性狭窄伴室间隔缺损)
肺动脉瓣	肺动脉瓣狭窄或疼痛
	室间隔完整的肺动脉瓣膜狭窄或闭锁伴室间隔缺损(±单心室、主动脉不良或主动脉侧支血管)
	肺动脉瓣缺如综合征
肺动脉	肺动脉狭窄
	分支肺动脉狭窄

因素。在正常的血液循环中,所有低血氧饱和度的体静脉血都通过右心系统流向肺动脉,因此体静脉和肺动脉中的血氧饱和度相等。血液在肺毛细血管床中摄取氧气并通过肺静脉返回心脏时,此时血液氧饱和度近乎饱和。然后肺静脉血通过左心至主动脉。因此,肺静脉和主动脉血氧饱和度相同,且肺循环血流量等于体循环血流量(表 6-1)。

在肺血流量减少时(表 6-2),体循环静脉血返回右心房,但部分血氧未饱和的血液并未进入肺动脉摄取氧气,而是进入左心和主动脉,并与回流的肺静脉血混合,导致全身动脉血氧饱和度降低。此外,一部分肺静脉血返回肺部(例如,通过动脉导管),并且不促进氧摄取。"有效的肺血流量"定义为输送到肺动脉摄取氧的体静脉血的容积,并与主动脉中的血氧饱和度成正比(表 6-1)。在大动脉转位的情况下也会出现发绀,但是在这种情况下,肺血流量正常甚至增加。例如,当主动脉转位至右心室时,大部分体循环静脉血射入主动脉。根据肺动脉的位置和是否有室间隔缺损,肺静脉回流血以不同比例分别射入主动脉和肺动脉。大动脉转位中最常见的是 d-大动脉转位类型,如果室间隔连续完整(图 6-1A),所有的肺静脉血都流回肺动脉。肺血流量虽然正常,但未回至体循环,患儿无法存活。能否存活的关键在于至少部分肺静脉血进入主动脉,因此分流必然产生于心房水平(分流自左心房穿过卵圆孔进入右心房,进而进入右心室,然后流入主动脉)、动脉水平(动脉导管)或两者兼有。卵圆孔或动脉导管通畅是存活的关键。在两者同时存在的情况下,通过动脉导管的左向右分流增加了肺血流量,使左心房容积和压力增加,促进了左向右心房分流。

因为心室-动脉连接错误,大动脉转位被称为心室-动脉连接不协调。在简单的 d-大动脉转位中,心房-心室连接一致,因此右心房通过三尖瓣与解剖右心室正常连接,而左心房通过二尖瓣与解剖左心室正常连接。当心房-心室连接不一致时,右心房通过二尖瓣连接到左心室,而左心房通过三尖瓣连接到右心室(图 6-1B)。如果房室连接不一致和心室动脉连接不一致同时存在,则血流模式正常,这种情况常被称为矫正型大动脉转位。l-大动脉转位是更合适的术语,因为该疾病的胚胎学异常是原始心脏管不能旋转到向右(d-loop)位置,反而旋转到向左(l-loop)位置。作为独立的畸形,l-大动脉转位在婴儿中不会引起症状,但是通常存在相关的心血管缺陷(见下文)。

发绀型心血管疾病的临床表现

发绀是患有心血管疾病的新生儿查体时可能发现的重要体征和主要的临床症状。如果发绀没有被发现,患有先天性心血管疾病的新生儿可能会出现快速且严重的心血管失代偿表现。在第 5 章中初步讨论了

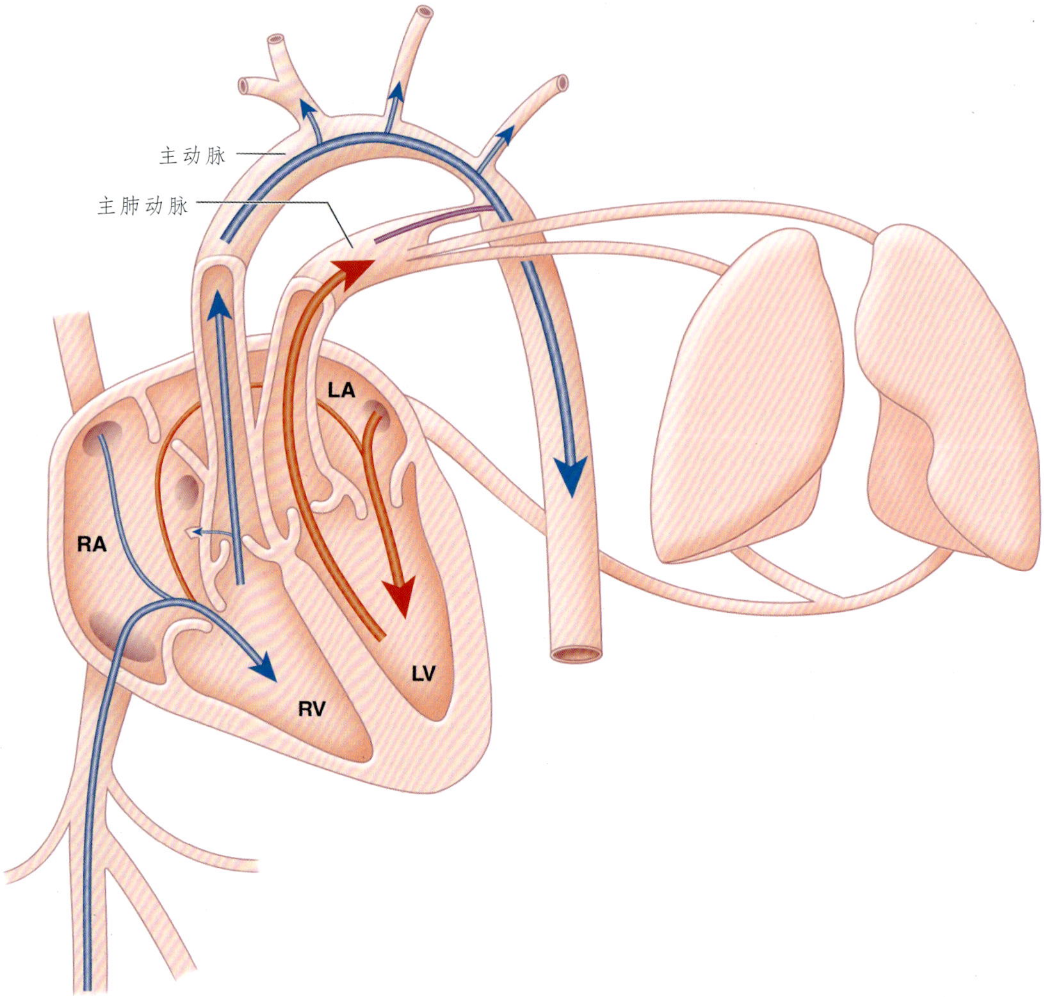

图 6–1 (A)完全型大动脉转位(心室–动脉不一致)。出生后循环:肺静脉血回流至肺动脉,体静脉血回流至主动脉,导致严重的发绀。卵圆孔如果未闭合,则会产生左向右分流。通过动脉导管的分流是混合血,在收缩早期有少量右向左的分流,在舒张期则为大量左向右分流。红色箭头表示氧合血,蓝色箭头表示非氧合血。缩略语:LA,左心房;LV,左心室(解剖性左心室);RA,右心房;RV,右心室(解剖性右心室)。(待续)

发绀的表现,但是发绀型先天性心血管疾病的关键特征如下:

• 全身性动脉低氧血症,临床表现为中心型而非周围型发绀。

• 因为动脉导管的开放,发绀一般不会在出生后立即出现,特别是在肺血流量减少的婴儿中。

• 如果合并轻中度贫血,发绀可能并不明显。如果婴儿动脉血氧饱和度超过 85%,发绀也难以用肉眼发现。因此如果怀疑存在发绀,均应通过脉搏血氧饱和度监测对新生儿进行筛查试验,也要考虑中心型发绀的可能性。

• 上半身和下半身的血氧饱和度可能不同。如果动脉导管开放,则升主动脉和降主动脉可能接收不同心室的血液。经皮血氧监测应在右上肢进行,因为右侧上肢由右锁骨下动脉供血,右锁骨下动脉从升主动脉接收血液,极少起源于降主动脉(第 5 章)。对侧足部血供来自降主动脉。上半身和下半身血氧饱和度的差别有助于识别具体的发绀型先天性心脏病(表 6–3)。

• 患有发绀型心脏病的婴儿因缺氧而呼吸急促。但很少有呼吸困难,动脉血二氧化碳分压通常因为过

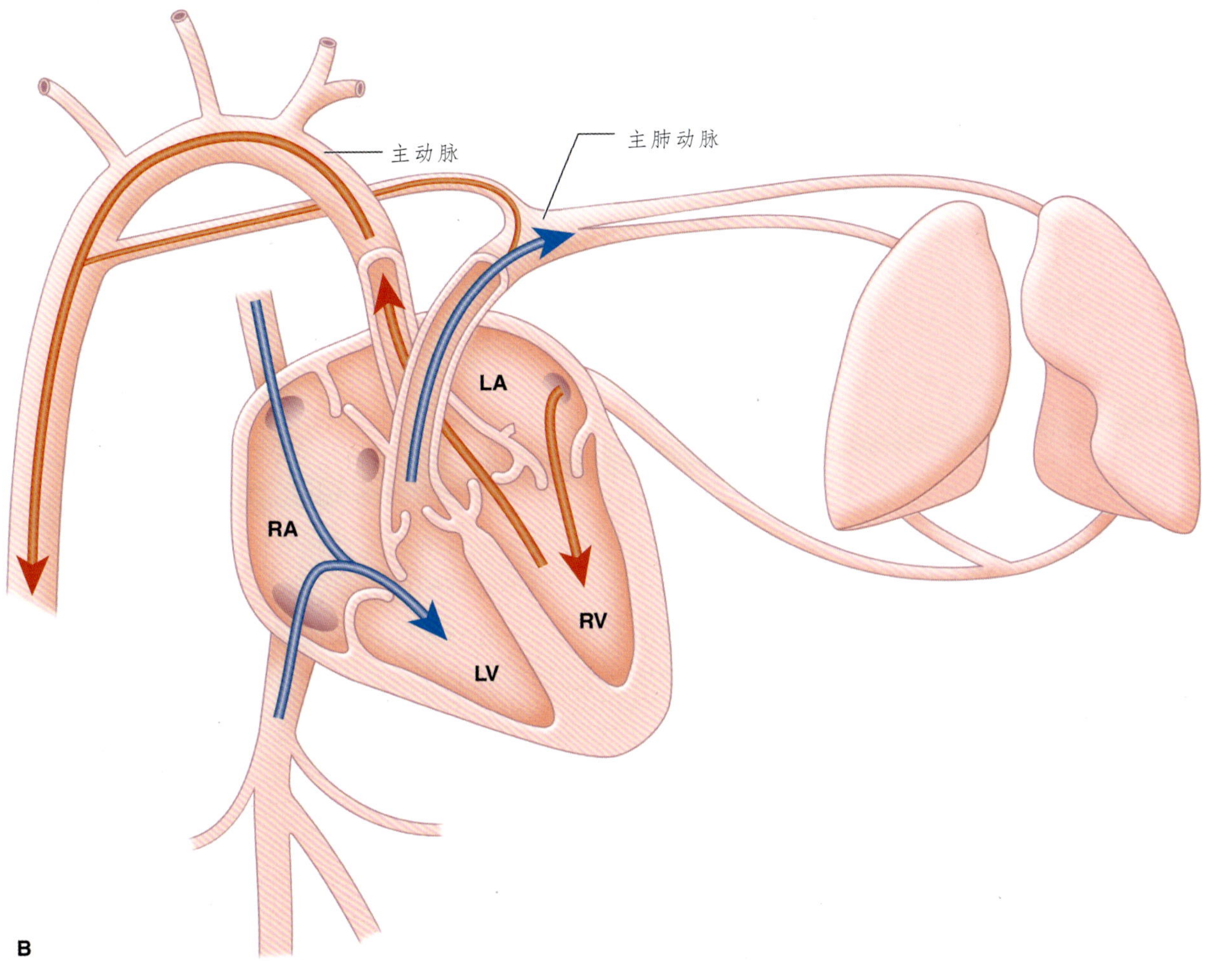

图 6-1（续）　(B)l-大动脉转位（心房-心室和心室-心房连接异常）。出生后血液循环为全身静脉血回流入右心房，然后流入解剖左心室和肺动脉。肺静脉血回流入左心房，然后流入解剖右心室和主动脉。主动脉内血液饱和正常，有一个小的左向右分流的动脉导管。主动脉起自左前（l 形环），向右升。红色箭头表示氧合血，蓝色箭头表示非氧合血。图中缩略语同图 6-1A。

度通气而降低。因此，不易与原发性肺病相混淆。

■ 引起肺血流量减少的畸形

右心/肺动脉血流受阻或三尖瓣/肺动脉瓣严重反流会导致肺血流量减少（表 6-2）。其中梗阻性病变远比瓣膜反流性病变更为常见。在肺血流量减少的畸形中，因为卵圆孔未闭或存在室间隔缺损，一部分体静脉血从右心房通过卵圆孔分流至左心房，与肺静脉血混合；或者心室水平存在右向左分流，这些均会导致主动脉血氧饱和度减低。因为梗阻或反流经常发生在动脉导管的近心端，即使动脉导管血流通畅，上、下肢的血氧饱和度也基本一致（表 6-3）。这一点非常重要。

胎儿生理学

在胎儿时期，没有室间隔缺损的右心室流入道或流出道梗阻可导致大量血液难以进入右心室而穿过卵圆孔进入左心房。在三尖瓣闭锁或肺动脉闭锁合并室间隔完整的极端情况下（图 6-2），所有体静脉血均回流通过卵圆孔。因此，胎儿卵圆孔直径异常增大。出生后，重要的心房间交通通常存在。该缺陷最初是卵圆孔过度延展，卵圆瓣不能充分贴合卵圆孔，导致卵圆孔未闭。出生后，心房间血液交通的存在进一步使

■ 表 6-3 新生儿上、下肢动脉血氧饱和度差异可能的鉴别诊断

下肢动脉血氧饱和度(相对于上肢)	可能的缺陷类型	可以排除的缺陷类型
相同	肺血流量减少 复杂性大动脉转位 肺动脉高压	无
升高	复杂性大动脉转位	肺血流量减少 肺动脉高压
降低	肺动脉高压	肺血流量减少 复杂性大动脉转位

卵圆孔难以闭合，体静脉血回流至左心是通畅的。然而，在少数情况下卵圆孔较小，需要紧急行卵圆孔扩大术以维持循环。

在这种情况下，因为体静脉血通过卵圆孔流入左心房，使得左心室接受了更多的静脉血回流。冠状动脉和上半身接受正常量的心室射血，多余的血液通过主动脉弓和峡部到达降主动脉。这就使主动脉峡部扩大，主动脉不发生缩窄。这是比较重要的表现，以此可与一些复杂的大动脉转位畸形相区别，后者可能存在主动脉缩窄。

存在室间隔缺损的肺血液回流受阻的婴儿，通过卵圆孔的血流没有增加。例如，在法洛四联症患者中，

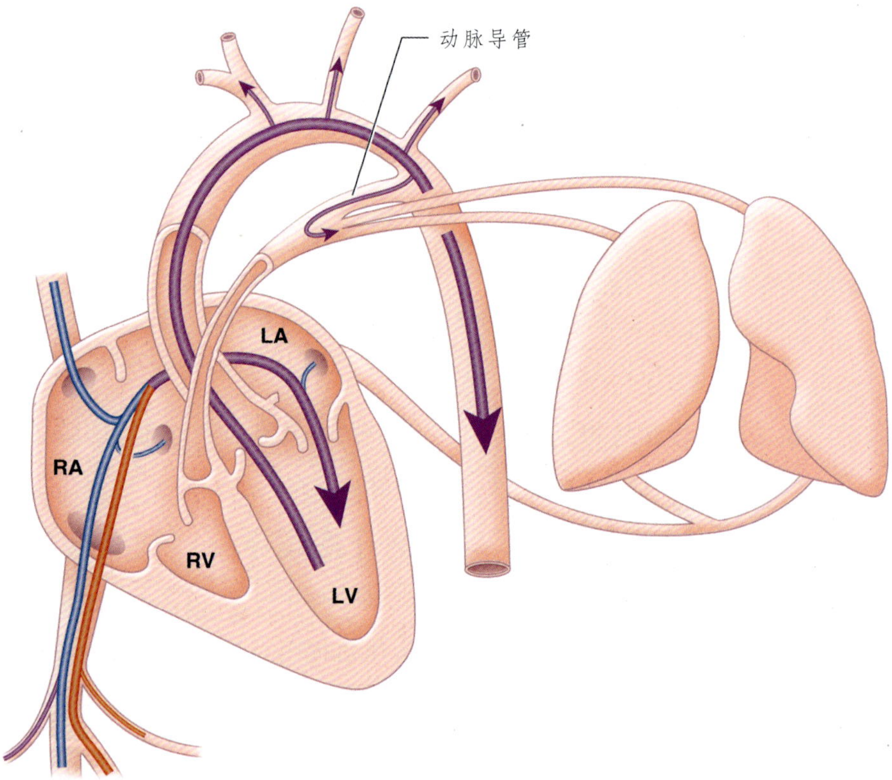

图 6-2 室间隔完整的肺动脉闭锁和右心室发育不良。胎儿血液循环模式显示体静脉血和脐静脉血回流通过卵圆孔，导致卵圆孔分流增加。升主动脉接受所有的心室排血量，因此主动脉弓和峡部较粗，而血流反向的动脉导管是垂直发出的且直径较细。红线表示氧合血，蓝线表示非氧合血液。紫色箭头显示氧合血和非氧合血混合并回流的方向，使得主动脉血氧饱和度降低。缩略语：LA，左心房；LV，左心室；RA，右心房；RV，右心室。

体静脉血回流至右心室后，一部分血液通过主动脉下室间隔缺损分流入升主动脉而非完全进入肺动脉(图 6–3)。因此，通过升主动脉和主动脉弓的血流量增加，并且再一次降低主动脉缩窄的可能。

流入道梗阻导致肺血流量减少

在发绀型先天性心脏病婴儿中，对于右心室搏动情况的评估非常有用。在正常情况下，于胸骨低位或剑突下可触及右心室搏动，因为胎儿期右心室是主导心室且位于前方，胸骨相对柔韧。在右心室流出道梗阻、大动脉转位或新生儿持续肺动脉高压的情况下，右心室搏动正常或增强。然而，如果存在流入道梗阻，右心室不能正常充盈，从而不能正常射血，这时右心室搏动减弱。因此，新生儿发绀时右心室搏动减弱有助于诊断，可确定为少数有右心室流入道梗阻的缺陷(表 6–2)，详见下述。

三尖瓣闭锁

解剖学和生理学

在三尖瓣闭锁畸形中，三尖瓣没有正常发育导致瓣膜闭锁，血液自右心房流入右心室完全受阻。因此，所有体静脉血通过卵圆孔/房间隔缺损到达左心房和左心室。由于可能合并不同程度的右心室发育不良，绝大多数三尖瓣闭锁合并存在室间隔缺损，因此，在胎儿期，血液从左心室通过室间隔缺损流向右心室和肺动脉，改善了右心室的发育。大动脉发育一般正常，

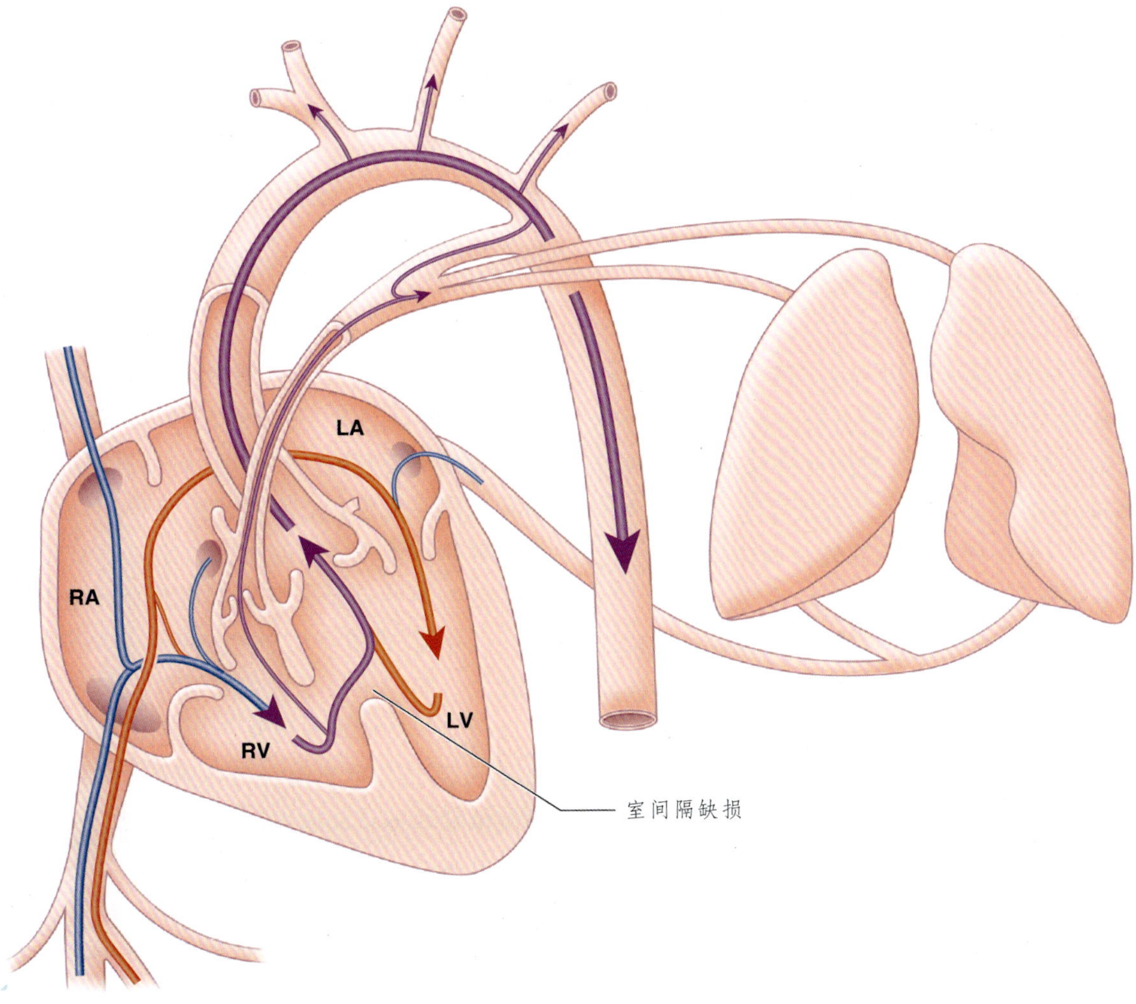

图 6–3　法洛四联症。胎儿血液循环模式显示静脉正常回流，一部分右心室血液射入升主动脉，主动脉弓扩张，动脉导管血流方向为左向右。红线表示氧合血，蓝线表示非氧合血。中间的紫色箭头表示混合血进入主动脉，从而引起全身性血氧饱和度降低。缩略语：LA，左心房；LV，左心室；RA，右心房；RV，右心室。

少数情况存在完全性大动脉转位时，肺动脉发自左心室，因此肺血流量增加；体循环血流量取决于室间隔缺损的大小，甚至可能发生主动脉缩窄。

临床表现

体格检查显示，动脉导管越趋于关闭，发绀就越严重（除非存在巨大的室间隔缺损和充足的肺血流量），四肢血氧饱和度相同，患儿可能存在呼吸急促，但不存在呼吸窘迫。外周血管搏动和灌注正常，其余的非心脏检查通常无特异性体征。右心室搏动减弱是指向这一诊断的重要表现。更重要的提示是震颤，如果室间隔缺损为限制性，那么血液从左心室向前流入右心室时可能会出现震颤。这是发绀新生儿诊断三尖瓣闭锁的依据，因为在其他发绀型先天性心脏病合并室间隔缺损的疾病中，血液从右心室向后流入左心室，不会存在震颤。第一心音正常。无额外心音或心音分裂。第二心音性质取决于相关的畸形。第二心音一般正常，但如果经室间隔缺损和肺动脉瓣的分流量大，则会出现第二心音分裂。然而，婴儿出生时心率较快，很难听到第二心音分裂。如果存在大动脉转位，第二心音的主动脉部分可能是响亮的，室间隔缺损或右心室流出道梗阻也会导致杂音的出现。

辅助检查

根据临床表现，通常可以将这些婴儿的诊断确定为由右心室流入道梗阻的疾病引起的发绀（表 6-2）。辅助检查通常可以鉴别三尖瓣闭锁和室间隔完整的肺动脉闭锁，并确定是否存在大动脉转位。

- 胸部 X 线片显示大动脉转位时纵隔影变窄，大动脉关系正常时纵隔影大多正常。
- 心电图通常显示右心房扩大和右心室收缩力降低，在室间隔完整的肺动脉闭锁时心电轴向量向下，心电向量环顺时针向，而在大动脉关系正常的三尖瓣闭锁时心电轴向量向上，心电向量环逆时针向转位，电轴位于 0°~-60°。三尖瓣闭锁和大动脉转位的婴儿可能与肺动脉闭锁的患儿有相似的电轴（0 °~+90°）。
- 超声心动图可以明确诊断。房室沟、右心房与右心室之间未见三尖瓣组织。在大多数情况下，右心房血顺欧氏瓣直接通过卵圆孔（或房间隔缺损）进入左心房。对于三尖瓣闭锁的患儿，需要仔细评估房间隔缺损的大小、右心室和右心室流出道的发育情况、大动脉的关系、动脉导管的通畅性等。

治疗策略

三尖瓣闭锁的患儿被认为只有一个功能性的单心室，因为右心室没有流入道，不能作为独立的射血心室。因发绀严重，大多数婴儿出生后需要尽快行体-肺动脉分流术。一些医疗中心通过介入的方法在动脉导管内放置支架而不是通过外科手术行体-肺动脉分流术来改善肺血流，而后再行双向 Glenn 分流术（上腔静脉肺动脉连接）和改进的 Fontan 手术（见下文）。存在室间隔缺损的三尖瓣闭锁患儿具有发育相对良好的右心室和肺动脉瓣，他们只有轻微的发绀，可能不需要行体-肺动脉分流术。如果肺血流量很多，还可能需要行肺动脉环缩术。在少数情况下，当肺动脉有梗阻时肺血流量适当，因而在刚出生的头几个月不需要手术。新生儿期之后，这些婴儿需要分期行单心室手术。伴有大动脉转位的婴儿经常发生功能性主动脉瓣下梗阻（限制性球室孔），可能需要在行双向 Glenn 分流术或改良 Fontan 手术时进行 Damus-Kaye-Stansel 手术（见下文）。

室间隔完整的肺动脉闭锁伴右心室发育不良

解剖学和生理学

第二类右心室流入道梗阻性疾病表现为三尖瓣有发育但严重发育不良。这与肺动脉瓣闭锁引起的右心室发育不良有关。出生后，肺动脉血流完全依赖于动脉导管。由于右心室流出道梗阻，右心室收缩压通常显著高于体循环收缩压。由于右心室腔内高压，右心室腔与冠状动脉在胚胎期的连接可能作为冠状窦隙持续相通（图 6-4）。这些连接可能导致低饱和度血液灌注心肌，这些冠状窦隙不与近端冠状动脉连接，或者与冠状动脉连接但是有严重的开口狭窄。在这些情况下，部分冠状动脉循环依赖于右心室的灌注（“右心室依赖性冠状动脉循环”），这增加了因心肌缺血而死亡的风险。

临床表现

体格检查显示，婴儿在出生后数小时内出现青紫，四肢血氧饱和度相同，外周血管搏动和灌注正常。该疾病很少有重要的非心脏的临床表现。虽然右心室产生的收缩压远远超过主动脉压，但右心室搏动通常

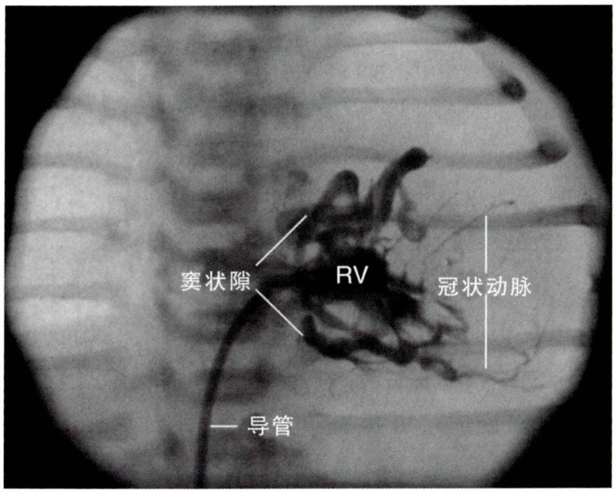

图 6-4　室间隔完整的肺动脉闭锁伴右心室发育不良。右心室造影显示异常肥厚和发育不良的右心室，冠状窦隙开放，与高压心室相连，并逆灌冠状动脉循环。缩略语：RV，右心室。

会减弱，因为右心室只接受和射出非常少量的血液。其第一心音正常，第二心音单一，响度正常。没有额外的心音或杂音。偶尔出现杂音，杂音通常是由动脉导管未闭或三尖瓣反流引起。

辅助检查

胸部 X 线片显示心脏轮廓较小以及正常的纵隔，与大动脉关系正常的三尖瓣闭锁类似。

- 心电图显示右心室电压可能降低，也可能正常或增加，具体取决于右心室壁的质量。与三尖瓣闭锁患者相比，三尖瓣闭锁的心电图电轴为+60°~+90°；这是两种疾病的重要的区分点。
- 超声心动图通常显示较小的三尖瓣环和明显肥厚的右心室。右心室收缩幅度降低并通常伴有右心室心内膜纤维化。右心室流出道未见血流，室水平右向左分流。彩色多普勒超声心动图可显示心肌壁内的冠状动脉窦隙血流。需要测量三尖瓣和右心室的大小，并初步评价有无右心室依赖性冠状动脉循环，后者可以通过心导管术明确诊断。

治疗策略

此类治疗非常困难和复杂，需要个体化。主要的问题是，如果疏通了右心室流出道梗阻，三尖瓣和右心室是否能够发育到足以支持部分或全部肺循环，还是以功能性单心室而接受治疗，或必须行双心室修复还是单心室修复的问题。在许多患者中，三尖瓣发育过小，从而阻碍了它在循环中应该发挥的正常作用。与右心室发育正常的肺动脉闭锁患者相比，两者治疗策略既有相似又有不同（见下文）；在三尖瓣和右心室中度发育不良的患者中，建立右心室和肺动脉之间的连接会促使三尖瓣和右心室发育。除了右心室流出道重建外，可能还需要行体-肺分流术，以确保足够的肺血流量，至少在短期内如此。对极度发育不良的右心室、依赖右心室的冠状动脉循环或右心室在解除右心室流出道梗阻后也不能充分发育的患者，应该作为功能性单心室治疗。他们需要行体-肺分流术（或动脉导管内的支架），下一步进行双向 Glenn 分流术和改良 Fontan 手术（见下文）。

流出道梗阻导致肺血流量减少

室间隔完整且右心室发育正常的肺动脉闭锁

解剖学和生理学

肺动脉闭锁伴完整的室间隔并不一定有右心室发育不良。当右心室发育良好时，三尖瓣的发育一般接近正常，但也可能有重度发育不良。冠状动脉窦隙不发育的部分原因可能是三尖瓣反流造成右心室压力降低。此外，胎儿时期右心室流出道梗阻发生时，胚胎的冠状动脉窦隙可能已经退化。虽然只通过动脉导管接受了少量的血供，但是肺动脉的发育一般正常。

临床表现

出生后数小时内出现发绀，四肢血氧饱和度一致。存在轻度呼吸急促，但无呼吸窘迫。脉搏和外周血管灌注正常，除心脏外的体格检查通常无明显阳性体征。然而，与右心室发育不良的婴儿不同的是，大量血液流入右心室，右心室搏动正常或增强。第一心音正常，但可能被三尖瓣反流杂音所掩盖。没有额外心音。第二心音单一。胸骨左缘下方易听到由三尖瓣反流引起的收缩早期吹风样杂音，向右胸前传导。

辅助检查

- 胸部 X 线片显示三尖瓣关闭不全导致右心房增大，中心肺血管影正常。
- 心电图类似于肺动脉闭锁伴三尖瓣发育不良，但右心室肥厚更为明显，右心房增大也更为显著。
- 超声心动图显示三尖瓣环径接近正常，Z 值通常大于-2。严重的三尖瓣反流伴右心房增大。右心室

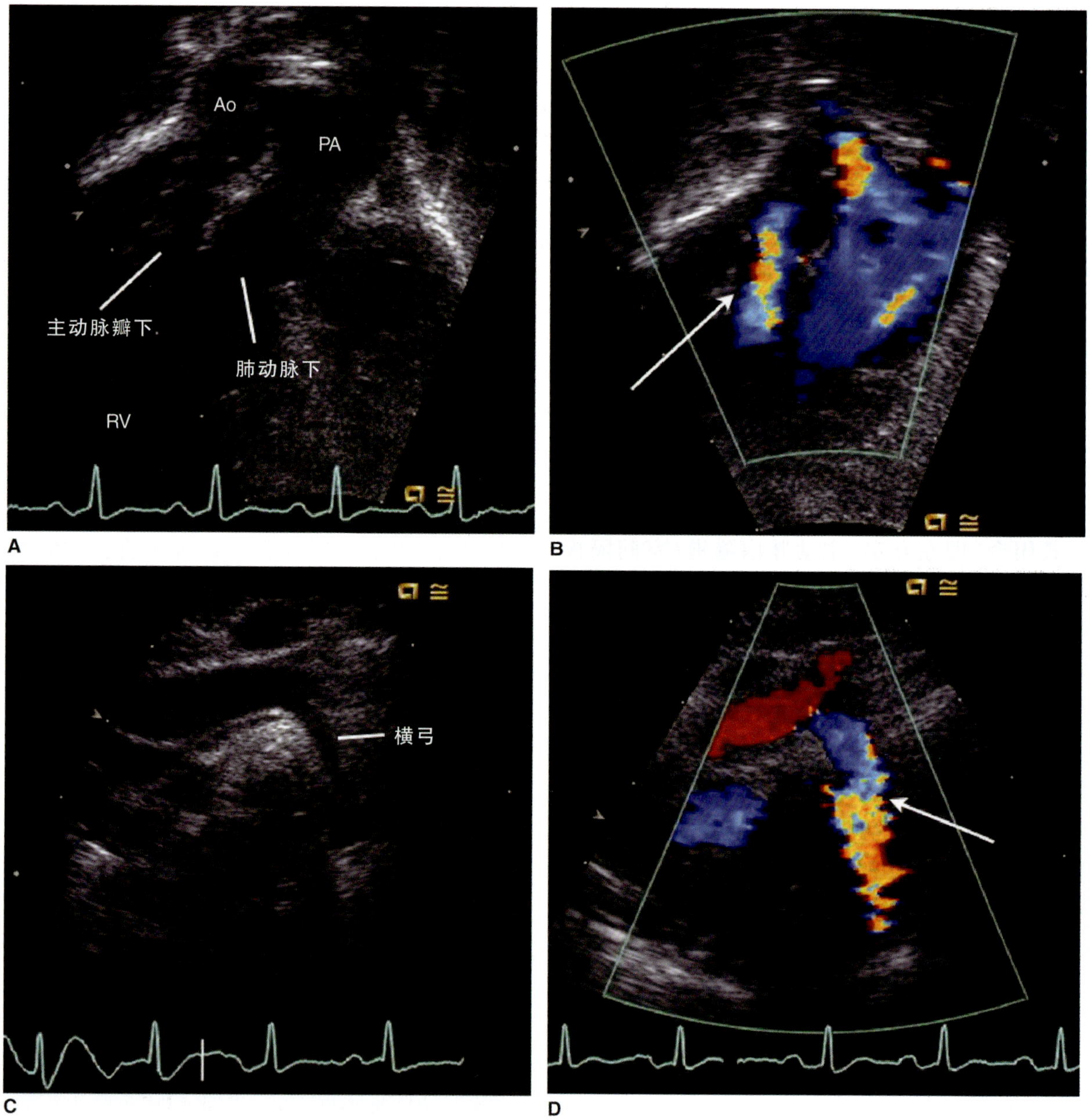

图 6–11 Taussig-Bing 畸形的超声心动图。与相对宽的肺动脉下区域(A)相比,主动脉瓣下变窄,彩色多普勒下的血流加速(B,箭头所示)。另可见明显的横弓发育不良(C),缩窄下段的血流加速(D,箭头所示)。缩略语:Ao,升主动脉;PA,肺动脉;RV,右心室。

的关系。其目标是保持血氧饱和度 75%~85%,这通常可提供足够的体循环供氧,并且不会造成心室的容量超负荷(见下面的讨论)。进行分流手术的患者有感染性心内膜炎、反常栓塞、脑脓肿和分流血栓形成的风险。通常建议每天服用小剂量阿司匹林以降低管道内血栓形成的风险,有建议在一些高危患者中加用氯吡格雷,其有效性和安全性的研究正在进行中。如果患者出现急性低氧血症,或者分流处杂音变得非常柔和或消失,则应考虑分流管道血栓形成的可能。

功能性单心室患者的矫治

解剖学

不幸的是,许多复杂的心脏畸形均可导致功能性单心室, 常见的心脏畸形在第 6 章到第 8 章中讨论,完整的书单可以在相关推荐阅读资料中找到。

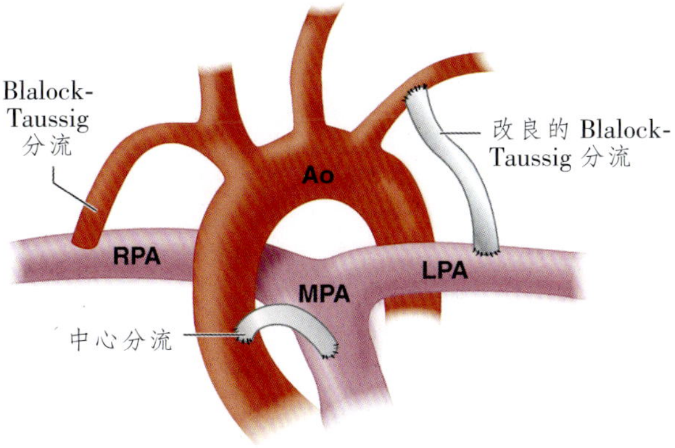

图 6-12 最常见的体-肺动脉分流术。缩略语:LPA,左肺动脉;Ao,主动脉;MPA,主肺动脉;RPA,右肺动脉。

生理学

功能性单心室的婴儿会出现体循环和肺循环的血流混合。两个循环的血流量均由单个心室输出,进入体循环和肺循环的血流量由相应循环中的相对阻力决定。肺循环阻力由肺动脉瓣下和肺动脉瓣狭窄情况、动脉导管的粗细程度(或外科分流管道)以及肺血管阻力决定。体循环的阻力则由主动脉瓣下和主动脉瓣狭窄程度、主动脉弓发育不良或缩窄、动脉导管的大小和体循环血管阻力决定。

初步处理

功能性单心室患者可存在肺血流量过多或过少。肺血流量减少型患者常为肺动脉闭锁或肺动脉重度狭窄。他们在出生时即出现发绀,并依赖于动脉导管的血流来维持肺血流量。一旦动脉导管开始关闭,发绀将加重。这些婴儿需要给予前列腺素 E_1(见第 5 章和第 12 章),然后进行体-肺动脉分流术(见前面的讨论)。

一些患者在出生后不久即出现轻度肺动脉狭窄,这限制了肺血流量,还防止了严重充血性心力衰竭的发生。随着时间推移,肺动脉狭窄的程度趋于增加,这些患者的发绀也趋于严重。在患儿 2~3 个月龄的时候可能需要进行体-肺动脉分流术,但也有一些患儿能够坚持到年龄稍大,直接行双向 Glenn 分流术(见下文)。

对于其他肺血流量增多的患者,因为他们很少或没有肺动脉前向狭窄(见第 7 章)。虽然新生儿期的高肺血管阻力通常可避免出现症状性肺充血。然而从新生儿前几周开始,随着肺血管阻力的降低,肺血流量增加,患者逐步出现充血性心力衰竭相关的呼吸急促、多汗和喂养困难。这些婴儿可能不会出现发绀,因为增多的肺血流量可能会使血氧饱和度>85%。但是,他们的血氧饱和度很少超过 95%,所有患者血氧分压均小于 100mmHg(1mmHg=0.133kPa)。这些患者需要的是行肺动脉环缩术(见第 7 章)。另外也有一些外科医生更喜欢行肺动脉环缩术同期行体-肺动脉分流,以便更精确地控制肺血流量。

对具有功能性单心室的患者进行治疗的总体目标是将单心室输出的血流分开供应体循环和肺循环,以便保证全身供氧并且使功能性单心室的容量负荷最小化。在假定正常的体循环输出量和正常的肺静脉血氧饱和度的情况下,75%~85%的动脉血氧饱和度意味着肺循环与体循环血流量比值为 1:1~2:1。存在中度低氧血症时,血细胞比容应至少为 40%,才能帮助维持足够的全身氧输送。由于较大的造血需求,大多数婴儿应给予补充铁剂治疗。

改良 Fontan 手术的原理

在 20 世纪 70 年代之前,新生儿期接受分流术或肺动脉环缩后的患者常常发展为心力衰竭,部分原因是功能性单心室将血液泵入体循环和肺循环。此外,由于存在右向左分流,他们患脑血管意外和脑脓肿的风险增加。这些患者的平均寿命为 15~25 岁。

改良 Fontan 手术的原理是通过手术方法使全身静脉血(上腔静脉血和下腔静脉血)被动地进入肺动脉。肺静脉血回流进入功能性单心室,然后泵入主动脉。这样,肺循环和体循环完全分开(冠状静脉回流还继续通过冠状静脉窦流入心脏),形成串联循环。患者无发绀,理论上不存在自发性栓塞的风险。此外,功能性的单心室只负担一个循环,而非两个循环,因此被认为可以“减轻心脏负担”。

改良 Fontan 手术的优选患者

为患者做详细的术前检查和进行合适的手术选择对患者能否获得良好的长期预后至关重要。接诊功能性单心室的患者后,小儿心脏病学家和外科医生需从新生儿期初诊开始就考虑以下方面。

• 如果希望血液能顺利地被动流向肺动脉，肺动脉必须发育良好，肺动脉压力和阻力必须在正常范围内。手术时必须避免肺动脉扭曲，并应尽量减轻狭窄，以使肺血管床能够正常生长和发育。

• 单心室的功能必须在正常范围内，如果心室舒张末期压力增加(可以逆向传递到肺血管床)，肺动脉血流将受阻，导致发绀和心排血量降低。因此，应避免长时间的超容量负荷和流出道梗阻。

• 不应有或仅有轻度房室瓣反流。中度或更严重的房室瓣反流将增加左心房压力，反过来又增加肺动脉压力，从而减少肺血流量，优化心室容量负荷可降低房室瓣反流的风险。

• 体–肺侧支血管可增加功能性单心室的容量负荷，应该在术前结扎、栓塞或与固有肺动脉做汇聚。

改良 Fontan 手术最早是一次性完成的，即直接将上腔静脉和下腔静脉回流引入肺动脉。但该手术常伴有相当大的风险。另外，那些在小年龄段未接受心室高负荷的患者似乎有更好的长期预后，而且对小于 12 个月龄的患者实施 Fontan 手术通常也是不现实的。由于这些原因，改良 Fontan 手术通常分为两个阶段。

上腔静脉肺动脉吻合术

第一期手术是一种改良的 Fontan 循环(即上腔静脉肺动脉连接术)，可以在 4~6 个月龄的患者中进行。

目前常用的手术是对经典 Glenn 分流术(上腔静脉与右肺动脉端对端吻合)的改良，通常被称为双向 Glenn 分流术。目前大多数医疗中心采纳更加准确的“上腔静脉肺动脉吻合术”这一术语。进行该手术时，通常将上腔静脉近端结扎，远端与同侧肺动脉做端侧吻合(图 6–13)。如果患者有双侧上腔静脉，则应行双侧上腔静脉肺动脉吻合术。还有一种外科技术，被称为半 Fontan 手术，也是一些外科医生的首选。该手术并不切断上腔静脉，而是通过临时心房内补片封闭上腔静脉，使下腔静脉血与左心房血混合，经心室进入肺动脉。

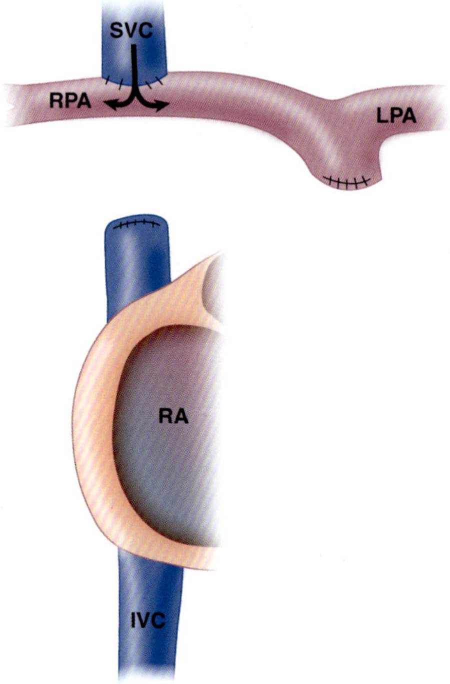

图 6–13 上腔静脉肺动脉吻合术。上腔静脉与右肺动脉吻合。缩略语：IVC，下腔静脉；LPA，左肺动脉；RA，右心房；RPA，右肺动脉；SVC，上腔静脉。

改良 Fontan 手术

作为 Fontan 手术的第一期手术，通常患者会接受上腔静脉肺动脉吻合术(或半 Fontan 手术)(而通常在第一期手术之前，有些患者可能已经做过体–肺分流术或改良 Norwood 手术，在第 8 章中讨论)。改良 Fontan 手术通常在 3 岁后实施。该手术的目的是引导下腔静脉血流直接进入肺动脉。根据患者的解剖结构和医生偏好来确定最终的改良 Fontan 手术的具体方法。这涉及右心房到肺动脉吻合或是在心房内建立板障将下腔静脉血引到肺动脉的侧向通道或直接利用心外管道(图 6–14)。很多人认为 Fontan 板障开窗(开窗在生理学上类似于房间隔缺损)可以减少手术相关并发症的发病率。一些开窗会自然关闭，持续开窗是否应该干预尚不明确。

长期研究结果显示，成功接受改良 Fontan 手术的患者比接受分流术和(或)肺动脉环缩术的患者寿命

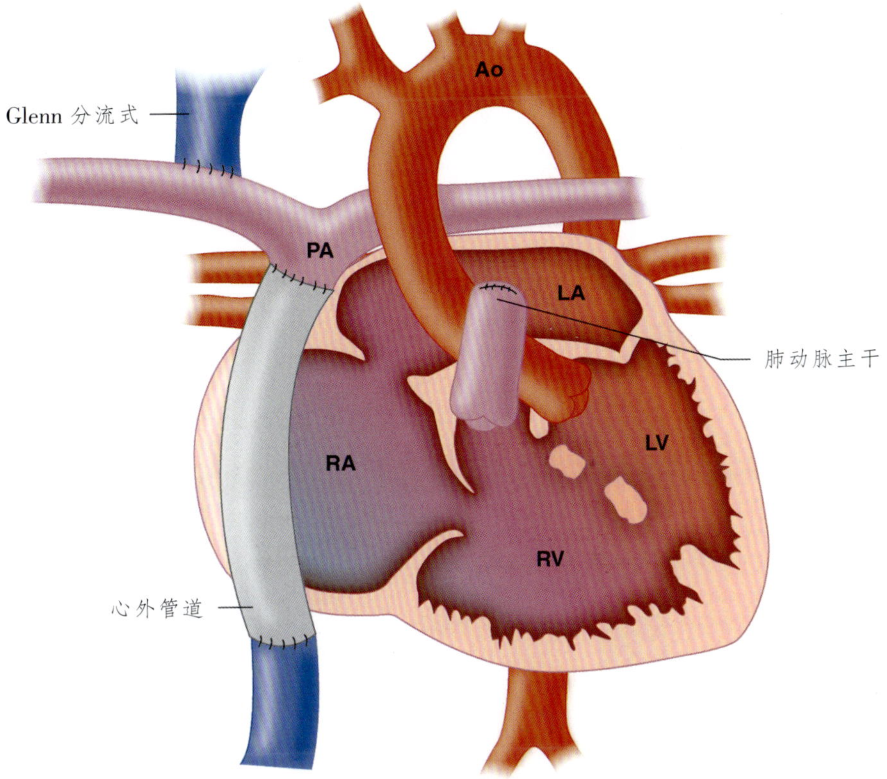

图 6-14 改良 Fontan 手术示意图，显示双向 Glenn 分流术和心外管道。缩略语：MPA，主肺动脉；Ao，主动脉；LA，左心房；LV，左心室；PA，肺动脉；RA，右心房；RV，右心室。

更长。大多数存活的患者都在纽约心脏协会（NYHA）分级Ⅰ~Ⅱ级。他们的运动能力约为正常人的 60%。然而，改良 Fontan 手术对于功能性单心室来说仍然是一个不完美的解决方案。这些患者中的一些人可能仍存在症状，他们中的许多人最终发展为房性心律失常、心脏内血栓、蛋白丢失性肠病和（或）明显心室功能障碍，有些患者最终需要接受心脏移植。

Damus-Kaye-Stansel 手术

Damus-Kaye-Stansel 手术主要针对主动脉起源于发育不良的心室腔（与功能性单心室腔之间存在限制性小交通口，通常为球室孔）的功能性单心室患者，相当于合并主动脉瓣下狭窄。由于室间隔切除术存在高致病率和高死亡率。手术首先需要建立主肺动脉与升主动脉之间的连接（如图 6-15 所示），这时肺动脉瓣和近端主肺动脉成为体循环（即主动脉）的起始部分。取决于具体解剖结构，这种连接可以是如图所示的一个外管道，对主动脉与肺动脉非常靠近的患者也可以由主动脉和肺动脉处侧对侧吻合的补片构成。肺动脉血流通常由分流管道提供。

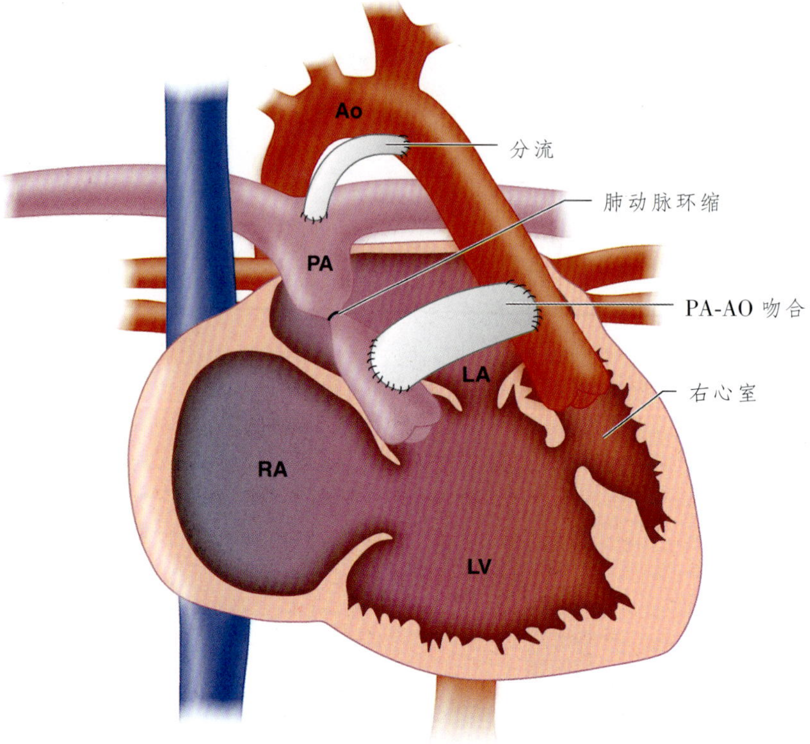

图 6–15 Damus-Kaye-Stansel 手术。左心室和右心室之间的交通口过小导致主动脉瓣下狭窄。该病例在主肺动脉与升主动脉之间连接外管道，以便为体循环（PA-AO 吻合）提供通畅血流。肺动脉远端结扎，肺血流则由体–肺动脉分流管道提供。缩略语：Ao，主动脉；LA，左心房；LV，左心室；PA，肺动脉；RA，右心房。

推荐阅读

概述

Allen HD, Driscoll DJ, Shaddy RE, Feltes TF, eds. *Moss and Adams' Heart Disease in Infants, Children, and Adolescents Including the Fetus and Young Adult*. Vol. 2. 8th ed. Philadelphia, PA: Lippincott Williams & Wilkins; 2013:chaps 38-43, 49-53.

Hoffman JIE. *The Natural and Unnatural History of Congenital Heart Disease*. Oxford, England: Wiley-Blackwell; 2009:chaps 3-6, 39-43, 46.

Moller JH, Hoffman JIE, eds. *Pediatric Cardiovascular Medicine*. 2nd ed. Philadelphia, PA: Churchill Livingstone; 2012:chaps 14, 33, 35, 36, 39-44.

Rudolph AM. *Congenital Diseases of the Heart: Clinical-Physiological Considerations*. Chichester, England: Wiley-Blackwell; 2009:chaps 14-18.

肺血流量减少的缺损

Cohen MS, Anderson RH, Cohen MI, et al. Controversies, genetics, diagnostic assessment, and outcomes relating to the heterotaxy syndrome. *Cardiol Young*. 2007;17(suppl 2):29-43.

da Silva JP, Baumgratz JF, da Fonseca L, et al. The cone reconstruction of the tricuspid valve in Ebstein's anomaly. The operation: early and midterm results. *J Thorac Cardiovasc Surg*. 2007;133:215-223.

Daubeney PE, Delany DJ, Anderson RH, et al. Pulmonary atresia with intact ventricular septum: range of morphology in a population-based study. *J Am Coll Cardiol*. 2002;39:1670-1679.

Jacobs JP, Franklin RC, Wilkinson JL, et al. The nomenclature, definition and classification of discordant atrioventricular connections. *Cardiol Young*. 2006;16(suppl 3):72-84.

Rosenthal E, Qureshi SA, Chan KC, et al. Radiofrequency-assisted balloon dilatation in patients with pulmonary valve atresia and an intact ventricular septum. *Br Heart J*. 1993;69:347-351.

Schmidt KG, Cloez JL, Silverman NH. Changes of right ventricular size and function in neonates after valvotomy for pulmonary atresia or critical pulmonary stenosis and intact ventricular septum. *J Am Coll Cardiol*. 1992;19:1032-1037.

Shinkawa T, Polimenakos AC, Gomez-Fifer CA, et al. Management and long-term outcome of neonatal Ebstein anomaly. *J Thorac Cardiovasc Surg*. 2010;139:354-358.

Wald RM, Adatia I, Van Arsdell GS, Hornberger LK. Relation of limiting ductal patency to survival in neonatal Ebstein's anomaly. *Am J Cardiol.* 2005;96(6):851-856.

完全型大动脉转位

Griselli M, McGuirk SP, Ko CS, et al. Arterial switch operation in patients with Taussig-Bing anomaly—influence of staged repair and coronary anatomy on outcome. *Eur J Cardiothorac Surg.* 2007;31:229-235.

Jouannic JM, Gavard L, Fermont L, et al. Sensitivity and specificity of prenatal features of physiological shunts to predict neonatal clinical status in transposition of the great arteries. *Circulation.* 2004;110:1743-1746.

Konstantinov IE. Taussig-Bing anomaly: from original description to the current era. *Tex Heart Inst J.* 2009;36:580-585.

Leobon B, Belli E, Ly M, et al. Left ventricular outflow tract obstruction after arterial switch operation. *Eur J Cardiothorac Surg.* 2008;34:1046-1050.

Pasquali SK, Hasselblad V, Li JS, et al. Coronary artery pattern and outcome of arterial switch operation for transposition of the great arteries: a meta-analysis. *Circulation.* 2002;106:2575-2580.

Sakata R, Lecompte Y, Batisse A, et al. Anatomic repair of anomalies of ventriculoarterial connection associated with ventricular septal defect. I. Criteria of surgical decision. *J Thorac Cardiovasc Surg.* 1988;95:90-95.

姑息手术

Alwi M, Choo KK, Latiff HA, et al. Initial results and medium-term follow-up of stent implantation of patent ductus arteriosus in duct-dependent pulmonary circulation. *J Am Coll Cardiol.* 2004;44:438-445.

Anderson PAW, Sleeper LA, Mahony L, et al. Contemporary outcomes after the Fontan procedure: a pediatric heart network multicenter study. *J Am Coll Cardiol.* 2008;52:85-98.

Blaufox AD, Sleeper LA, Bradley DJ, et al. Functional status, heart rate, and rhythm abnormalities in 521 Fontan patients 6 to 18 years of age. *J Thorac Cardiovasc Surg.* 2008;136:100-107.

Cowgill LD. The Fontan procedure: a historical review. *Ann Thorac Surg.* 1991;51:1026-1030.

Giardini A, Hager A, Pace Napoleone C, et al. Natural history of exercise capacity after the Fontan operation: a longitudinal study. *Ann Thorac Surg.* 2008;85:818-821.

Khairy P, Poirier N, Mercier LA. Univentricular heart. *Circulation.* 2007;13:800-812.

McCrindle BW, Williams RV, Mitchell PD, et al. Relationship of patient and medical characteristics to health status in children and adolescents after the Fontan procedure. *Circulation.* 2006;113(8):1123-1129.

Murphy AM, Cameron DE. The Blalock-Taussig-Thomas collaboration: a model for medical progress. *JAMA.* 2008;300:328-330.

第 7 章

解读婴儿肺血流增多

■ 概述

呼吸窘迫是外周灌注正常和无明显发绀的新生儿心血管疾病的罕见症状。在不伴有心脏杂音的情况下，心脏疾病常常被延误诊断或者漏诊，主要原因在于这种不伴有发绀的外周灌注正常的呼吸窘迫多是由肺部疾病引起的，而非器质性心脏病。另外，症状往往在出生后的数天至数周后慢慢出现，呼吸系统的症状（例如喂奶时的呼吸急促）常常不易被发现。识别心脏疾病导致婴儿生长受限往往需要数周甚至更长的时间。本章回顾性地总结了导致呼吸窘迫的体循环灌注正常的结构性心脏病。梗阻性结构性心脏病将在第8章中进行讨论；心肌病和心律失常将分别在第9章和第10章中进行讨论；心力衰竭将在第11章中进行讨论。

■ 肺血流增多的病理生理学

临床表现

多种不同类型的先天性心脏病都表现为肺血流增多这一主要的病理生理学过程，这是此类疾病导致大多数症状和体征的基础。动脉血氧饱和度仅轻度下降，并不会低至发绀或体循环氧供不足的程度。

这些婴儿最主要的症状就是呼吸急促，常常伴随着呼吸做功增多。除了呼吸急促，一些新生儿有心力衰竭的其他临床表现和症状（见第11章）。这些婴儿表现为高心输出量性心力衰竭（高心排血量心衰），与成人获得性心脏病的低心排血量心力衰竭和新生儿低体循环灌注有所不同（见第8章和第11章）。除了肺血流量增加之外，为了满足呼吸做功增多导致的身体代谢需要增加,体循环血流往往也会增加。心排血量增加使得循环血量增加以维持正常的充盈压。心脏收缩力增加,而体循环和肺循环的静脉充盈压通常正常。由于静脉压没有升高故不发生外周水肿。肝大相当常见,因为肝脏和肝静脉顺应性强,为适应循环血量增多而代偿性增大。

氧耗量或代谢需求会因为多种原因而增加。主要的原因还是呼吸做功增加。一位正常婴儿的呼吸占基础氧气消耗的很大部分(20%),与生长代谢需求比例相当。呼吸做功增加,会有30%~40%的氧气消耗。肾上腺素能增加满足了心室输出量增加,但同时也造成了氧耗过多(特别是通过刺激棕色脂肪代谢)。肾上腺素能增加是受神经和体液因素调节的,并导致了高心排血量心力衰竭的两种其他常见症状:心动过速和多汗。在这些婴儿中,常在前额和头皮观察到发汗,尤其是喂奶过程中。

最后,生长发育受限是重要的且常会发生的临床表现。这是因为氧耗增加和能量摄入减少不能满足增加的能量需求。这些婴儿由于呼吸费力造成喂养困难。呼吸费力导致腹内压增加,进而引起胃食管反流使得患儿呕吐频繁。一位正常婴儿的能量摄入为100~120kcal/(kg·d)。生长发育受限是因为高心排血量心力衰竭的婴儿只吸收这些能量中的一部分。这些婴儿需要160~180kcal/(kg·d)的热量去维持代谢需求增加引起的生长发育需求。

呼吸急促的病理生理学

呼吸急促的婴儿肺血流量增加的机制尚不明确。左心房的压力通常正常。通气和氧合并未受到损害,提示并不存在严重的肺泡水肿。肺血流增加使得胸腔积液增加,部分分布在肺静脉,导致肺质量增加,使得婴儿呼吸困难,但这并未表现为呼吸做功的独立影响因素。组织间液增加伴淋巴回流增加更可能是婴儿呼吸急促的主要原因。

正常情况下血流流经肺脏,产生组织间液,这些液体在组织间隙通过淋巴管被吸收。当血流增加时,淋巴回流通常增加。高肺动脉压力使前毛细血管压力增加,从而导致淋巴管血流增加。当组织间液的增加超过了淋巴管吸收的能力,组织间液潴留。这些液体主要在支气管周围积聚,导致支气管功能被破坏。气道总面积减少,气道阻力增加,进而导致呼吸做功增加。另外,婴儿喘息可能会进一步导致气道管腔狭窄,影响气体交换。这些设想不仅解释了肺血流增加时婴儿常见症状为呼吸急促,同时也解释了影像学发现的血管影增加、支气管周围水肿、非肺泡内的其他组织积液表现。另外,其也解释了病初一些患儿(尤其是未闻及啰音的)被诊断为细支气管炎。

有正常肺体积和功能且除心血管疾病外无其他畸形的婴儿,在肺血流量高于正常2.5倍之前并不发生呼吸急促和生长受限。症状的发生倾向于随着出生后肺动脉血流增加的情况而变化。正常婴儿的体循环血流高峰在6~10周龄,是血红蛋白浓度的低谷。这段时间肺血管阻力下降。因此有心血管畸形的婴儿在这段时间肺血流量明显增加——由于肺血管阻力降低,与生理性贫血相关的全身血流量增加伴随着血流量相对肺部比例增加(肺-体循环血流比增加)。

相反,器质性肺病的婴儿肺血流过多,即使肺血流仅轻度高于正常也会发展成呼吸急促或心力衰竭。早产儿支气管肺段发育不良是一种常见的情况。在这种情况下,很小的心脏缺损(如房间隔缺损)在正常胎龄患儿中不会有症状,但在早产儿中就可导致严重的症状。这类婴儿症状出现更早,药物和(或)手术干预的要求也会提前。

引起肺血流增多的畸形分类

许多先天性的心血管畸形以肺血流量增加为主要的病理生理学过程,尽管一些疾病是通过不如临床症状重要的其他表现来进行分类的。例如,永存动脉干和无梗阻的完全型肺静脉异位引流这两种疾病常因表现出不同程度的体循环血氧不饱和而被归类为发绀型先天性心脏病。然而与典型发绀型先天性心脏病相比(如完全型大动脉转位与法洛四联症),两者可能仅表现为轻度的体循环动脉氧分压下降,不易被识别。另外,呼吸急促和生长发育受限是继发于肺血流量过多的临床表现,而非发绀。因此,这些畸形应归于肺血流量增多型,而非发绀型先天性心脏病。

肺血流量增多的先天性畸形又可分为两个亚组。肺血流量增多的原因是大量饱和的肺静脉血通过异常通道分流至肺动脉(例如存在大量左向右分流)。第一亚组中仅仅存在左向右分流。没有不饱和的体循环静脉血被分流至体循环动脉血管床。因此,体循环

并贯穿全收缩期。应该仔细评估杂音的频率;杂音的频率越高,缺损的压力限制越大。由于通过二尖瓣的血流增加,有症状的婴儿通常会听到舒张期中期杂音。这些发现提示左向右分流较大。

辅助检查

• 胸部X线显示心脏扩大,但与具有房水平分流的房室间隔缺损患者不同,心腔增大仅限于左侧心脏。可见肺血管影增多。

• 心电图通常显示心电轴正常,肺动脉高压时会有心电轴右偏。左心室高电压通常存在,右心室是否肥大与缺损的压力限制量有关。左心房增大,表现为Ⅱ导联P波增宽(大于3mm)或有切迹。

• 超声心动图用于确定室间隔缺损的位置、大小、数量、形态及伴随畸形。多普勒超声心动图用于估测右心室和肺动脉压力以及左向右分流的程度。

治疗策略

对小婴儿早期药物和外科干预的时机和需求取决于左向右分流的程度和症状的严重程度。许多小缺损和轻微左向右分流是无症状的,不需要做任何干预。小缺损通常在出生后头一两年内自发闭合(特别是位于肌部的单个缺损)。大分流量和生长发育受限的婴儿仍需要在出生后头几个月进行手术修复。手术修复的风险很低,对于大部分有症状的室间隔缺损婴儿来说,延迟手术矫正并无优势。但是,应该认识到,出生后生理性的血红蛋白和红细胞比容下降可能会暂时加重心力衰竭的症状。因此,在轻到中度症状的患儿中,可以继续进行药物治疗直到度过生理性贫血期。

婴儿早期之后,决定是否闭合室间隔缺损取决于缺损的大小和(或)缺损的类型。当室间隔缺损接近主动脉根部时,缺损不再是压力限制性的。也就是说,右心室收缩压等于左心室收缩压。增加的压力传递到肺动脉。相反,肺动脉高压在远端肺血管系统中产生过大的剪切力。起初,这延迟了小动脉壁肌层在出生后正常的退化。随着时间的推移,其会发生内膜增生、纤维化,并最终发生血管闭塞。从室间隔缺损患者非梗阻性肺动脉高压到梗阻性肺动脉高压的进展通常需要至少18个月,而21-三体综合征患者的发生时间可能更短。建议在4~6个月时关闭非限制性室间隔缺损,以降低肺动脉高压的风险。

在婴儿期后,合并隔膜型主动脉瓣下狭窄、双腔右心室(异常肌束发育并阻止血液流入右心室流出道)、主动脉瓣关闭不全(由主动脉瓣叶脱出引起的缺陷,大部分常见于嵴上型缺损)和反复细菌性心内膜炎的室间隔缺损患者病情可能会加重,需要手术修补。

在无肺动脉高压或其他伴随畸形时,有时室间隔缺损分流导致心室扩张,可通过外科手术或经导管将其闭合。虽然随着时间的推移,室间隔的缺损面积有可能减小,但一般5年内不会完全闭合。

主-肺动脉窗/肺动脉异常起源于升主动脉

解剖学和生理学

这两种畸形是罕见的,但由于它们在胚胎学上相关并且临床表现相似,所以常将它们一起讨论。这两种畸形都存在升主动脉和至少一个肺动脉之间的直接连通。然而,因为有两组半月瓣,所以分流是左向右的(与以下讨论中描述的永存动脉干不同)。主-肺动脉窗是由于主动脉-肺动脉隔膜的缺损而产生,由此在升主动脉和主肺动脉之间产生了血流的交通(图7-7)。其通常发生在半月瓣和主肺动脉分叉之间。主-肺动脉窗并不与22号染色体微缺失综合征(如DiGeorge综合征)相关,因此该缺陷可能与永存动脉干在胚胎学发生上有所不同,与神经嵴组织消失也无关。在子宫内,主-肺动脉窗不引起血流模式异常,但是,如果左心室射血大部分通过此窗口并通过主肺动脉到达动脉导管,则可能发生主动脉弓离断。有趣的是,主-肺动脉窗与A型主动脉弓离断(锁骨下动脉远端离断)相关,而不是与更常见的B型离断(颈动脉和锁骨下动脉之间离断)相关,这是婴儿22号染色体微缺失综合征中可见的类型。

右肺动脉起源异常比左肺动脉起源异常更常见,虽然两者都非常罕见。右肺动脉的异常起源与主-肺动脉窗和A型主动脉弓离断相关。虽然它被称为“半共干”,但这是一个不恰当的术语,因为如前所述,这些缺损与永存动脉干没有胚胎学联系,并且存在两组单独的半月瓣,这排除了动脉干分隔异常的胚胎学。左肺动脉的异常起源可以单独发生,但更常见的是与

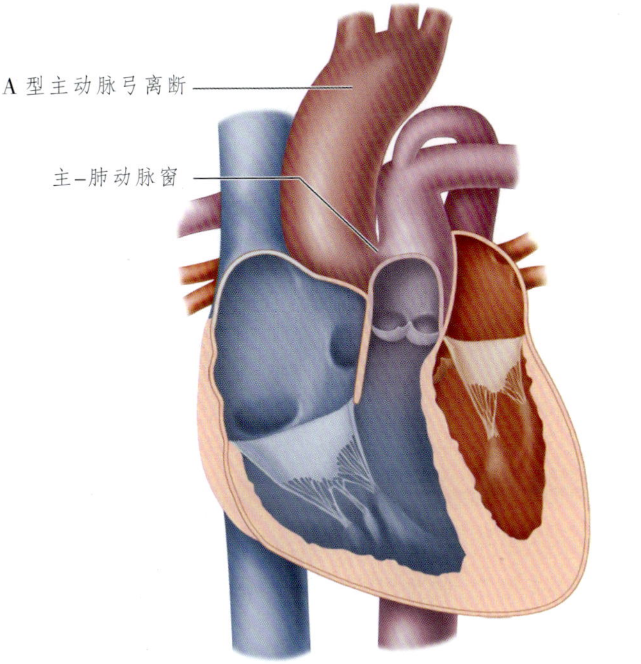

图 7-7　主-肺动脉窗。体循环和肺动脉血管床在半月瓣上连接，常合并主动脉弓离断，如图所示。

法洛四联症相关，因此与主-肺动脉窗临床表现不同。

临床表现

尽管可能无法立即识别，但主-肺动脉窗或肺动脉异常起源于升主动脉的婴儿在出生后很快即出现呼吸急促。当没有杂音时更是如此，这可能是因为血流交通狭窄不常见，使得血流以层流方式流过缺损和中心血管。婴儿不可避免地表现为生长发育缓慢和呼吸窘迫。在体格检查中，患儿通常是温暖的，四肢灌注正常。标志性表现是洪脉。听诊肺部呼吸音清。肝脏中度增大。心前区搏动增强，提示右心室高压。患有右肺动脉异常起源的婴儿肺动脉压力常常超过体循环压力；右心室收缩压大于体循环收缩压。第一心音是正常的，第二心音可能分裂，并且比正常时更响亮。胸骨上缘通常存在明显的收缩期杂音，并向一个或两个肺野放射。偶尔杂音是连续的，类似于在动脉导管未闭的婴儿中听到的。心尖部舒张期杂音反映了肺血流增加导致的二尖瓣血流增加。

辅助检查

- 胸部 X 线片提示心脏普遍增大，主肺动脉段突出，肺血管影增多。肺水肿可能存在，尤其是主动脉弓离断时(图 7-8)。
- 心电图可以有多种表现，通常在出生后数周表现为持续性右胸前导联 T 波直立且显著高尖，提示右心室肥大。双心室肥大、左心房增大也可能存在。
- 超声心动图显示左心房和左心室增大。诊断升主动脉与肺动脉之间的交通比较困难，除非提前想到这一点。存在右心室压力增加。还应仔细评估主动脉弓是否存在梗阻。

治疗策略

这些畸形需要尽早手术干预，这对预防肺血管疾病非常重要。主-肺动脉窗的修复通常从经主动脉路径完成。同时应纠正其他相关畸形。已经有一些研究表明通过导管介入关闭主-肺动脉窗，而不需要行外科手术。孤立性肺动脉异常起源于升主动脉的手术矫正需要将异常肺动脉切除并重新移植入主肺动脉。可以直接完成或者填充假体、自体或异源材料。

动脉导管未闭

解剖学和生理学

动脉导管未闭是早产儿常见的问题，但在足月新

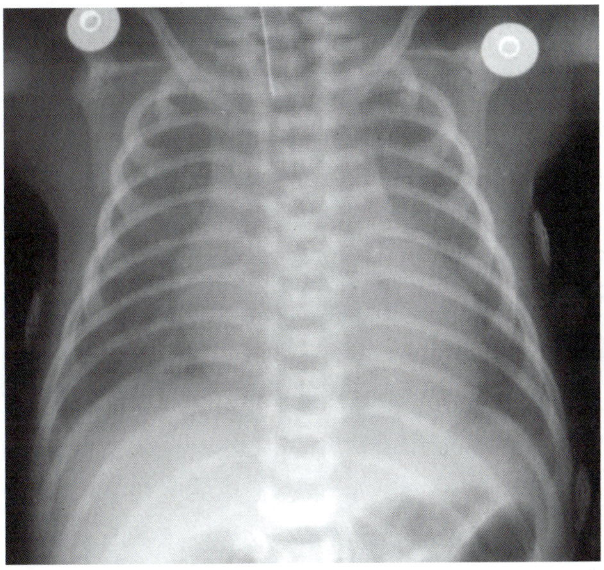

图 7-8　主-肺动脉窗和主动脉弓离断的胸部 X 线表现。重要的发现包括心脏普遍增大、左心室心尖部肥大、主肺动脉增宽、肺充血。可示出气管，且双肩部心电监护的电极片可见。

生儿中较少见。除非动脉导管很大,否则足月儿很少出现症状。在足月儿动脉导管的正常产后闭合发生在两个阶段。出生后即刻,中层平滑肌收缩导致功能性关闭,通常在出生后12~24小时内。因此,内皮的环形收缩导致内部弹力层的破坏和内膜的增殖。内膜弹力纤维层坏死且小丘持续增大,以结缔组织逐渐代替了肌肉纤维,最终导致永久闭合并形成导管韧带。这个过程通常需要2~3周。在早产儿中,最初的功能性闭合常常不会发生,并且在生命的头几天内由于肺血管阻力降低导致通过导管左向右分流增加。

动脉导管的最初闭合和早产儿闭合失败一直处于研究中。尽管其他血管活性物质(如缓激肽和循环中的乙酰胆碱)也可能起作用,但动脉导管的开放主要是由灌注氧浓度和前列腺素 E_2 和 I_2 水平介导的。未成熟的动脉导管对前列腺素的扩张作用非常敏感,并且对氧气的血管收缩作用不太敏感。随着导管在妊娠晚期成熟,其对氧气变得更加敏感,对前列腺素更加不敏感。因此,氧浓度的大幅增加通常会导致婴儿期的动脉导管完全闭合,但早产儿并非如此。此外,婴幼儿期前列腺素水平大幅度降低,进一步促进导管闭合。如果动脉导管未闭合,由于早产儿肺血管肌肉组织发育不良,肺血管阻力特别低,就会迅速发展为大量分流。此外,肺毛细血管通透性可能更高,肺血流的增多使得肺间质水肿。此外,未成熟的肺泡可能对肺间质液增加更敏感。由于这些因素,通过动脉导管的中度左向右分流对早产儿肺功能的影响远远大于足月儿。

早产儿动脉导管未闭对体循环的影响更突出且有害。足月儿在动脉导管未闭时,左心室可以通过增加心排血量以适应前负荷增加和交感神经兴奋。即使分流非常大,但体循环血流通常得以维持,并且不会发生局部器官缺血。相反,早产儿的左心室并没有能力增加心排血量。由于含水量较高且心肌细胞结构较差,所以心室的顺应性较差。因此,舒张末期容积不能因肺静脉回流增加而增加,从而限制了每搏输出量的增加。舒张末期压增加得更多,导致了肺泡水肿。此外,静息心率更快并且接近了再进一步增加就会导致每搏输出量下降的水平。基于这些原因,有大动脉导管未闭的早产儿体循环血流减少可能导致严重后果,包括肾功能不全、坏死性小肠结肠炎和脑室内出血。甚至心肌也容易发生缺血。虽然冠状动脉血流可以在应激反应中大大增加,但动脉导管未闭的早产儿主动脉舒张压非常低,可能无法提供足够的灌注压来预防心内膜下缺血。

临床表现

早产儿的大动脉导管通常会在急性呼吸窘迫综合征中恢复后的数日内表现出来。最早的症状是对呼吸支持的需求增加以及由于肺泡水肿引起的动脉二氧化碳水平增加。表面活性物质的广泛应用降低了急性呼吸窘迫综合征的严重程度,但动脉导管未闭的症状倾向于出现得更早。表面活性物质促进肺泡通畅,从而改善氧合,肺血管阻力下降得更快。脉搏搏动增强且脉压差增加,舒张压下降至中低20百分位。肝脏肿大。心前区搏动明显。听诊心脏大致正常,偶尔会听到第三心音。杂音不是在大婴儿中通常描述的左锁骨下区常见的连续性杂音。相反,早产儿的杂音通常沿着胸骨左缘,收缩期为主,舒张期分流受限。尽管早产儿的心率很快使得听诊很难鉴别,但一般是心尖区舒张中期隆隆样杂音。

辅助检查

• 胸部X线片显示左心房和左心室扩大,肺间质和肺泡水肿。

• 早产儿粗大动脉导管的心电图通常是正常的,因为其临床表现迅速、时间太短导致心室尚未发展至肥大。然而,如果动脉导管持续存在,可能会出现左心房扩大,如Ⅱ导联的P波增宽和左心室肥大,表现为胸前导联和肢体导联的R波高耸和ST-T段压低。有大的动脉导管未闭的较大婴儿可能出现明显的双心室肥大。

• 超声心动图对于确诊和评估严重程度以及排除其他先天性异常至关重要。左心房和左心室是扩大的,并且在卵圆孔上有一个相关的左向右分流。脉冲和彩色多普勒超声心动图显示从左向右分流,主要发生在舒张期。虽然可以通过彩色射流的宽度粗略估计动脉导管的直径,通过左心室大小粗略估计分流量,但导管分流的程度和重要性最好通过评估体循环动脉血流来确定。在降主动脉中逆向血流的存在和程度与病情严重程度相关，因为它反映了胃肠道和肾脏的缺血情况。这些器官系统主要在舒张期灌注，并且最容易受到缺血性损伤。

治疗策略

早产儿使用吲哚美辛治疗已显著改变了对动脉导管未闭的疾病管理。吲哚美辛既可以预防性应用，又可以在明确动脉导管未闭后应用。已经提出了许多不同的给药方案，并且各个医疗机构的实践有所不同。最关键的是早期管理和 24 小时内重复给药。复查超声心动图是很重要的，用以观察导管闭合是否失败或初次闭合后重新打开，这种情况可重复给予吲哚美辛治疗，但如果导管持续未闭合并且婴儿仍然有症状，建议采取积极的手段来结扎导管。在一些机构，这是在新生儿重症监护室完成的，从而避免了与运送患病早产儿进出手术室有关的潜在问题。一些医疗中心正在给小于 2kg 的婴儿进行经导管闭合，因为可以使用小型 4F 鞘或导管从静脉入路输送新的封堵装置。一般还需要动脉导管足够长（至少 6mm），有充分空间放置封堵装置，防止封堵装置相关的主动脉或在左肺动脉狭窄。

最近的研究表明，其他非甾体抗炎药（如布洛芬）可能与吲哚美辛同等效力，副作用可能较少。对乙酰氨基酚通过在前列腺素 H_2 合成酶的过氧化物酶位点的相互作用抑制前列腺素合成，而不是环氧合酶抑制剂，其药效与布洛芬相似。但对这两种药物的研究依然有限，吲哚美辛是目前的首选治疗药物。

足月儿的动脉导管未闭很少引起严重症状。然而，如果导管在婴儿期仍然处于开放状态，建议闭合。新生儿期以外，若动脉导管未对吲哚美辛起反应，需要用手术或导管介入的方法将其闭合。首选介入治疗封堵未闭的动脉导管。

动静脉畸形

解剖学和生理学

体循环动静脉畸形对肺血流的病理生理学影响与心内缺损（如室间隔缺损）相同。通过异常动静脉畸形进入静脉系统的多余的血流被引流回右心房、右心室和肺动脉。体循环静脉血流增加甚至可以引起肺间质水肿和肺血流过多的表现。

在出生之前，非常大的动静脉畸形可能由于全身灌注减少和静脉压力增加而导致心力衰竭，胎儿水肿形成。动静脉畸形多与胎盘循环水肿相关，且在出生后不易识别。应对所有不明原因水肿胎儿的胎盘进行充分评估。

在新生儿中出现的最常见和最具代表性的动静脉畸形的部位是在脑内。其通常会流入 Galen 静脉，并与大脑发育异常有关。另外，Galen 静脉畸形婴儿出现静脉窦房间隔缺损的发生率非常高。第二常见的动静脉畸形部位是在肝脏。其常与肝血管内皮瘤相关。

临床表现

在出生后，随着卵圆孔和动脉导管闭合，过多的静脉血流进入肺部。不像其他原因引起的左向右分流，分流量并不与出生后数周肺血管阻力下降有关。此外，分流量仅很小程度地受到出生后血红蛋白和血细胞比容下降的影响。在有大动静脉畸形的情况下，几乎出生后即刻就会出现非常高水平的肺血流，并且在数小时内可能会出现呼吸急促。如果畸形非常大，体循环血流受损，体循环灌注降低可能是主要的表现。在这种情况下，最初可能会被误诊为左心发育不良综合征。如果低氧合显著，可能常被误诊为持续性肺动脉高压。

有症状的动静脉畸形婴儿的体格检查非常有特点。婴儿表现出心动过速和呼吸急促。其血氧饱和度可能正常，但由于右心房至左心房分流，其上肢血氧饱和度也可轻度降低，并且由于动脉导管的右向左分流导致上肢血氧饱和度的进一步下降，类似新生儿肺动脉高压。如果体循环血流没有受到影响，则四肢暖且灌注良好，脉搏有力。即使灌注不良而四肢变凉，脉搏也异常强烈，这是动静脉畸形的特征性表现。肝脏中度增大。心前区搏动增强。心前区搏动增强表明右心室血流量大大增加，并伴有继发性肺动脉高压。第一心音是正常的，第二心音分裂或增强（当肺血管阻力升高时），并且可能有非特异性收缩期杂音。畸形部位通常可以听到杂音。头部和肝脏的听诊对于任何出生后呼吸窘迫或体循环灌注减少的婴儿极其重要，特别是脉搏和心前区搏动显著的患儿。如果新生儿的常规体格检查中包括这些内容，则不会漏诊任何一例动静脉畸形。

上，使得瓣膜仅部分开放。其他能导致狭窄的二尖瓣畸形可发生在瓣环(发育不良)、瓣叶(粘连或发育不良)或腱索(缩短或缺失导致二尖瓣呈拱廊样)。

临床表现

Shone 综合征的临床表现可反映出左心室流入道及流出道梗阻的情况。患儿通常有呼吸急促，伴有中度到重度呼吸窘迫，这取决于流入道梗阻的程度。患儿的下肢血管搏动在出生后通常即刻正常，而在出生后的最初几天内，会随着动脉导管的关闭及狭窄处梗阻的进展而减弱。上肢的血氧饱和度几乎正常，动脉导管水平的右向左分流会导致下肢血氧饱和度下降。肝脏通常增大。心前区搏动增强。构成第二心音的肺动脉因素会增强，但通常不能将之与主动脉因素区分开。胸骨区可清楚闻及响亮的中高频收缩期杂音，向心尖部或颈部放射。尽管主动脉瓣异常，但由于主动脉瓣下梗阻，动脉瓣环缩小以及心率增快，收缩期喀喇音很少出现。心尖区的舒张中期杂音提示存在二尖瓣狭窄，尽管这在新生儿中很难听到。

辅助检查

- 胸部 X 线片提示肺水肿及左心房扩大，当狭窄严重时可能出现全心扩大。
- 心电图表现随着时间的推移而变化。在出生后的最初几天，心电图可能正常，之后右心室肥厚迅速发展，随后逐渐出现左心房扩大，左心室肥厚等表现。
- 心脏彩超可以明确二尖瓣、主动脉瓣下区域、主动脉瓣及主动脉梗阻的存在及具体解剖结构。然而，当存在多个水平梗阻时，很难评估每个梗阻部位对血流动力学影响的严重程度。

治疗策略

Shone 综合征患儿治疗的首选方案是通过手术使两个心室各自维持两套循环。如若不能，则考虑行单心室姑息手术或心脏移植。在全身灌注充分、上肢和下肢血氧饱和度均正常时，一定是左心室提供了全身动脉床的所有血流。在这种情况下，一旦梗阻解除，左心室能保证正常的心排血量。相反，如果下肢的血氧饱和度降低，说明灌注下部身体的部分血流是右心室通过动脉导管供应的。在这种情况下，则不能确定外科术后左心室能否独立维持全身循环。然而不管是哪种情况，在做出最佳初次手术方案的决定之前，充分考虑到其他细节是很有必要的。

术前仔细的评估心脏彩超很重要。二尖瓣瓣上环患儿的二尖瓣必须充分评估，包括二尖瓣瓣环的大小、瓣叶的形态、腱索及乳头肌的解剖结构和附着情况。二尖瓣瓣环发育不良是 Norwood 手术的指征，此时不能行双心室修复(见下文)。通过频谱多普勒测得的卵圆孔过隔血流速度可以估算出左心房平均压(右心房上游的平均压)。主动脉瓣下区域狭窄时，应评估狭窄的范围、部位和导致狭窄的原因。左心室的大小应仔细测量。二尖瓣异常附着导致的主动脉瓣下梗阻的手术入路很难选择，而狭长的左心室流出道则可能是改良 Konno 术的指征。在这个术式中，通过切开并扩大室间隔至右心室流出道来拓宽左心室流出道，然后通过补片加宽成型前侧的右心室流出道。由于邻近的主动脉瓣下存在狭窄，主动脉狭窄的程度很难评估，不过一般不严重。主动脉弓部及峡部彻底检查也很重要，可以除外主动脉弓发育不良及主动脉缩窄，这两者均需要早期手术干预。动脉导管粗大会使得潜在梗阻区域的评估变得困难。收缩期主动脉弓的血流回灌现象提示左心室功能不足，甚至不能给上半身提供充足的血流供应，此时双心室修复术不可行。

左心发育不良综合征

解剖学和生理学

在出生后迅速出现体循环灌注不足症状的先天性心脏病中，左心发育不良综合征是最常见也是最严重的。在子宫内，胎儿能正常发育是因为右心室承担了两个心室的工作，它将所有静脉回流的血液射入主肺动脉，再通过动脉导管灌注上半身和下半身(第 3 章，图 3-5)。正常情况下，大约 1/3 的混合血流会通过卵圆孔从右心房流入左心房。在左心发育不良的胎儿中，仅有肺静脉回流的少量血流会通过卵圆孔从左心房流入右心房，所以卵圆孔及左心房是发育得相对较小的结构，当出生后肺血流量显著增加时，心房水平的左向右分流会受到明显限制。

极少数情况下，卵圆孔在子宫内即受限，这会导致胎儿期出现左心房压力升高，肺小动脉肌肉增生，肺淋巴管扩张及肺静脉增厚。这些胎儿最典型的肺静脉血流异常就是显著的肺静脉血流倒流(图 8-7)。他们可能表现为胎儿水肿,如果没有,则出生后会立即病情危重,表现为重度肺动脉高压、肺水肿和低灌注,与伴有严重梗阻的完全型肺静脉异位引流的新生儿表现相似。本病预后很差,解除梗阻的多种尝试,包括宫内房间隔扩张或支架植入,出生后球囊房间隔造孔术或房间隔切除术,均只取得有限的成功。

临床表现

左心发育不良综合征伴有限制性卵圆孔的婴儿在出生后 1 小时内即出现重度呼吸窘迫、发绀和全身灌注减少。然而大多数患儿出生时有足够大的卵圆孔,所以直到动脉导管开始关闭之前无明显症状。出生后的数小时至数天内,患儿在呼吸急促及呼吸窘迫加重,喂养困难,心率增加,脉搏变得更加难以触及,肤色苍白及灌注不良。由于肺循环血流量明显高于体循环血流量,血氧饱和度轻度下降,通常在 85%~95% 之间。这些临床表现与感染性休克相似,通常容易被误诊。对于每个怀疑脓毒血症的新生儿,有必要排除左心发育不良综合征。左心发育不良的患儿随着代谢性酸中毒的进展,呼吸急促及心动过速的程度加重,心前区搏动增强,肝脏明显肿大。第一心音正常,第二心音单一且响亮。在胸骨左下缘可闻及三尖瓣反流引起的(2~3)/6 中频杂音,腋窝或锁骨下可闻及动脉导管或肺动脉的血流产生的柔和杂音,但杂音不是临床表现的重点。如果不及时治疗,血压会呈进行性下降,组织灌注进一步减少,患儿通常会在发病后的数小时至数天内死亡。

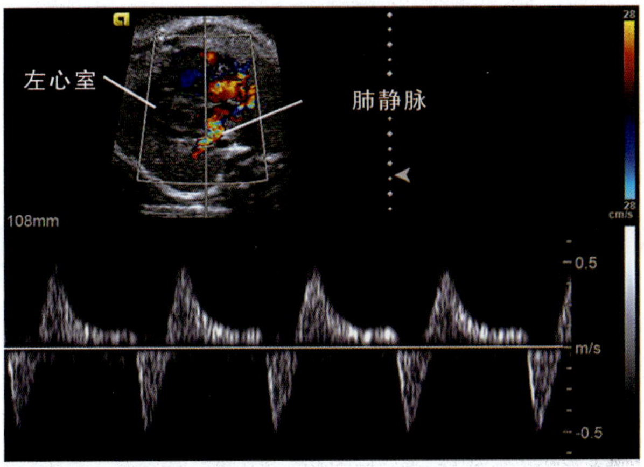

图 8-7　左心发育不良综合征胎儿宫内的肺静脉多普勒频谱:肺静脉血流在左心房收缩时倒灌,提示左心房的出口包括二尖瓣及卵圆孔重度梗阻。

辅助检查

• 胸部 X 线片可见全心中度扩大,肺血管影增粗,由于肺静脉梗阻以肺门部为主。

• 心电图提示左心室电压减低,右胸前导联仅见 R 波形,左胸前导联无间隔 Q 波。右心室肥厚的征象直到出生后几天才出现,表现为右胸前导联 T 波没有正常倒置。偶尔所有胸前导联可见倒置 T 波,这是右心室心肌缺血所致。Ⅱ、Ⅲ肢体导联及右胸前导联可见 P 波高尖,提示右心房扩大。

• 心脏彩超可以立刻确诊,最常见的征象是左心室缩小及纤维化,主动脉瓣发育不良(图 8-8)。升主

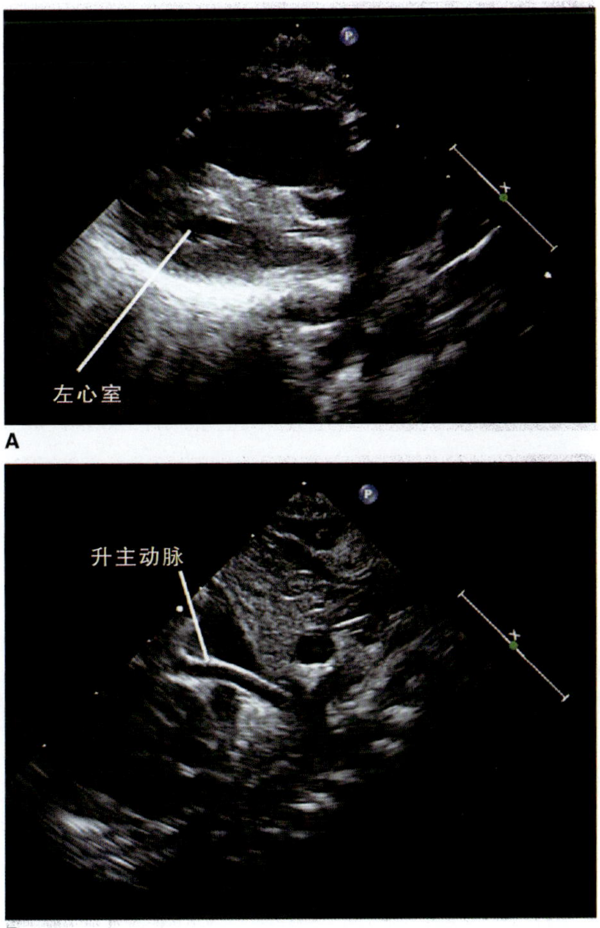

图 8-8　左心发育不良综合征患儿出生后的超声心动图。超声心动图可见左心室重度发育不良,主动脉闭锁,升主动脉纤细。

动脉的大小存在差异，通常内径仅 1~2mm，功能仅与冠状动脉相当。多普勒超声可见升主动脉血液反流。应仔细评估右心室功能、三尖瓣关闭不全的存在与否及反流程度，还要评估血流通过卵圆孔，动脉导管及主动脉峡部的受限程度。如果发现胸腔积液应警惕 Turner 综合征。

治疗策略

本病患儿需要快速干预来预防或纠正严重的呼吸急促、循环及代谢代偿。气管插管、机械通气和镇静可以减少患儿因呼吸急促产生的氧耗，同时可以缓解肺水肿。应迅速建立静脉通路，给予前列腺素 E_1 来维持动脉导管开放，如果右心室功能下降可使用正性肌力药物，同时适当补液或扩血管治疗。由于前列腺素 E_1 会引起外周动脉血管舒张，使得组织灌注压下降，所以需要通过补液扩容来调整心脏超负荷后脆弱微妙的平衡，以维持各组织脏器充足的血液灌注。米力农等具有血管扩张效果的药物能降低心脏超负荷，可用以改善右心室功能不全及三尖瓣关闭不全。最终，任何重要的代谢紊乱都需要纠正。待病情稳定后，在等待进一步治疗之前可考虑拔除气管插管，但需要先确认体循环和肺循环的平衡稳定。由于肺血管阻力较低，即使存在动脉导管粗大，血液也会不经过体循环优先流向肺血管，使得肺循环血流过多。为了减少这种不平衡，患儿不需要吸氧，适度的高碳酸血症可帮助增加肺血管阻力。另外，红细胞比容应维持在45%以上的高水平，以提高机体携氧能力并最大限度地增加肺血管相对于组织血管的阻力。

不同于其他仅有单个功能心室的疾病，左心发育不良综合征同时伴有主动脉瓣及主动脉发育不良，所以手术方法特殊，一期不能单纯施行分流或肺动脉环缩术。一期姑息重建术(改良 Norwood 术)是一种可提供全身血流充足的供应术式(图 8-9A，B)。该术式将主肺动脉在分叉下方横断并纵向切开，再与切开的升主动脉(通常经自体组织拓宽)缝合，这样可以扩大发育不良的升主动脉，并且建立了近端肺动脉和降主动脉的连接。主动脉通常也伴有缩窄，所以主动脉成形术应延长至缩窄远端。肺动脉分支与主肺动脉的离断处用补片修补，然后再通过改良 B-T 分流术(图 8-9A)或者右心室-肺动脉外管道术(图 8-9B)以重新建立肺动脉的循环。为了确保肺静脉到右心房的血流通常可行房间隔切除术。手术后，体循环静脉血回流至右心房，然后通过右心室及原肺动脉瓣(现为新主动脉瓣)，到达新主动脉再进入体循环。血流通过分流术或外管道进入肺部。肺静脉血回流至左心房，穿过手术切除的房间隔进入右心房和右心室，最终进入新主动脉。冠状动脉仍与原发育不全的主动脉相连，并以逆行的方式受主肺动脉灌注。

这些患者在术后通常病情危重。应特别注意维持体循环及肺循环血流的平衡。改良 B-T 分流术提供了

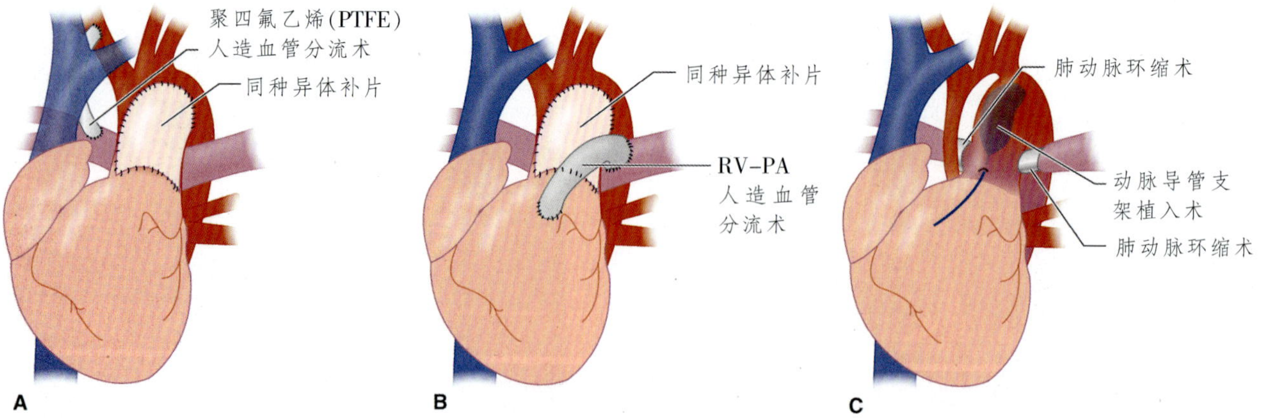

图 8-9 左心发育不良综合征的各种一期姑息术式。(A)和(B)在外科重建手术中，主肺动脉经自体组织补片拓宽后与先天发育不良的主动脉缝合，形成新的动脉通路。肺动脉血由改良 B-T 分流术(A)或右心室-肺动脉外管道(B)供应。(C)在这个变体的“杂交”术式中，通过主肺动脉直视下植入动脉导管支架维持其开放，同时双侧肺动脉分支行环缩术。缩略语：RV，右心室；PA，肺动脉。Reproduced with permission from Pediatrics. 119(1):109–117, ©2007 by the AAP.

持续的前向血流并进入肺动脉，但会引起舒张期降主动脉及冠状动脉的血液逆流。因为心肌组织的灌注主要发生在舒张期，这种冠状动脉的血流逆行（冠状动脉盗血）可能导致心肌缺血及循环不稳定。相反，行右心室–肺动脉外管道术患儿的冠状动脉血流模式则不受影响，但这种术式也有潜在的缺点，包括可能对右心室功能产生的负面影响、心律失常、与心室切开术相关的动脉瘤的形成以及肺动脉发育迟缓等。

15 个北美的小儿心脏中心联网进行了一项试验，将 555 名患儿随机分配，接受改良 B-T 分流术或右心室–肺动脉外管道术。数据显示，右心室–肺动脉外管道术组患儿的术后 12 个月无移植生存率明显高于改良 B-T 分流术组。然而，外管道组的并发症和需要意外干预的事件也更多。此外，中期数据显示两组患儿术后超过 12 个月的无移植生存率无显著差异。这些患儿的持续随访是很有必要的，能帮助判断分流术或外管道术，哪种术式的远期效果更好。

除了这种需要行主动脉–肺动脉搭桥及主动脉弓重建的术式外，有些中心还开展非搭桥手术和导管介入术相结合的“杂交”手术，尤其是当有相关缺陷或器官损伤导致手术风险高时（图 8–9C）。杂交手术的内容多变，但都旨在通过放置动脉导管支架，偶尔同时放置主动脉峡部支架来保证体循环血流通畅，外加双侧肺动脉分支环缩来限制肺循环血流。如果卵圆孔也呈限制性，则房间隔处也要放置支架。在这些情况下，主动脉弓的重建则需要推迟。

这种姑息手术的二期术式是第 6 章中讲过的上腔静脉–肺动脉吻合术（即双向 Glenn 术）。如果患儿之前接受的是杂交手术，此时可行主动脉弓重建。同时去掉 B-T 分流管和右心室–肺动脉外管道以最大限度增加心室容积。本方案的三期手术是改良 Fontan 术，一般在 15~30 个月时施行（见第 6 章）。

在极少数的情况下，患儿的左心大小适中，心尖部基本成形，这种情况下二尖瓣通常发育良好，主动脉瓣明显可见，代表了左心发育不良综合征和重度主动脉瓣狭窄之间的中间过渡状态（见下文）。事实上，现在已有强有力的遗传学证据表明，左心发育不良综合征，主动脉瓣狭窄及不伴狭窄的主动脉瓣二叶畸形只是相同基因缺陷和不同严重程度的表达（第 1 章）。在二尖瓣和左心室发育相对良好的情况下，很难决定是否应该尝试双心室修复术。这种时候通常需要行 Ross-Konno 术，将左心室流出道向前扩大至右心室，用原肺动脉瓣替换主动脉瓣，然后再用右心室–肺动脉同种带瓣移植物替代原肺动脉瓣。有许多用以预测术后左心室是否能正常维持体循环血流的指标，其中最重要的是二尖瓣瓣环功能、大小以及左心室容量。在这方面，左心室功能通常不能在术前得到准确评估，因为它在射血时需要对抗主动脉瓣严重狭窄产生的极高超负荷。然而，心脏彩超上心内膜回声增强是值得关注的，这代表着心内膜纤维化，会导致术后左心室在正常的低压下不能充盈。当不确定时，可在新生儿期选择 Norwood 术行一期姑息治疗，之后再通过解除主肺动脉与升主动脉的吻合，修复左心室流出道来建立双心室循环。

主动脉瓣狭窄

解剖学和生理学

孤立性主动脉瓣狭窄（二尖瓣及左心室大小正常）是一种相对常见的孤立性畸形，只是偶尔在新生儿中表现为危重的症状性疾病。重度主动脉瓣狭窄不及左心发育不良综合征常见。大多数狭窄的瓣膜形态为二叶瓣而非三叶瓣。大多数二叶瓣也不狭窄，直到患者年龄增大出现瓣膜钙化。如果在新生儿期即形成重度流出血流梗阻，则瓣膜通常厚且发育不良，甚至可能是单瓣畸形。在主动脉瓣重度狭窄的新生儿中，经动脉导管的右向左分流可帮助维持充足的体循环灌注。由于左心室梗阻导致舒张压升高，卵圆孔处会产生大量的左向右分流（图 8–10），这会明显提高右心室和肺动脉的血氧饱和度，而这些相对高饱和的血液一部分回流至肺，另一部分经动脉导管右向左分流进入降主动脉。

胎儿重度主动脉瓣狭窄的诊断率正在增加。已证实随着胎儿在宫内的生长发育，重度主动脉瓣狭窄会向左心发育不良综合征进展，进一步证实了原发主动脉瓣畸形代表着同一个或多个基因缺陷所致的一系列不同的临床表现。鉴于这些发现，有些中心在胎儿期即进行干预。不幸的是，目前尚无证据表明这种干预对大多数婴儿的预后有积极的影响（第 4 章）。

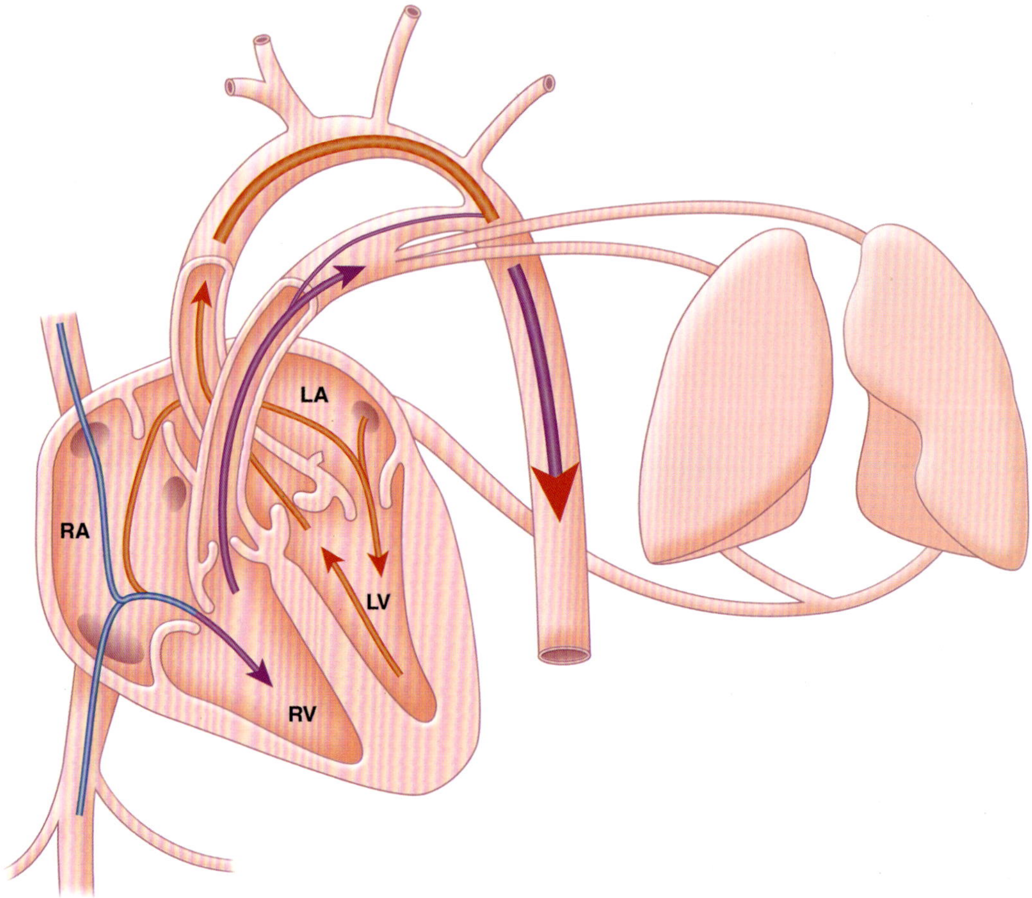

图 8–10 重度主动脉瓣狭窄。由于左心室舒张末压力很高,卵圆孔处会产生大量的左向右分流,这会明显提高右心室和肺动脉的血氧饱和度,而由于动脉导管的大量右向左分流,降主动脉的血氧饱和度也相对升高。缩略语:LA,左心房;LV,左心室;RA,右心房;RV,右心室。

临床表现

由于左心房压力显著升高导致肺水肿,重度主动脉瓣狭窄的婴儿表现为呼吸急促和呼吸窘迫,常伴有喂养困难及频繁呕吐史。临床很难鉴别重度主动脉瓣狭窄及左心发育不良综合征,脉搏血氧饱和度的测定通常能起到帮助作用。重度肺动脉瓣狭窄的患儿上肢血氧饱和度高于下肢,因为左心室能为上半身提供血供,而左心发育不良综合征的患儿主动脉通常闭锁或近闭锁,所以各肢端血氧饱和度相同。各肢体均呈现灌注不足,脉搏减弱。肝脏通常增大。由于右心室的容量负荷和压力负荷均增加,心前区出现弥漫性搏动。第一心音正常,由于明显的心动过速,第二心音分裂通常很难分辨。尽管主动脉瓣发育不良,但很少闻及收缩期喀喇音,因为瓣膜重度发育不良和左心室射血量的减少导致主动脉瓣收缩期的位移明显减少。心尖部常闻及S3 奔马律,胸骨后上区可闻及响亮的收缩期杂音,向颈部及心尖部放射。然而有严重梗阻的患儿,由于通过主动脉瓣的血流非常少,杂音消失或几乎听不见。

辅助检查

- 胸部 X 线片提示心影扩大,血管影显著,静脉充血。
- 心电图通常显示左心室肥厚,广泛 ST-T 段异常,T 波低平或倒置,提示心内膜下缺血。偶尔可体现右心优势的心电轴右偏。与左心发育不良综合征不同的是,左胸前导联可见间隔 Q 波和 R 波。可见左心房扩大。
- 心脏彩超可以明确左心室的大小,心肌功能受损的程度,心内膜是否存在纤维化,主动脉瓣环的大小和瓣膜的解剖结构。动脉导管的开放是确定的，主动脉弓虽然很少伴有狭窄，但仍需要经超声仔细排除。如果心房之间的分流受限，多普勒频谱可以估测心房压力。

治疗策略

根据失代偿程度和体循环受损程度予以相应的支持治疗。输注前列腺素 E_1 可以维持动脉导管开放并保证肺动脉向降主动脉的血流。对于左心发育不良综合征的患儿，需要判断能否建立双心室循环。在出现严重主动脉瓣狭窄时，最关键的问题一般是心室功能，而不是心室大小。如果心室已经重度纤维化且在流出道发生梗阻时，不能产生较大的收缩力，那么即使梗阻解除后，仍有可能无法射出足够的血量来维持体循环。多普勒超声可以同时测量左心室和主动脉的压力差，同时通过测量二尖瓣关闭不全的血流喷射峰值速度，可以获得左心室峰压。在导管室进行主动脉瓣球囊扩张成形术之前，需要测量左心室收缩期峰压和左心室收缩期及主动脉之间的峰压差。

在大多数情况下推荐采用球囊扩张主动脉瓣膜成形术解除梗阻，但是外科手术也在考虑范围内。如果左心室因为重度功能障碍导致收缩压低于循环收缩压，或左心室收缩峰压梯度小于 20mmHg，则不能在梗阻解除后形成足够压力。在这种情况下，相比球囊扩张瓣膜成形术，姑息重建手术（如诺伍德手术）更保险。如果不能确定左心室能否保证足够体循环输出，杂交手术（见前文）是最好的一期方案，因为这种方法产生的创伤较 Norwood 术小，且在幼儿期更容易转变为双心室循环。

重度但非危重主动脉瓣狭窄（动脉导管已闭且心室收缩功能正常时，无血流动力学紊乱）的新生儿面临着治疗的困境。患儿血流动力学是稳定的，但是出生后数周内心肌负荷是很大的。出生后除循环需求的增加之外，血红蛋白水平也会下降，使得射血量进一步增加。此外，贫血会导致全身血管扩张，从而引起舒张压下降和心动过速。当舒张压降低，心动过速和左心室肥厚时舒张末压升高，会进一步导致冠脉血流灌注不足。出生后数周可能出现快速进展的心室功能下降。如果是心肌缺血导致的心室功能下降，那么即使梗阻解除后的心室功能也难以恢复。因此，新生患儿是应该选择瓣膜球囊扩张术还是外科手术，不仅在危重主动脉瓣狭窄患儿中需要斟酌，在重度主动脉瓣狭窄患儿中也需要谨慎考虑。如果推迟了治疗时间，需要密切随访患儿有无失代偿表现。一旦出现任何一种轻微症状，均应及时干预以解除梗阻。

主动脉弓中断

解剖学和生理学

主动脉弓中断几乎只在合并其他先天性心脏病的情况下出现，如对位不良性室间隔缺损，主肺动脉窗或永存动脉干。中断最常出现于左颈总动脉和左锁骨下动脉之间（B 型）；这一类型常伴有室间隔缺损或永存动脉干。这类疾病可能源于胎儿期异常的主动脉弓发育，且多数患儿存在 22q11 微缺失综合征。实际上，主动脉弓中断与 22 号染色体微缺失的相关性比任何其他先天性心脏病要强（第 15 章）。

由于主动脉弓中断多并发于其他已讨论过的心脏畸形，且其影响机制大致同主动脉弓缩窄，故其临床表现将同主动脉弓缩窄一并讨论。

主动脉弓缩窄

解剖学和生理学

主动脉弓缩窄是一类常见的先天性心脏病，可以单独出现或合并其他心血管畸形，最常见的为室间隔缺损和（或）主动脉瓣二叶畸形。主动脉弓缩窄和主动脉瓣二叶畸形有很高的相关性（>60%），无论主动脉弓缩窄是单独出现或合并其他畸形。尽管主动脉瓣缩窄可以继发于胚胎期动脉干和弓的发育异常，但似乎更多继发于血流的异常。例如，主动脉弓缩窄不仅像主动脉弓中断一样与对位不良性室间隔缺损相关，也与肌部室间隔缺损有关。在这些情况下，主动脉弓缩窄继发于主动脉峡部的血流减少，主要原因是胎儿期部分左心室血流分流至右心室和主肺动脉。随着胎儿心脏彩超的广泛应用，人们发现胎儿期室间隔缺损的发病率很高且很多可以自然闭合。所以单纯的主动脉弓缩窄可能最初并不是单发的，而是合并有胎儿期已闭合的室间隔缺损。此外，主动脉瓣二叶畸形的高发病率也是主动脉弓缩窄的发病诱因之一。异常的瓣膜可能会引起升主动脉和主动脉弓的血流紊乱，由此通常导致动脉导管分流处的主动脉峡部远端发育异常，产生峡部隔膜导致梗阻。再就是主动脉瓣二叶畸形可能与弥漫性主动脉病变相关，而这种主动脉病变可能导致胎儿出现主动脉弓缩窄。

临床表现

主动脉弓缩窄临床症状的出现时间和左心发育不良综合征相差较大。由于在左心室和升主动脉发育时主动脉狭窄已存在，梗阻症状只在主动脉弓远端，主动脉峡部（左锁骨下动脉和动脉导管起始之间的主动脉部分）重度狭窄后出现。动脉导管自肺动脉端开始逐渐向主动脉端闭合（图 8-1）。因此，动脉导管的功能性关闭不一定会产生严重的梗阻表现，多数主动脉缩窄患儿直到其解剖学关闭后，才出现下肢灌注不足的表现，而这可能延迟到在出生后 1~3 周出现。所以必须意识到出生后前几天即使体格查体正常，也不能排除主动脉弓缩窄。

患儿的临床表现取决于全身灌注减少的严重程度。最理想的情况是在出生后数天内明确诊断，那时患儿尚未出现临床不适，仅有下肢动脉搏动减弱。在儿童中，足背动脉和胫后动脉位置表浅，且位于骨骼表面，易于触诊。相比之下，新生儿股动脉位置较深，且触诊时需要将下肢外展，因此较难触及。由于侧支血管在出生后数月或数年后形成，因此主动脉缩窄的新生儿不伴股动脉搏动比桡动脉延迟。

当存在下肢动脉搏动迹象减弱时，应测量血压。最好同时测量右上肢和任意一侧下肢的收缩压。如果未发现上、下肢血压差，但下肢动脉搏动减弱，需要注意可能是右位主动脉弓，这时应测量左上肢和任意一侧下肢血压，进行比较。如果仍未发现血压差，还应考虑有左位主动脉弓伴右侧锁骨下动脉异常的可能，因为解剖学变异比右位主动脉弓合并缩窄更常见。这种情况下双侧锁骨下动脉都位于缩窄的主动脉弓远端。没有测量到收缩压差异，应促使临床医生更仔细的触诊颈动脉，在主动脉弓缩窄伴右侧锁骨下动脉异常的患儿中，当四肢动脉搏动减弱时，颈动脉搏动应明显增强。

听诊时可在腋下和后背闻及收缩期有吹风样杂音，即使不伴有二尖瓣异常，也可在心尖部闻及舒张中期杂音。如果合并主动脉瓣二叶畸形，心底部可闻及收缩期喀喇音和收缩期喷射性杂音。

如果下肢灌注减少达数小时，患儿可逐渐出现代谢性酸中毒，导致呼吸急促。虽然新生儿的心脏对酸中毒相对不敏感，但随着酸中毒逐渐加重，以及心脏超负荷逐渐增加，最终会出现左心衰竭。在这一时期，左心室收缩末压力开始增高，肺水肿逐渐进展。患儿呼吸困难并进行性加重，以及伴三凹征阳性，鼻翼翕动和呻吟。这时，因为下肢灌注的减少，下肢出现阙冷，末梢循环灌注时间延长。不久之后，左心功能进一步下降，上肢动脉也出现搏动减弱。疾病发展到这一阶段则容易出现漏诊，因为此时动脉搏动和血压差变得不清楚。

必须立即采取复苏措施，而不必等待明确诊断。气管插管、辅助通气、强心治疗、纠酸治疗、前列腺素 E_1 的输注等均应尽早开始。鉴于儿童脓毒性休克会表现出相似的临床症状，因此需要行血培养协诊，同时予以抗感染治疗。如果主动脉弓缩窄的患儿接受了及时且得当的抢救治疗，上肢动脉搏动会迅速改善，诊断也更加明确。

辅助检查

- 在发病初期胸部 X 线片可正常，但随着患儿病情进展会逐渐出现心影增大和肺瘀血的表现。
- 出生后数天内心电图大致正常，但最终 T 波无法倒置，提示右心室肥大。弥漫的 ST 段压低出现提示心肌劳损。右心室肥大是由于病初部分血流经动脉导管射至主动脉弓缩窄处，而且肺动脉压力仍然较高。在出生后 1~2 周，由于超负荷的增加逐渐出现左心室肥大。随之，左心房增大逐渐明显。
- 最终确诊需要依靠心脏彩超，但需要检查医师具备较高的技巧和经验，以获得合适的主动脉弓影像用于诊断。在合并动脉导管粗大未闭的情况下，较难发现主动脉弓缩窄。如果主动脉后壁显示不清，脉冲波和彩色多普勒下可见局部加速的、紊乱的湍流，以及降主动脉血流速度减慢，可见动脉导管明显右向左分流。需要仔细地检查头部和颈部的血管，尤其是右侧锁骨下动脉的起源和主动脉弓，经常可见发育不良。主动脉瓣、主动脉瓣下区域和室间隔也应仔细检查评估。个别情况下，解剖学结构单凭心脏彩超难以明确。此时可以选择心脏磁共振成像帮助明确主动脉、主动脉弓以上的血管、动脉导管的解剖结构和缩窄的解剖位置。

治疗

外科手术治疗主动脉弓和其他相关畸形。因主动脉弓缩窄或中断出现休克和代谢性酸中毒的患儿，可予以前列腺素 E_1 输注和其他辅助支持治疗。这些患儿由于体循环灌注不足，易合并永久性的末梢器官损伤。将手术延期数天以等待肝肾功能的恢复，有助于降低并发症的发生率和死亡率。如果合并主动脉弓发育不良，需要行前正中开胸入路而不是左侧开胸术，修复范围沿主动脉弓表面下一直到颈动脉。

推荐阅读

Akintuerk H, Michel-Behnke I, Valeske K, et al. Stenting of the arterial duct and banding of the pulmonary arteries: basis for combined Norwood stage I and II repair in hypoplastic left heart. *Circulation*. 2002;105:1099-1103.

Allan LD, Sharland G, Tynan MJ. The natural history of the hypoplastic left heart syndrome. *Int J Cardiol*. 1989;25:341-343.

Allen HD, Driscoll DJ, Shaddy RE, Feltes TF, eds. *Moss and Adams' Heart Disease in Infants, Children, and Adolescents Including the Fetus and Young Adult*. Vol. 2. 8th ed. Philadelphia, PA: Lippincott Williams & Wilkins; 2013:chaps 35, 46-48.

Alphonso N, Norgaard MA, Newcomb A, et al. Cor triatriatum: presentation, diagnosis and long-term surgical results. *Ann Thorac Surg*. 2005;80:1666-1671.

Alsoufi B, Bennetts J, Verma S, Calderone CA. New developments in the treatment of hypoplastic left heart syndrome. *Pediatrics*. 2007;119:109-117.

Freud LR, McElhinney DB, Marshall AC, et al. Fetal aortic valvuloplasty for evolving hypoplastic left heart syndrome: postnatal outcomes of the first 100 patients. *Circulation*. 2014;130:638-645.

Glatz JA, Tabbutt S, Gaynor JW, et al. Hypoplastic left heart syndrome with atrial level restriction in the era of prenatal diagnosis. *Ann Thorac Surg*. 2007;84:1633-1638.

Hickey EJ, Caldarone CA, Blackstone EH, et al. Biventricular strategies for neonatal critical aortic stenosis: high mortality associated with early reintervention. *J Thorac Cardiovasc Surg*. 2012;144:409-417.

Hoffman JIE. *The Natural and Unnatural History of Congenital Heart Disease*. Oxford, England: Wiley-Blackwell; 2009:chap 6.

Hornberger LK, Sahn DJ, Kleinman CS, et al. Antenatal diagnosis of coarctation of the aorta: a multicenter experience. *J Am CollCardiol*. 1994;23:417-423.

Lowenthal A, Kipps AK, Brook MM, et al. Prenatal diagnosis of atrial restriction in hypoplastic left heart syndrome is associated with decreased 2-year survival. *Prenat Diagn*. 2012;32:485-490.

Marshall AC, van der Velde ME, Tworetzky W, et al. Creation of an atrial septal defect in utero for fetuses with hypoplastic left heart syndrome and intact or highly restrictive atrial septum. *Circulation*. 2004;110:253-258.

Moller JH, Hoffman JIE, eds. *Pediatric Cardiovascular Medicine*. 2nd ed. Philadelphia, PA: Churchill Livingstone; 2012:chaps 27, 30, 32, 34.

Morin FC III. Prostaglandin E1 opens the ductus venosus in the newborn lamb. *Pediatr Res*. 1987;21:225-228.

Newburger JW, Sleeper LA, Frommelt PC, et al. Transplantation-free survival and interventions at 3 years in the single ventricle reconstruction trial. *Circulation*. 2014;129:2013-2020.

Norwood WI, Kirklin JK, Sanders SP. Hypoplastic left heart syndrome: experience with palliative surgery. *Am J Cardiol*. 1980;45:87-91.

Ohye RG, Sleeper LA, Mahony L, et al. Hypoplastic left heart—shunt type in infants undergoing the Norwood procedure. *N Engl J Med*. 2010;362:1980-1992.

Park MK. *The Pediatric Cardiology Handbook*. 4th ed. Philadelphia, PA: Mosby Elsevier; 2010.

Rudolph AM. *Congenital Diseases of the Heart: Clinical-Physiological Considerations*. Chichester, England: Wiley-Blackwell; 2009:chaps 10-13.

Siu SC, Silversides CK. Bicuspid aortic valve disease. *J Am Coll Cardiol*. 2010;55:2789-2800.

Vida VL, Bacha EA, Larrazabal A, et al. Hypoplastic left heart syndrome with intact or highly restrictive atrial septum: surgical experience from a single center. *Ann Thorac Surg*. 2007;84:581-585.

心肌病及其他引起心功能不全的原因

第 9 章

■ 概述

“心肌病”是指在没有阻塞性病变及持续高血压的情况下发生的心肌功能障碍。心肌病可以单独发生，也可以作为多系统疾病的某一临床表现。如果患儿在新生儿时期没有被发现患有心肌病，常常会因患某些不相关的轻微疾病时(如病毒性上呼吸道感染)发生威胁生命的呼吸困难，从而引起医护人员的关注。也可能是利用超声心动图为某些与其无关的问题做评估时，意外发现心肌病的一些表现。其他引起心室功能障碍但不会对心肌造成远期损害的疾病(如心肌炎和左冠状动脉异常起源自肺动脉)，将会在本章末尾做进一步讨论。

目前认为，编码肌小节、细胞骨架、肌浆内质网、细胞核和细胞膜蛋白的多种基因发生突变时，都可引起心肌病(图 9-1)。关于这些蛋白结构和功能的更多信息已在第 2 章阐述。

对心肌病进行分类是比较困难的，并且随着关于病因的分析在不断更新，分类方法也在不断变革。基于表型的分类方法(心室的形态及生理)很实用，因为这些特点通常在初次评估时便可以被确定(表 9-1)。表型分组也可以根据病因学进行划分(表 9-2，表 9-3 和表 9-4)。然而，心肌病的某一相同病因在不同患者身上也可以表现出不同表型，或者在同一患者身上，随着疾病的进展表现出不同的表型，这使得根据表型进行分类的方法不能尽善尽美。

临床工作者首先应对疾病的表型(心脏和心脏

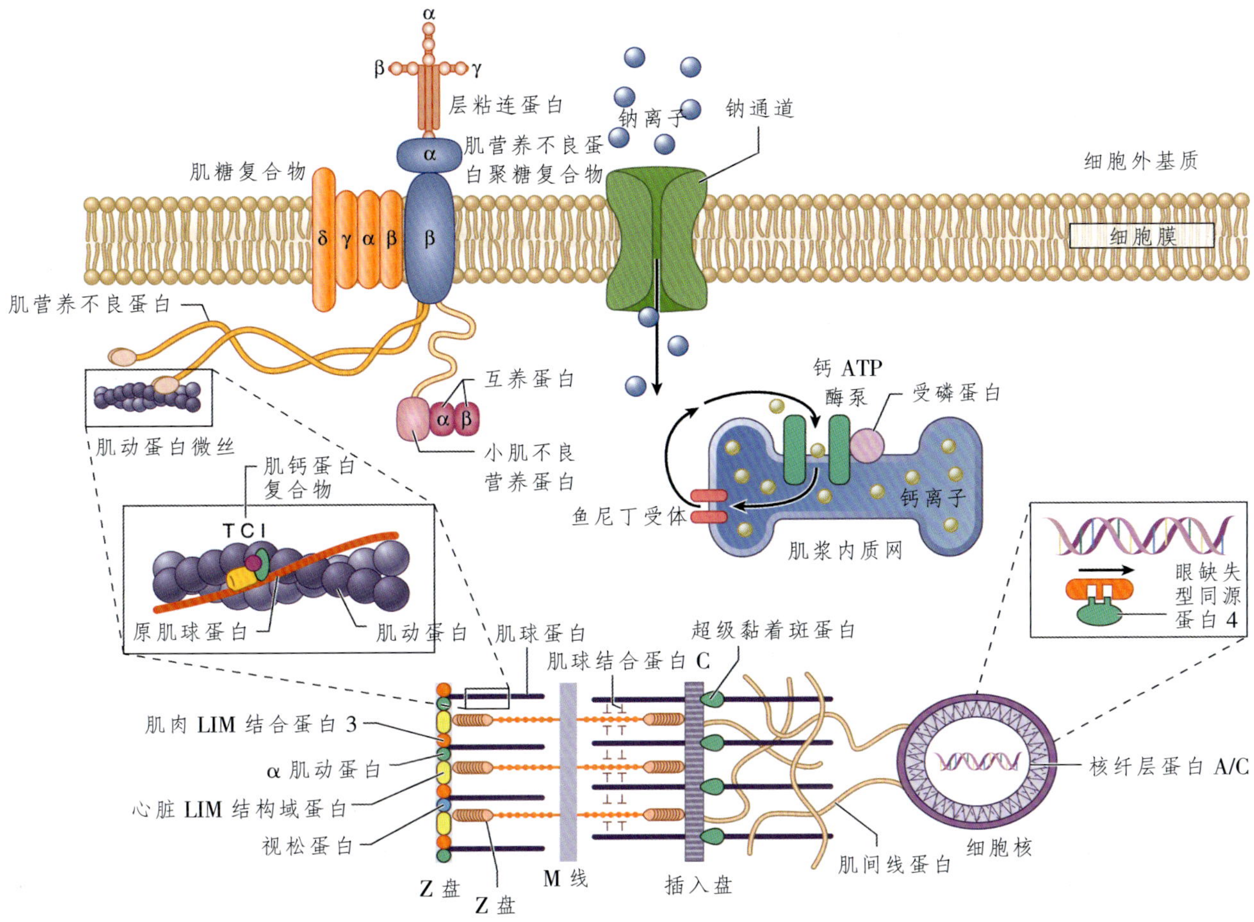

图 9–1　肌细胞结构。编码心肌细胞内多种蛋白的基因发生突变可以导致多种形式的心肌病。同一基因上的不同突变也可以引起不同形式的心肌病。缩略语：EYA4，eyes absent homolog 4，眼缺失型同源蛋白 4；MLP，cardiac LIM domain protein，心脏 LIM 结构域蛋白；MyBPc，myosin binding protein C，肌球结合蛋白 C；T-cap，telethonin，视松蛋白；ZASP，muscle LIM-binding protein 3（cypher），肌肉 LIM 结合蛋白 3。

表 9-1　心肌病的表型分类

肥厚型
扩张型
限制型
致心律失常性右室发育不良型[a]
心肌致密化不全

注：[a] 在新生儿和小婴儿中没有该表型，且本表型仅供信息统计时使用。

外）进行详尽的评估，进而应用合乎逻辑的方法对病因进行阐述。对于很多曾经被认为是特发性的心肌病类型，已经确认了与之相关的基因缺陷及异常蛋白。病因的准确识别对于遗传咨询有很大帮助，也为特异性治疗及家庭成员的预防提供了可能性。本章综述了本病多样化的临床表现及相关的功能紊乱，并且提出了关于合理应用目前多种可用的检查手段和生化化验的方法。很多类型的心肌病在新生儿阶段没有明显的表现；正因如此，这部分病例通常会出于信息统计的目的被列入表格中，但不会做进一步讨论。我们建议读者在“推荐阅读”部分中查阅几篇近期高质量的综述。

心肌病的分类

肥厚型心肌病

肥厚型心肌病以左心室肥厚、无扩张、不伴可导致左心室肥厚的全身疾病（如高血压）及结构性异常

表 9-4 与不伴先天性心脏病的限制型心肌病表型相关的情况

	OMIM 编号
家族性，未知基因	
肌小节蛋白突变	
肌钙蛋白 I	115210
肌钙蛋白 T	612422
α-心脏肌动蛋白	
β-肌球蛋白重链	
肌球蛋白轻链	
非肌小节突变	
结蛋白病[a]	609578
淀粉样变性[a]	
硬皮病[a]	
血色素沉积症[a]	
糖原累积病(表 9-7)	
心内膜纤维化	
嗜酸细胞增多综合征[a]	
特发性[a]	
染色体性	
药物(5-羟色胺，甲基麦角新碱，麦角胺，白消安)[a]	
放射毒性[a]	

注：[a] 表示该心肌病通常不在婴儿时期发病。

OMIM，Online Mendelian Inheritance in Man。关于基因和位点的最新信息可从该网址获得：http://www.ncbi.nlm.nih.gov/omim. 上述蛋白的结构和功能详见第 2 章。

会出现流出道的梗阻和症状。目前普遍应用 β 受体阻滞剂。口服钙通道阻滞剂，如维拉帕米和硝苯地平，也对患者有益。考虑到这其中有很多患儿预后不良，应当早期进行心脏移植。

扩张型心肌病

扩张型心肌病以心室扩张和心室收缩功能降低，不伴异常负荷状态(如瓣膜病)或其他可以引起全心收缩功能障碍的情况，如严重的贫血、低血糖或酸中毒。本病为心肌病最常见的表型，也是儿童心脏移植最常见的原因。根据儿童心肌病登记系统的数据，扩张型心肌病在 1 岁内婴儿的发病率要高于年长儿(每年 4.4/10 万与 0.34/10 万，$P<0.001$)。

目前认为多种情况都可以引起扩张型心肌病(表 9-3)。在儿童心肌病登记系统中的 591 名小于 1 岁儿童的病因学分析显示，78%为未知(特发性)，11%为心肌炎，5%为先天性代谢缺陷，5%为家族性，1.7%为畸形综合征，神经肌肉病的比例不足 0.1%。

通过越来越多的患者，遗传因素被认为在特发性扩张型心肌病的病因中有一定作用。在新确诊的成人患者中，其一级亲属的扩张型心肌病检出比例可高达 20%~35%，这些患者在此后会被划分为家族性扩张型心肌病。90%成人患者的遗传方式为常染色体显性遗传。外显率和表达率通常不完全而且与年龄相关。伴有同一突变的发病家庭成员也会出现不同心肌病的表型特点。在一些研究中，至少 80%的突变携带者 20 岁以前在临床都是健康的。家族性疾病在婴儿时期表现得更少，但一经确诊，均推荐对一级亲属进行心电图和超声心动图检查。

家族性扩张型心肌病具有遗传异质性(至少 50 种基因)，由编码细胞核、肌浆内质网、肌纤维膜、线粒体以及细胞骨架蛋白的基因突变所致(表 9-3 和图 9-1)。通常来讲，这些突变会导致心肌收缩力降低或机械力传导(肌细胞信号)的改变。发生在大型肌小节肌联蛋白的突变占成人病例病因的 25%，但没有其他的已知突变被认为是其他病例的病因。临床遗传检测包含了多种基因，且可以在 30%~40%的患者中发现致病的突变。这些明确的突变对于患者或者家族来说都是独特的。因为那些被认为致病的基因变异型经常在没有临床表现的人中被发现，这使得对家族成员的筛查十分困难。

特别令人感兴趣的是，当普遍认为与肥厚型心肌病相关的编码肌小节蛋白的基因发生了不同的突变时，也会与扩张型心肌病有所关联。这就说明，对基因突变位点的精确定位以及其编码蛋白的结构和功能解读对于确定心肌病表型有着重要的意义。当同一肌小节蛋白发生突变时，肥厚型心肌病可见肌纤维排列紊乱，而扩张型心肌病却没有相同的表现。有趣的是，那些在肥厚型心肌病中可导致钙离子浓度增加的突变，在扩张型心肌病中却导致钙离子浓度降低。目前尚需要进一步研究来解读钙离子浓度发生不同变化的分子机制，以及其最终导致扩张型或肥厚型表型的途径。

患有扩张型心肌病的婴儿通常表现出充血性心力衰竭的症状和体征，且可以应用传统治疗方法（见第 11 章）。患儿诊断年龄小于 1 岁（尤其是那些小于 4 周），有家族成员心肌病史或者有严重心室功能不全，均为心脏移植或者死亡的独立高危因素。总体来说，扩张型心肌病的患儿 5 年无心脏移植存活率在 50% 左右。那些有家族性扩张型心肌病的患儿极可能需要心脏移植。

限制型心肌病

限制型心肌病为发达国家最罕见的心肌病类型，18 岁之前的患者的诊断比例仅在 2%~3% 之间。患者心室容积正常或下降，而心房容积通常明显增加，不伴有先天性瓣膜缺陷。心室充盈功能受损，而收缩功能正常或有非常轻微地减低。左心室壁的厚度是正常的，但是当双心室都出现肥厚且出现限制性生理改变时，限制型的表型可与肥厚型心肌病有所重叠。

多种因素与限制型的表型相关（表 9–4）。在世界范围内，限制型心肌病最常见的病因被认为是心内膜心肌纤维化的情况，目前认为受累人群有 1000 万，通常发生在热带和亚热带地区的儿童和青少年中，特别是在非洲国家。病因目前尚不十分明确，遗传、自身免疫、饮食及环境因素均有一定影响。心内膜纤维化最初累及左心室心尖部、二尖瓣器，然后是右心室心尖部。临床表现因受累部位而有所不同。

在发达国家，绝大多数病例很难找出限制型心肌病的明确病因。正如之前部分关于扩张型和肥厚型心肌病描述的那样，肌小节和非肌小节蛋白的多种突变都与限制型心肌病的表型有关，而且也有家族性的表现（表 9–4）。此外，在某些家庭成员中，一些特定的突变可以同时引起肥厚型和扩张型的表型。

患者经常以呼吸系统为主诉症状就诊，在劳累时尤为明显。本病总体预后较差，且尽管有些患者症状很轻微，仍经常发生心源性猝死。心脏移植可作为最后的治疗方法。

左心室心肌致密化不全

左心室心肌致密化不全以深陷的肌小梁和小梁间隙为主要特点，最常累及左心室心尖部和侧壁，表现为进行性心室功能受损及早期死亡。其孤立型可能具有遗传性并且与多种已知可引起肥厚型及扩张型心肌病表型的基因突变有关。在很多功能障碍中也偶见本病的形态学特点，比如线粒体肌肉病、Barth 综合征、神经肌肉病和多种先天性心脏病。在新生儿中，目前认为致密化不全是由不明原因的发育停滞所导致的，是在胚胎发生过程中非致密化心肌致密化不充分所致。发育停滞的准确原因尚不明确，可能是由不同遗传性功能障碍所致的不同机制引起的。在儿童中，致密化不全心肌病与心室肥厚、心室扩张、收缩功能减低和心律失常有广泛的关联。对于伴有心室功能障碍、心律失常和婴儿时期起病的患者，本病的死亡和心脏移植的风险最高。

■ 心肌病的病因学

多种疾病的本质与心肌病相关。一些可以引起扩张型心肌病，但其他则可以引起肥厚型、致密化不全和限制型的表型。下文将说明部分病因。

遗传综合征

如上文所述，心肌细胞的不同组成部分的基因突变都与心肌病有特定的关联，表型和表达在家族内部可能有所不同。除了家族性心肌病在肌肉细胞上的基因突变之外，一些遗传综合征与那些没有心肌细胞突变的心肌病有关。一些与已知的先天性代谢缺陷有关（如 Pompe 综合征和 Barth 综合征），这部分会在下文中讨论。一些畸形综合征（如 Noonan 综合征），有已知的基因缺陷，但对于其心肌病的病因仍是未知。这些情况将在第 15 章讨论。

先天性代谢缺陷

线粒体疾病

脂肪酸氧化功能障碍（表9–5）

这些功能障碍尽管非常罕见，却可以造成灾难性的并发症，包括猝死。进行正确的诊断势在必行，因为本病一旦给予适当的治疗，预后通常是令人欣喜的。对于照护婴儿的工作人员来说，掌握这些与功能障碍的相关工作知识尤为重要，因为对于识别有这些缺陷

表 9-5 脂肪酸氧化功能障碍伴心肌病

	OMIM 编号
肉碱依赖性长链和超长链脂肪酸转运缺陷	
全身性原发性肉碱缺乏(肉碱摄取缺陷)D	212140
肉碱-酰基肉碱移位酶缺乏 H	212138
婴儿肉碱棕榈酰转移酶(CPT)Ⅱ缺乏 H、D	608836
脂肪酸 β 氧化缺陷	
超长链酰基辅酶 A 脱氢酶(VLCAD)缺乏 H、D	201475
中链酰基辅酶 A 脱氢酶(MCAD)缺乏	201450
孤立性长链 3-羟酰脱氢酶(LCHAD)缺乏 H、D	609016
三功能蛋白缺乏	609015
多重酰基辅酶 A 脱氢酶缺乏(戊二酸血症 2 型)	231680

OMIM，Online Mendelian Inheritance in Man。关于基因和位点的最新信息可从该网址获得：http://www.ncbi.nlm.nih.gov/omim. D，扩张型心肌病；H，肥厚型心肌病；acyl-CoA，酰基辅酶 A。

的患者需要有高度的警惕性。

病理生理学

脂肪是人体重要的能量来源，也是在肝糖原耗竭后，空腹或者能量需求增加时，氧化过程中的唯一底物。血糖浓度降低引起贮存脂肪的分解，一般被分解为短链、中链、长链和超长链脂肪酸。尽管骨骼肌和心肌可以将脂肪代谢成为 ATP，大脑却不能直接代谢脂肪，肝脏的酮体合成可以为大脑提供能量。

心脏对能量供应的依赖性非常高。胎儿的心脏依靠糖无氧酵解和乳酸供能。在众多胎儿向新生儿转变过程中所需的适应性调节中，改为利用脂肪作为心脏的主要能量底物便是其中之一。在成熟的心脏中，多达 80% 的心脏功能所需要的能量是由脂肪酸氧化产生的。

脂肪酸氧化，这一 ATP 产生的过程，仅在线粒体内发生(图 9-2)。特异性的转运体帮助长链和超长链脂肪酸穿过细胞膜移动到细胞质。长链和超长链脂肪酸在结合到辅酶 A(CoA)后被激活，形成了脂酰-辅酶 A。这种复合体之后便可以穿过线粒体的外膜。这时候，肉碱棕榈酰转移酶Ⅰ(CPTⅠ)催化脂肪酸从辅

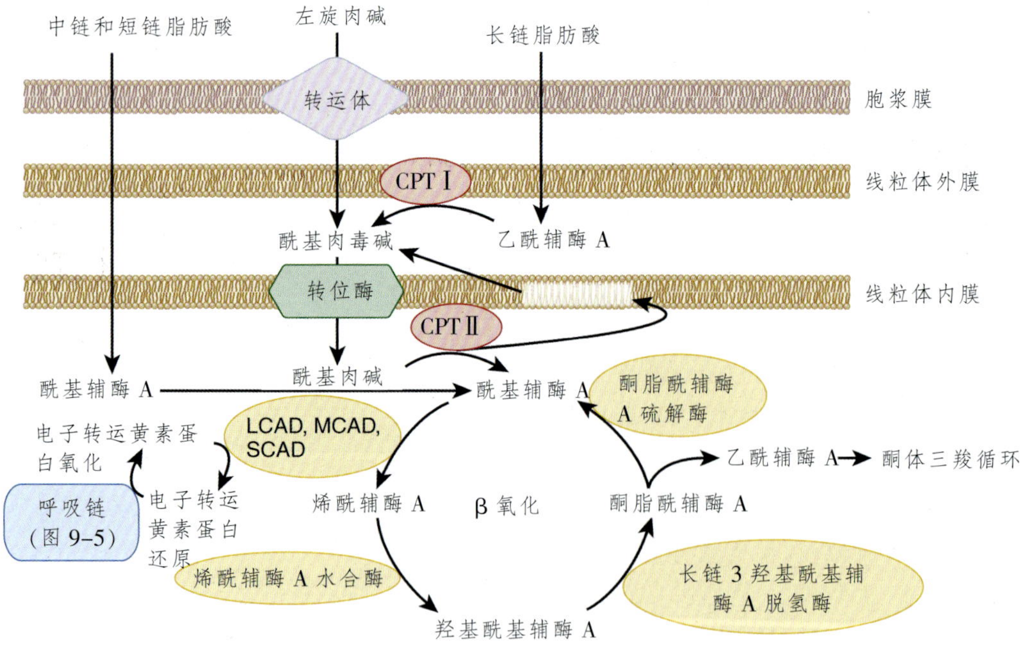

图 9-2 脂肪酸氧化。三功能蛋白是由烯酰辅酶 A 水合酶、长链 3-羟酰脱氢酶(LCHAD)和酮脂酰辅酶 A 硫解酶组成。缩略语：CPT，carnitine palmitoyl tranferase，肉碱棕榈酰转移酶；LCAD，long-chain acyl-CoA dehydrogenase，长链酰基辅酶 A 脱氢酶；MCAD，medium-chain acyl-CoA dehydrogenase，中链酰基辅酶 A 脱氢酶；SCAD，short-chain acyl-CoA dehydrogenase，短链酰基辅酶 A 脱氢酶；TCA，tricarboxylic acid，三羧酸。

酶 A 向肉碱转化，最终变为酰基肉碱。这种酶在肝脏中的活性在空腹时升高，因为此时脂肪酸会优先向肝脏转移。酰基肉碱之后在一种名为肉碱酰基转位酶的作用下转移穿过线粒体内膜。进入线粒体后，CPTⅡ酶将脂肪酸从肉碱转化回辅酶 A。短链和中链脂肪酸在跨越细胞膜和线粒体内、外膜时，无须通过这些肉碱依赖型转运体的帮助。在线粒体内，所有脂肪酸都将进行 β 氧化，从而形成乙酰辅酶 A（图 9-2）。乙酰辅酶 A 由三羧酸循环（Krebs 环）代谢，产生通过呼吸链的电子，并通过氧化磷酸生成 ATP（详见下文）。在空腹状态下，也就是葡萄糖相对不足的情况下，乙酰辅酶 A 在肝脏中被代谢成酮体。而酮体会在血液中循环，在空腹状态下通常会优先供大脑使用来进行能量生成。

肉碱在脂肪酸氧化中有着关键的作用。肉碱可以从饮食中摄取，也可以从肝脏、肾脏和大脑中由赖氨酸和蛋氨酸合成，但在肌肉中不能合成。肉碱可以通过载体介导的转运过程在细胞膜间进行主动转运。肉碱在心肌细胞内的浓度是血浆内的 40~100 倍。

脂肪酸氧化功能障碍包括肉碱依赖型转运异常及线粒体内脂肪酸 β 氧化异常。在脂肪酸氧化过程中的任意一个酶或者转运蛋白之中可以出现缺陷。某一具体的酶缺陷导致的其前体底物的堆积可以解释下列疾病患者的许多临床表现。

• 低酮体性低血糖。肝脏内脂肪酸的部分氧化会产生酮体。患者如果这部分功能有缺陷就不能生成酮体，会使得葡萄糖成为唯一的能量来源。当出现如空腹的应激状态时，糖原和葡萄糖储备就会耗竭，便会发生低血糖。

• 脑病或瑞氏样综合征。大脑的能量生成完全依赖于葡萄糖或者酮体。由于空腹时无法运输这些底物到大脑，便会引起神经功能障碍。

• 肝功能不全和高氨血症。肝功能不全是由不断积累的代谢产物的毒性所致，血氨浓度升高时因为肝脏合成尿素需要乙酰辅酶 A 的参与。

• 脏器脂肪变性。在空腹时被释放但不能被代谢的游离脂肪酸经常在多种组织中以三酰甘油的形式贮存。这可能导致肥厚型或扩张型心肌病、脂肪肝和（或）脂质沉积性肌肉病。

• 尿液有机酸异常。线粒体内不能进行 β 氧化的脂肪酸会被转移至胞浆内质网进行 Ω 氧化，这一过程会产生二羧酸和 3-羟基二羧酸。当处于空腹状态时，这些物质在尿液中的排泄量会等于甚至大于酮体。当患者出现向线粒体内转运脂肪酸功能缺陷时，通常无法检测出这些异常的尿液有机酸。

• 血浆肉碱浓度降低。上述许多功能障碍的患者中的肉碱浓度都会降低，但仅有那些肉碱转运体缺乏的患者才被认为是原发性的缺陷。这类患者的肉碱浓度不足正常的 5%。而其他患者的肉碱缺乏是继发性的（正常值的 10%~50%）。因为代谢障碍而蓄积的游离脂肪酸是有毒性的，所以多余的脂肪酸通常会与肉碱和甘氨酸结合。当肾小管重吸收时，酰基肉碱会与游离肉碱竞争结合。游离肉碱会优先被分泌出来，因为肾脏中的肉碱转运体对于长链酰基肉碱的亲和力更高。所以肉碱浓度降低为继发性的，并且酰基肉碱占总肉碱的比例通常是升高的。

• 心血管功能障碍。很大一部分有症状的患者都表现出心肌病、心源性休克、心律失常和（或）猝死；这一现象在低龄发病的患者中更为常见。这些缺陷导致出现心血管症状的具体机制尚不明确。如前文所述，多余的脂肪酸会以三酰甘油的形式在心肌细胞胞浆中贮存。此外，ATP 供应不足可能会导致收缩功能障碍，进一步便可发展为肥厚型心肌病。最后，由于这些中间代谢产物的堆积，比如长链酰基肉碱，可能会引起心肌损伤和心律失常。

临床特点

所有脂肪酸氧化功能障碍都是以常染色体隐性的方式遗传。在家族内部也有很多种临床异质性的表现。本病发病率预计在 1/6000，在遗传代谢性疾病中越来越常见。

这些功能障碍通常在出生后 2~3 年之间表现出症状。在空腹时，心脏、骨骼肌，尤其是肝脏，都依赖于线粒体内脂肪酸氧化。这些功能障碍的临床特点主要包括低酮体性低血糖、脑病、瑞氏样综合征，特别是在空腹应激状态下，可能会有转氨酶升高、高氨血症、心源性休克、心律失常甚至猝死。约 50%的患者会有心肌病，不论是肥厚型还是扩张型。有些婴儿会同时表现出心室肥厚和收缩功能减低。骨骼肌的脂质沉积性肌病也有发生。对于存在某种具体缺陷的患者，其症状的特征、临床进程以及严重程度也是无法预测的。

表 9-10 特异性心电图表现

表现	疾病名称
短 PR 间期、心尖冲动增强、左侧心前区 T 波倒置	糖原贮积病Ⅱ型(Pompe 病)
心室预激	X 连锁空泡性心肌、肌肉病(Danon 病)
	家族性肥厚型心肌病伴预激综合征
Ⅰ、aVL 导联 Q 波突出	左冠状动脉异常起源自肺动脉
肢体导联 QRS 低电压(<5mm 总振幅),弥漫性 T 波异常	心肌炎

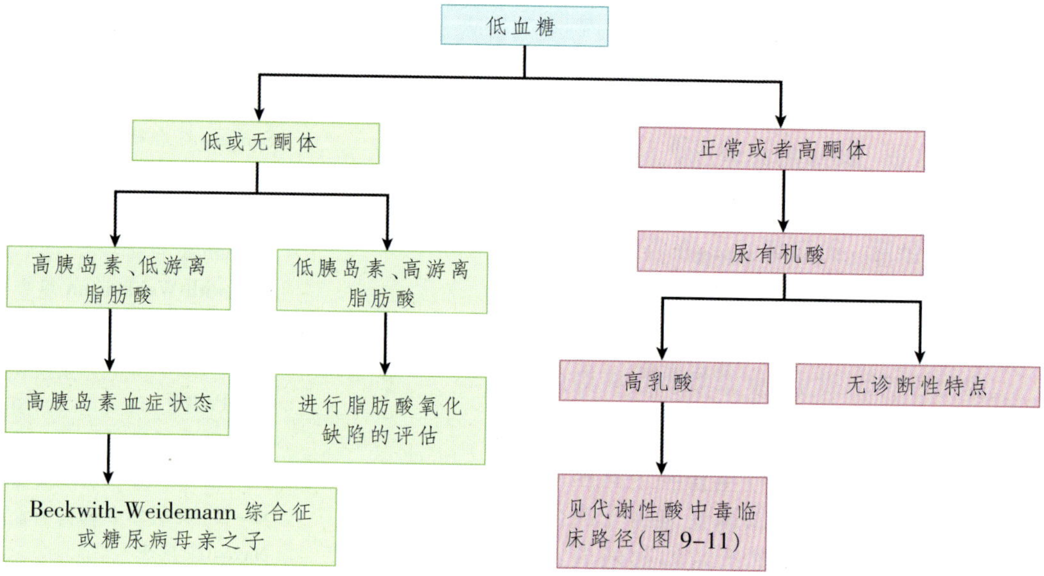

图 9-10 评估心肌病合并低血糖的临床路径。引自 Schwartz ML et al. Circulation. 1996;94:2021.

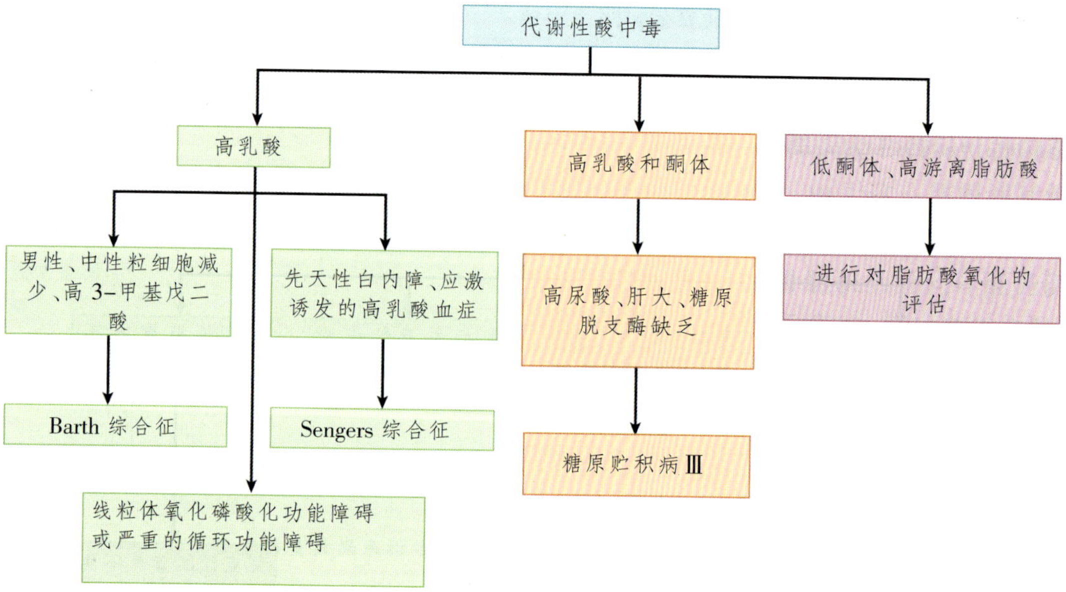

图 9-11 评估心肌病合并代谢性酸中毒和阴离子间隙升高的临床路径。Adapted from Schwartz ML et al. Circulation. 1996;94:2021.

推荐阅读

Bharucha T, Lee KJ, Daubeney PE, et al. Sudden death in childhood cardiomyopathy: results from a long-term national population-based study. *J Am Coll Cardiol.* 2015;65(21):2302-2310.

Cahill TJ, Ashrafian H, Watkins H. Genetic cardiomyopathies causing heart failure. *Circ Res.* 2013;113(6):660-675.

肥厚型心肌病

Bos JM, Towbin JA, Ackerman MJ. Diagnostic, prognostic, and therapeutic implications of genetic testing for hypertrophic cardiomyopathy. *J Am Coll Cardiol.* 2009;54(3):201-211.

Colan SD, Lipshultz SE, Lowe AM, et al. Epidemiology and cause-specific outcome of hypertrophic cardiomyopathy in children: findings from the Pediatric Cardiomyopathy Registry. *Circulation.* 2007;115(6):773-781.

Frey N, Luedde M, Katus HA. Mechanisms of disease: hypertrophic cardiomyopathy. *Nat Rev Cardiol.* 2012;9(2):91-100.

Lipshultz SE, Oray EJ, Wilkinson JD, et al. Risk stratification at diagnosis for children with hypertrophic cardiomyopathy. *Lancet.* 2013;382(9908):1889-1897.

Maron BJ, Maron MS. Hypertrophic cardiomyopathy. *Lancet.* 2013;381(9862):242-255.

扩张型心肌病

Alexander PMA, Daubeney PEF, Nugent AW, et al. Long-term outcomes of dilated cardiomyopathy diagnosed during childhood. Results from a national population-based study of childhood cardiomyopathy. *Circulation.* 2013;128(18):2039-2046.

Hershberger RE, Hedges DJ, Morales AM. Dilated cardiomyopathy: the complexity of a diverse genetic architecture. *Nat Rev Cardiol.* 2013;10(9):531-547.

Jefferies JL, Towbin JA. Dilated cardiomyopathy. *Lancet.* 2010;375:752-762.

McNally EM, Golbus J, Puckelwartz MJ. Genetic mutations and mechanisms in dilated cardiomyopathy. *J Clin Invest.* 2013;123(1):19-26.

Pietra BA, Kantor PF, Bartlett HL, et al. Early predictors of survival to and after heart transplantation in children with dilated cardiomyopathy. *Circulation.* 2012;126(9):1079-1086.

Weintraub RG, Nugent AW, Davis A, et al. Presentation, echocardiographic findings, and long-term outcomes in children with familial dilated cardiomyopathy. *Prog Pediatr Cardiol.* 2011;31(2):119-122.

限制型心肌病

Denfield, SW, Webber SA. Restrictive cardiomyopathy in childhood. *Heart Failure Clin.* 2010;6(4):445-452.

Webber SA, Lipshultz SE, Sleeper LA, et al. Outcomes of restrictive cardiomyopathy in childhood and the influence of phenotype: a report from the Pediatric Cardiomyopathy Registry. *Circulation.* 2012;126(10):1237-1244.

左心室收缩功能障碍

Brescia ST, Rossano JW, Pignatelli R, et al. Mortality and sudden death in pediatric left ventricular noncompaction in a tertiary referral center. *Circulation.* 2013;127(22):2202-2208.

Klaassen S, Probst S, Oechslin E, et al. Mutations in sarcomere protein genes in left ventricular noncompaction. *Circulation.* 2008;117(22):2893-2901.

脂肪酸氧化障碍

Baruteau J, Sachs P, Broué P, et al. Clinical and biological features at diagnosis in mitochondrial fatty acid beta-oxidation defects: a French pediatric study of 187 patients. *J Inherit Metab Dis.* 2013;36(5):795-803.

Baruteau J, Sachs P, Broué P, et al. Clinical and biological features at diagnosis in mitochondrial fatty acid beta-oxidation defects: a French pediatric study of 187 patients. *J Inherit Metab Dis.* 2014;37(1):137-139.

Bennett MJ. Pathophysiology of fatty acid oxidation disorders. *J Inherit Metab Dis.* 2010;33:533-537.

Exil VJ, Boles MA, Atkinson J, et al. Metabolic basis of pediatric heart disease. *Prog Pediatr Cardiol.* 2005;20(2):143-159.

Hill KD, Hamid R, Exil VJ. Pediatric cardiomyopathies related to fatty acid metabolism. *Prog Pediatr Cardiol.* 2008;25(1):69-78.

Houten SM, Violante S, Ventura RV, Wanders RJ. The biochemistry and physiology of mitochondrial fatty acid β-oxidation and its genetic disorders. *Annu Rev Physiol.* 2016;78:23-44.

Strauss AW, Andersen BS, Bennett MJ. Mitochondrial fatty acid oxidation defects. In: Sarafoglou K, Hoffman GF, Roth KS, eds. *Pediatric Endocrinology and Inborn Errors of Metabolism.* New York, NY: McGraw-Hill; 2009:51-70.

线粒体氧化磷酸化障碍

Bates MG, Bourke JP, Giordano C, et al. Cardiac involvement in mitochondrial DNA disease: clinical spectrum, diagnosis, and management. *Eur Heart J.* 2012;33(24):3023-3033.

Clark SLN, Bowron A, Gonzalez IL, et al. Barth syndrome. *Orphanet J Rare Dis.* 2013;8:23.

Gibson K, Halliday JL, Kirby DM, et al. Mitochondrial oxidative phosphorylation disorders presenting in neonates: clinical manifestations and enzymatic and molecular diagnoses. *Pediatrics.* 2008;122(5):1003-1008.

Jefferies JL. Barth syndrome. *Am J Med Genet Part C Semin Med Genet.* 2013;163C(3):198-205.

Pfeffer G, Majamaa K, Turnbull DM, Chinnery PF. Treatment for mitochondrial disorders. *Cochrane Database Syst Rev*. 2012;(4):CD004426.

Schiff M, Ogier de Baulny H, Lombès A. Neonatal cardiomyopathies and metabolic crises due to oxidative phosphorylation defects. *Semin Fetal Neonatal Med*. 2011;16(4):216-221.

Schon EA, DiMauro S, Hirano M. Human mitochondrial DNA: roles of inherited and somatic mutations. *Nat Rev Genet*. 2012;13(12):878-890.

Yaplito-Lee J, Weintraub R, Jamsen K, et al. Cardiac manifestations in oxidative phosphorylation disorders of childhood. *J Pediatr*. 2007;150(4):407-411.

贮积疾病

Braunlin EA, Harmatz PR, Scarpa M, et al. Cardiac disease in patients with mucopolysaccharidosis: presentation, diagnosis and management. *J Inherit Metab Dis*. 2011;34(6):1183-1197.

Burwinkel B, Scott JW, Buhrer C, et al. Fatal congenital heart glycogenosis caused by a recurrent activating R531Q mutation in the gamma 2-subunit of AMP-activated protein kinase (PRKAG2), not by phosphorylase kinase deficiency. *Am J Hum Genet*. 2005;76(6):1034-1049.

Byrne BJ, Falk DJ, Clément N, Mah CS. Gene therapy approaches for lysosomal storage disease: next-generation treatment. *Hum Gene Ther*. 2012;23(8):808-815.

Maron BJ, Roberts WC, Arad M, et al. Clinical outcome and phenotypic expression in LAMP2 cardiomyopathy. *JAMA*. 2009;301(12):1253-1259.

Muenzer J, Wraith JE, Clarke LA. Mucopolysaccharidosis I: management and treatment guidelines. *Pediatrics*. 2009;123(1):19-29.

Prater SN, Banugaria SG, DeArmey SM, et al. The emerging phenotype of long-term survivors with infantile Pompe disease. *Genet Med*. 2012;14(9):800-810.

Staretz-Chacham O, Lang TC, LaMarca ME, Krasnewich D, Sidransky E. Lysosomal storage disorders in the newborn. *Pediatrics*. 2009;123(4):1191-1207.

复杂疾病

Baker, CD, Abman SH, Mouranai PM. Pulmonary hypertention in preterm infants with bronchopulmonary dysplasia. *Pediatr Allergy Immunol Pulmonol*. 2014;27(1): 8-16.

Canter CE, Simpson KP. Diagnosis and treatment of myocarditis in the current era. *Circulation*. 2014;129(1): 115-128.

Romano S, Valayannopoulos V, Touati G, et al. Cardiomyopathies in propionic aciduria are reversible after liver transplantation. *J Pediatr*. 2010;156(1):128-134.

Schwartz ML, Cox GF, Lin AE, et al. Clinical approach to genetic cardiomyopathy in children. *Circulation*. 1996;94(8):2021-2038.

第10章 心律失常

■ 概述

尽管在新生儿和婴幼儿中某些类型的心律失常发生率更高,但所有类型的心律失常均可在新生儿和婴幼儿中发生。这其中大部分为良性心律失常,并不会造成血流动力学障碍。少部分心律失常可造成心输出量降低、血压下降和组织灌注减少。持续不间断的快速心律失常最终会引起心功能障碍,我们称之为心动过速性心肌病。本章节的目标在于总结新生儿和婴

动(预激)。在心电图上表现为短 PR 间期和 QRS 波起始段的 delta 波(图 10–10B)。部分患儿的旁路没有前传功能,故而心电图多表现为完全正常,这种情况被称为“隐匿性”房室旁路(图 10–10C),婴儿 SVT 中超过 50%由该机制引起。大多数婴儿(60%~90%)在一岁以后不再会发生 SVT。

在异常心动过速发作期间,房室结与旁路形成折返环(图 10–10D)。这通常由心房期前收缩所触发,房性期前收缩经房室结前传,但此时旁路前传受阻。此后心室冲动经旁路逆传,激动心房,进而完成房室折返。心房因逆行冲动被重新激动,并以这种方式再次形成折返,如此周而复始,形成持续的异常心动过速。

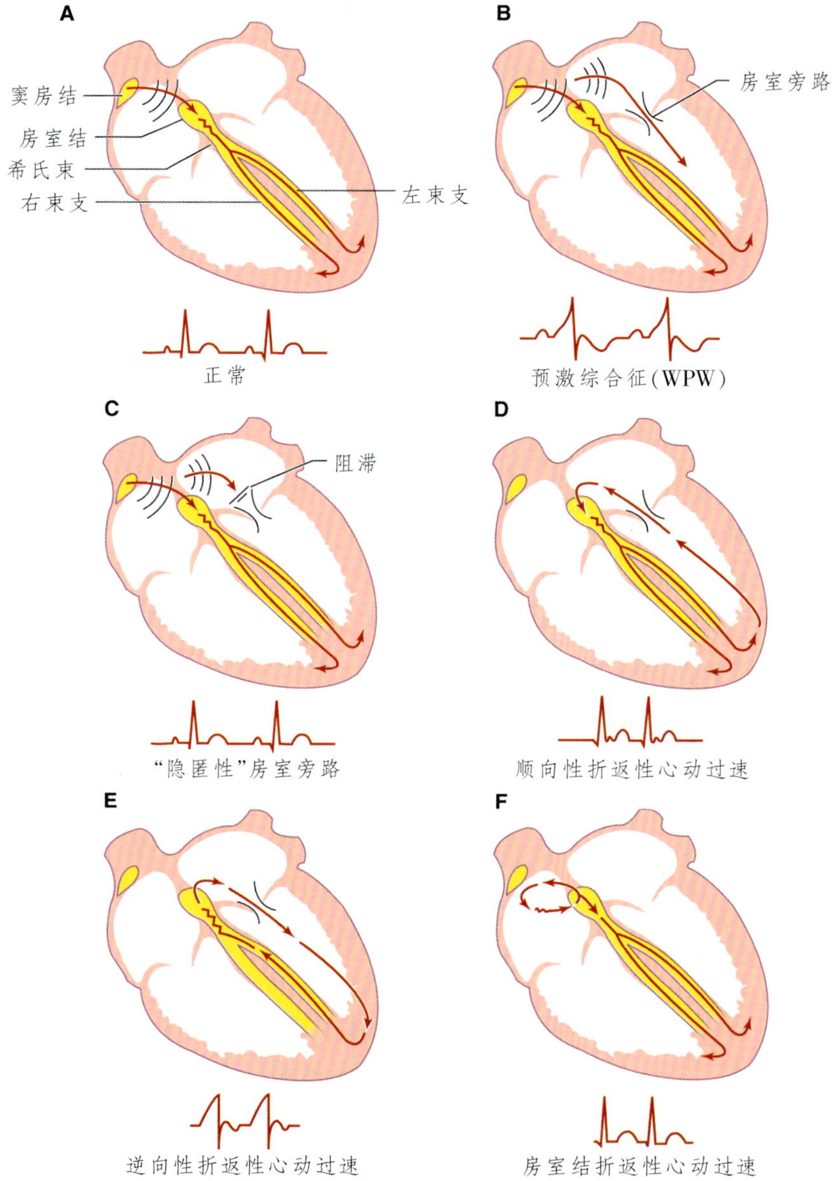

图 10–10 传导机制:(A)正常(窦性心律)。(B)预激综合征(WPW)。来自窦房结的冲动通过房室结和旁路前传。传导在旁路内没有延迟,心室提前激动使 PR 间期缩短,心电图可见 δ 波。(C)隐匿性房室旁路。如果在窦性心律下旁路前传受阻,激动通过正常传导系统前传,则心电图正常。(D)顺向性折返性心动过速。通过房室结前传,QRS 波群正常,旁路逆传形成折返,在心室去极化不久引起心房激动(注意紧跟 QRS 波群后的异常 P 波)。(E)逆向性折返性心动过速。传导通过旁路前传,房室结逆传。心室除极顺序异常导致 QRS 波增宽,在体表心电图上很难见到 P 波。这种心律可能被误认为室性心动过速。(F)房室结折返性心动过速。经典的为通过位于心房组织后面的慢通路前传(波浪线),通过多为房室结前面组织参与的快通路逆传。因为心房和心室同时激动,所以 P 波常埋在 QRS 波中,体表心电看不到 P 波。

由于心电冲动通过正常的传导通路进行前传，心室激动顺序不变，因此 QRS 波形态正常。这种通过旁路逆传维持折返的形式是折返性室上性心动过速最常见的形式，也被称为顺向性折返性心动过速。当冲动通过另一个方向传导时（即通过旁路前传、房室结逆传），由于心室激动顺序异常，QRS 波增宽，这种情况被称为逆向性折返性心动过速。由于此时 QRS 波群增宽，可能会被误认为是室性心动过速（图 10-10E）。

房室结折返性心动过速

房室结折返性心动过速的折返环路也涉及两条通路。但这种情况下，其中一条通路位于房室结内，而另一条通路可能位于房室结内或距离房室结旁数毫米的位置。其中一条通路的有效不应期比另一条通路的有效不应期长。这使得在房性期前收缩发生时，若心电冲动在不应期较长的通路中传导受阻，则可诱发折返性心动过速。这种心动过速在婴儿中很少发生，但却是成人 SVT 中最常见的机制。

无休止性交界性折返性心动过速

在无休止性交界性折返性心动过速（Permanent Junctional Reciprocating Tachycardia，PJRT）中，隐匿性旁路发生缓慢逆向传导。新生儿发作时的心率为 160~200 次/分钟，通常低于典型的 SVT。PJRT 可能在胎儿期持续存在。因为两条通路均受到自律性因素影响，故较其他大部分折返性心动过速而言，PJRT 的心率变化较大。在疾病早期，由于患儿心率较慢，故对该心动过速的耐受性良好，并且在新生儿和小婴儿中可能难以进行诊断。这导致最终此类患儿可能会出现心动过速性扩张型心肌病。心电图显示为 P 波电轴极度异常，通常Ⅱ导联表现为负向 P 波、AVL 导联为正向直立 P 波。在心动过速发作期间，从 R 波到下一个 P 波的间期相对较长；P 波位置更靠近后一个 QRS 波群。这种发作形式的折返性心动过速对常用药物治疗反应不佳。氟卡尼和其他部分药物可能对某些患者有效，但其余患者大多对药物治疗没有反应，需要接受射频消融治疗。

临床表现

典型的折返性心动过速的表现为突然发生，当心动过速转复为窦性心律时（自发或治疗反应），也表现为心动过速突然停止而不是心率逐渐减慢。在婴儿中，此类心动过速的心率通常>250 次/分，经常可达到 300 次/分，但也可低至 150 次/分。患儿早期可以耐受，但若心动过速持续超过 36 小时后则会出现心力衰竭的症状和体征。部分患儿因心脏舒张期时限减少，可影响冠状动脉向心肌的供血，从而导致心排血量减少。SVT 患儿很少出现心源性休克。

大多数伴有旁路的患儿心脏结构正常，然而 8%~25%的患儿可伴有先天性心脏畸形，最常见的表现为三尖瓣下移畸形（Ebstein 畸形），左旋或矫正型大动脉转位。

心电图表现与鉴别诊断

典型的心电图表现为出现规律的窄 QRS 波心动过速（图 10-12），这种情况下 P 波通常不可见。如果可见 P 波，则位于 QRS 波之前的 P 波通常不如正常情况下明显，且在Ⅱ、Ⅲ和 AVF 导联（PJRT 的典型表现）P 波通常是负向的。有时也可发现逆传 P 波（P 波见于 QRS 波群内或之后）（图 10-13）。部分情况下由于传导异常，在 SVT 刚发作时的前几个 QRS 波可以较宽，然后变窄。

最重要的鉴别诊断是窦性心动过速。窦性心动过速最大的心率通常<240 次/分。心电图中表现正常的

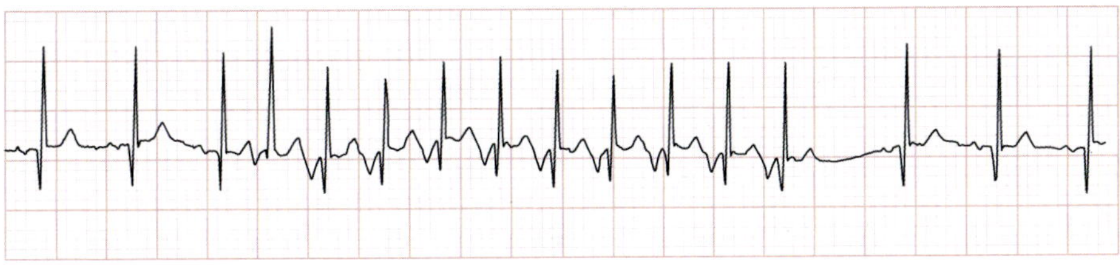

图 10-11 无休止性交界性折返性心动过速。心电图示异位搏动诱发间歇性窄 QRS 波心动过速。PR 间期延长（见内文）。

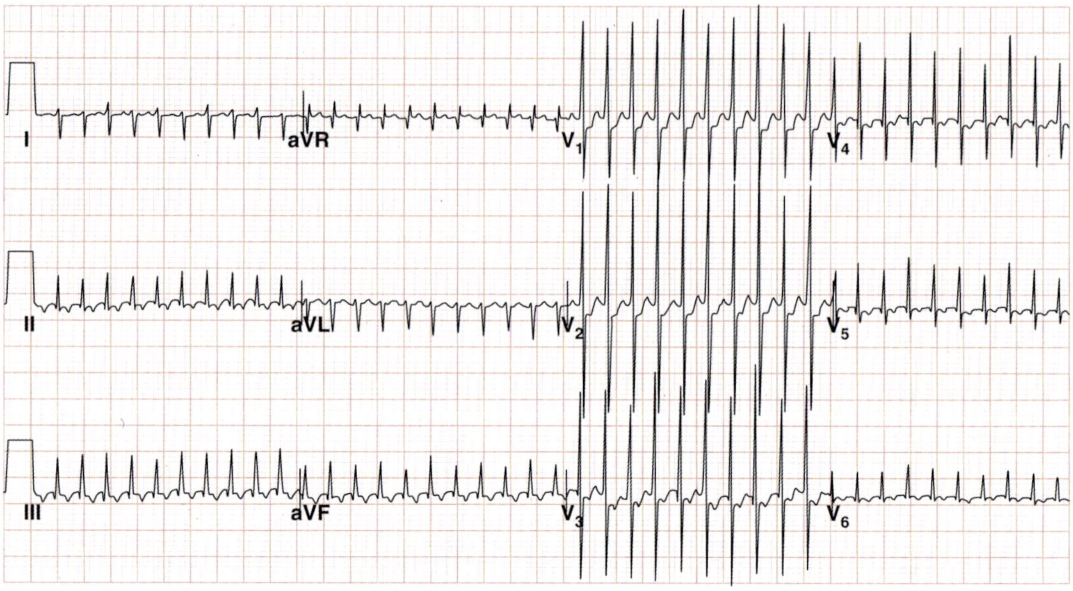

图 10-12 房室折返性心动过速(SVT)。QRS 波正常,心率 315 次/分。

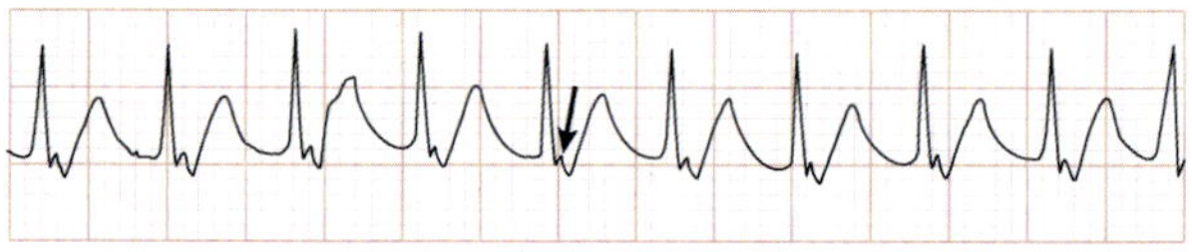

图10-13 房室折返性心动过速。心电图可见逆传 P 波(箭头示)。

P 波(Ⅱ导联正向直立)可作为窦性心动过速(图 10-6)的诊断要点。任何心率增快的患儿都应评估是否有引起窦性心动过速的可逆病因,如发热、贫血、疼痛、拟交感神经药物使用等。此时哭泣或在抽血时引起的心率变化应与窦性心动过速表现一致。有时应用腺苷可短暂降低心率,使窦性心律更容易辨别。其他原因引起的窄 QRS 波心动过速将在下文中继续讨论(表 10-5)。

治疗策略

房室结是许多 SVT 患儿折返环路的主要组成部分,因此通过减慢 AV 结传导的治疗方法,通常可以有效终止心动过速。即便房室结不参与心动过速的形成,通过减慢房室结传导速度亦可降低心室率,从而揭示心动过速的发生机制。在任何情况,记录所有试图终止心动过速过程中的心电图都是非常重要的。

迷走神经刺激是终止折返性心动过速最简单、最快速和最安全的方法。对于 1 岁以下的患儿,将冰块敷在前额即可造成强烈的迷走刺激(潜水反射)。可将冰块裹于手套里或毛巾中,放置于患者额头,眼部和鼻梁的上方。在这一过程中千万注意不要遮盖患儿的口鼻,也不要压迫眼球。每次操作时,冰块和皮肤之间需要接触 10~20 秒,可能需要重复多次。如果操作正确,一般第一次或第二次的操作便会产生效果。多次重复冰敷可能会造成新生儿皮肤损伤,需要格外小心。胃部刺激与呕吐反射刺激可能也是有效的。对于小婴儿,颈动脉窦按摩要比迷走刺激效果差很多。由于存在视网膜脱落的风险,绝对不能对眼部施加压力。

同步直流电复律对婴儿危重症 SVT(血压非常低或测不出、无脉、低灌注、意识状态改变)而言是一种可选择的治疗方案。初始能量选择为 0.5J/kg,转复频率应与 QRS 波同步。如果第一次电转复未成功,可将能量增加至 1~2J/kg。但是如果高能量电复律无效或心动过速终止后立即复发,则不应再重复进行电复律治疗,应考虑药物治疗或超速起搏抑制治疗。

对于迷走神经刺激、应用腺苷和(或)心脏电复律治疗仅能短暂终止或不能终止的婴儿,用 β 受体阻滞剂(如艾司洛尔或普萘洛尔)、Ⅰ类抗心律失常药物(如普鲁卡因胺或氟卡尼)或Ⅲ类抗心律失常药物(如索他洛尔或胺碘酮)可能是有效的。1 岁以下患儿禁止静脉注射维拉帕米(见下文)。

应用食道电极记录心房电图有助于确定 SVT 发生的确切机制,也可以通过超速起搏终止 SVT(短时间内采用比 SVT 心率更高的频率起搏心房)。在抗心律失常药物达到有效血药浓度之前,超速起搏终止 SVT 的方法是非常有效的,可重复进行且不良事件发生风险较低。

由于 20%~30%的患儿将多次发作 SVT,故大多数患儿需要接受预防性抗心律失常治疗。没有预激证据的患者可以应用地高辛。罹患 WPW(SVT 合并预激)的成人和年龄较大的儿童,由于地高辛可能会增加旁路的传导,在心房颤动发作期间可能出现由旁路下传导致的快速心室率,故此时地高辛是禁用的。虽然心房颤动在新生儿中很罕见,但一些心脏科的医生倾向于使用 β 受体阻滞剂(如普萘洛尔或阿替洛尔)作为新生儿预激综合征的初始治疗。有些患儿可能需要多种药物联合治疗,对于没有预激证据的患儿同时给予地高辛和阿替洛尔具有非常好的治疗效果。对于难治性 SVT 患儿可使用索他洛尔、氟卡尼或胺碘酮治疗。所有这些药物都有显著的毒性反应(见下文)。

6~12 月龄之后,新生儿 SVT 的复发率低于 50%。对于没有复发迹象的患儿此时可停用抗心律失常治疗。对于心电图持续表现为心室预激的患儿,即使 SVT 没有复发,也应长期接受心脏内科定期随访,对旁路传导特性进行评估,直至患儿年龄达到 8~12 岁。对于复发性 SVT 的患儿,需要口服药物一直到年龄较大,且行射频消融治疗风险较低的时候。消融治疗仅适用于药物治疗效果不佳的难治性症状性 SVT 患儿。

心房扑动

心房扑动是由心房内折返所引起的心律失常。小婴儿的心房扑动相对罕见,且当新生儿心房发生扑动时,其心脏结构通常表现为无异常畸形。心房扑动的频率取决于折返环的传导速度和长度,但在新生儿和婴儿中可以非常快(1 分钟 375~500 次)。此时心室率往往是可变的,通常表现为 2:1 与 3:1 房室传导。如果房扑心室率≥250 次/分,也可能会发生充血性心力衰竭。典型的心电图表现为扑动波替代 P 波,扑动波为围绕基线波动的锯齿波(图 10-14A)。在 2:1 房室传导的情况下,有时会很难鉴别。通过短暂性地增加房室传导阻滞(如给予腺苷)或行食道心电图检查显示扑动波,可进一步明确诊断。除非房室传导阻滞程度发生改变,否则在房扑发作时 R-R 间期是恒定的。

因为折返环的形成没有房室结的参与,所以腺苷虽有助于明确诊断,但无法对心房扑动进行转复。心脏结构正常的新生儿,心房扑动一旦终止很少复发,几乎不需要长期治疗。这类患儿可以通过使用超速起搏刺激或直流电复律进行治疗,而无须接受药物治疗。如果选择药物治疗的话,应首选地高辛。地高辛可减慢房室结传导速度,从而增加房室传导阻滞程度,降低心室率。地高辛通常无法将心房扑动转为窦性心律,如果想要恢复窦性心律仍需要行超速起搏刺激或直流电复律治疗。没有结构性心脏病的患儿,在成功转复后无须随访。

心房内折返性心动过速(Intra-Atrial Re-entrant Tachycardia,IART)与心房扑动非常相似,主要发生在接受过心脏手术的患者中。心电图中 P 波振幅比心房扑动波更低。地高辛和 β 受体阻滞剂可减慢房室结传导。超速起搏刺激或食道调搏通常可终止 IART。直流电复律也可终止 IART(起始能量为 0.5~1J/kg)。必要时可以使用索他洛尔或胺碘酮预防复发。

自律性室上性心动过速

异位房性心动过速

亦可称为“自律性房性心动过速”。在婴儿中,心房内细胞舒张期除极速度很少快于窦房结细胞。如果这种情况一旦发生,则可能形成持续性异位房性心动过速(Atrial Ectopic Tachycardia,AET)。这种心律对儿茶酚胺类物质非常敏感。由于心房冲动起源异常,P 波形态通常与窦性 P 波不同(图 10-15)。与折返性SVT 相反,AET 的发生与终止都是渐进的,并且频率是可变的。AET 可在胎儿期发生,并可能导致胎儿水肿。新生儿期通常不会立即出现症状,但可能在出生几个月后导致心动过速性扩张型心肌病或充血性心力衰竭。

腺苷诱导的房室传导阻滞并不能终止此类心动过速,但可以暂时减慢异位节律。这可能有助于识别

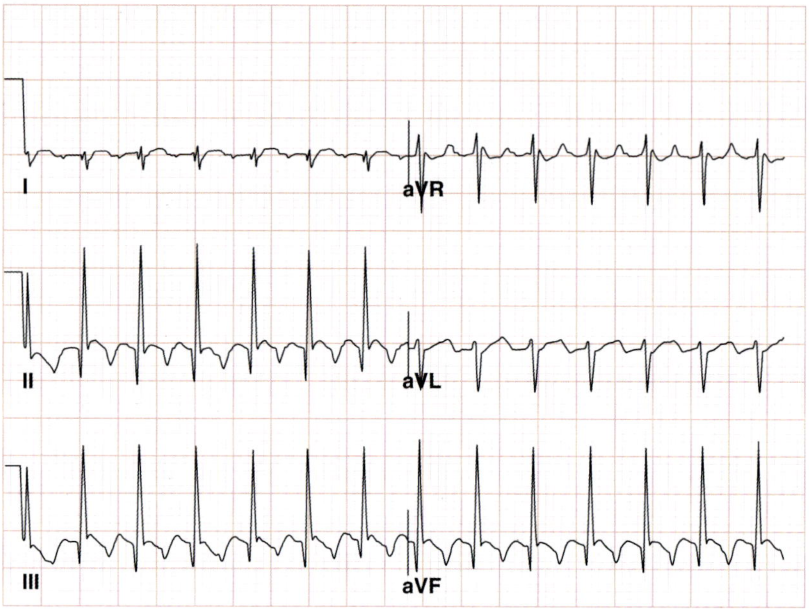

A

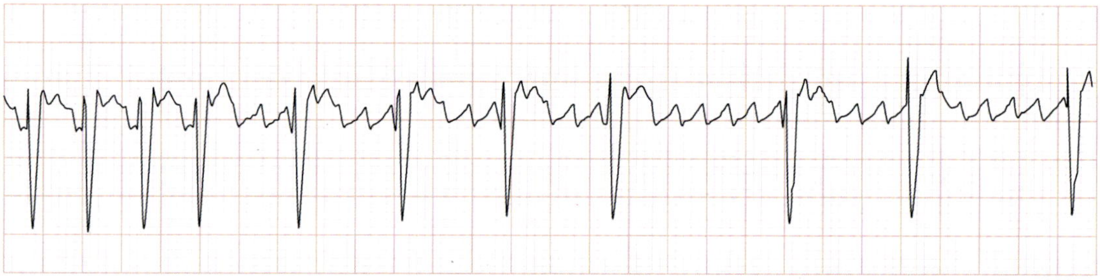

B

图 10–14 心房扑动。(A)Ⅱ导联可见负性扑动波。扑动频繁为 400 次/分，呈 2:1 房室传导。(B)应用腺苷增加房室传导阻滞可使扑动波更易辨出。该例患者扑动频率为 460 次/分。

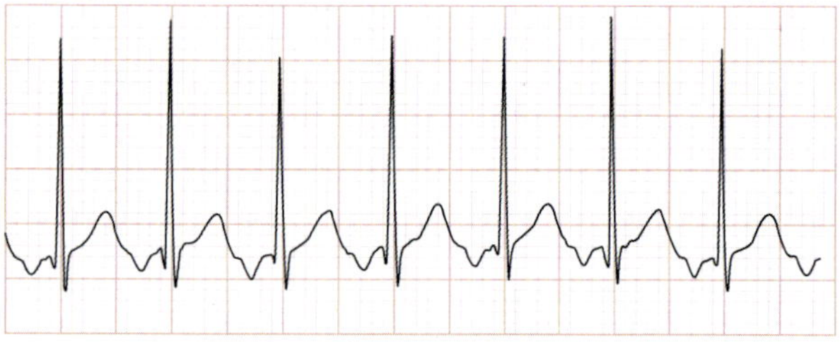

图 10–15 心房异位性心动过速。心电图Ⅱ导联可见负性 P 波。

心动过速的发生机制。同样超速起搏刺激和心脏电复律会使心率在短时间内变慢，但不会转复为窦性心律。静脉输注短效 β 受体阻滞剂（艾司洛尔）通常可迅速控制心室率。终止这种异常心律通常是不可能的，更合理的治疗目标是降低心室率，避免发生与长期心动过速相关的心功能障碍。针对 AET 可应用多种口服药物进行治疗，包括普萘洛尔、阿替洛尔和索他洛尔等，此外可应用胺碘酮治疗难治性病例。许多年轻 AET 的患者可自愈。虽然射频消融治疗对解除异位病灶有确切效果，但由于一些小婴儿可能会发生严重的手术并发症，所以射频消融仅用于对药物治疗无反应的患儿。另外也有报道称可通过手术切除异位病灶治疗本疾病。

紊乱性或多源性房性心动过速

紊乱性房性心动过速是一种非常罕见的心动过速，伴有 3 种或更多种不同形态的 P 波（图 10–16）。由于此疾病的房室传导是可变的，所以 QRS 波的形态也是没有规律的，不规则的。疾病的发作和终止都是渐进发生的，病程中心率会发生不断变化。这种心律

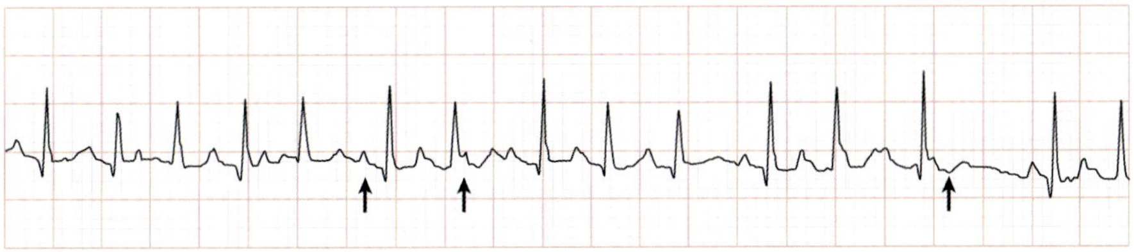

图 10–16　紊乱性房性心律。心电图显示不规则 P 波，形态不同，符合紊乱性房性心律。R–R 间期因房室传导的变化而不规律。

失常的确切机制目前仍不清楚，可能涉及多个病灶或折返环。50%~80%患有这种心律失常的患儿可自愈，对于没有症状的婴儿可能无须接受治疗。控制这种心律失常比较困难，并且应用抗心律失常药物通常不能持续获益。但若患儿因快速心室率而出现心功能不全时，可应用地高辛、普萘洛尔或其他药物控制心室率。

异位交界性心动过速

异位交界性心动过速（Junctional ectopic tachycardia，JET）是起源于房室结或希氏束的自律性节律。JET 是窄 QRS 波心动过速中，唯一心室率高于心房率的心动过速。可通过判断房室分离的方式确诊 JET（图 10–17）。

与 AET 相似，JET 是一种持续性心动过速。JET 可能引起心动过速性心肌病。如果在胎儿期出现 JET，可能导致胎儿水肿。有许多病例都是家族性的，其中一些患者可能最终进展为完全性房室传导阻滞。用 JET 治疗非常困难，对直流电复律、超速起搏刺激或常规药物治疗均无效。胺碘酮是最有效的药物，β 受体阻滞剂或氟卡尼也可以控制一部分患者的心室率。对于治疗没有反应的患者，使用导管消融消除异位病灶是目前最好的治疗方法。冷冻消融是避免完全性房室传导阻滞发生的首选方法。

尽管 JET 在心脏结构正常的患儿中非常罕见，但 5%~15%心脏术后的婴儿可能会发生 JET。心脏术后患儿由于心脏储备减少，如果再同时出现房室激动顺序异常的心动过速，往往会导致严重的血流动力学障碍。JET 为自律性心动过速，通常治疗极为困难。不幸的是，术后患儿常因血压下降和灌注不足而需要增加拟交感神经药物的剂量，这会更易诱发 JET。

对于术后 JET 患者，通过减少拟交感神经药物的剂量、纠正酸中毒、退热、维持电解质平衡（包括镁），以及停用迷走神经阻断剂（肌松剂）。若患儿心室率不是很快，以超速起搏刺激的方式，利用高于心室率的起搏频率刺激心房，将恢复房室的同步性并改善心排血量。静脉输注胺碘酮对存在血流动力学障碍的患者有治疗效果。将核心体温降至 35℃以下可有效降低心率，但只有在上述干预措施无效时才采取此项治疗手段。术后 JET 通常是一过性的，因此只需短时间控制即可。

室性期前收缩

室性期前收缩（Premature Ventricular Contraction，PVC）又称室性早搏，是由心室提前激动引起的，其心

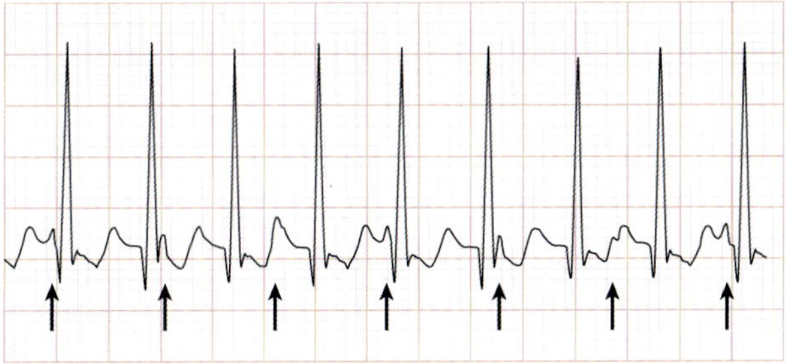

图 10–17　交界性异位性心动过速：可见房室分离，心房率为 135 次/分，心室率为 185 次/分（P 波见箭头所指位置）。

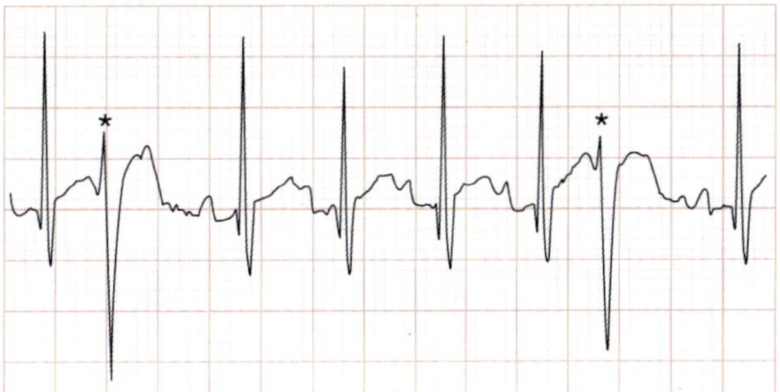

图 10–18　室性期前收缩（* 示期前收缩）。

电图形态不同于窦性心律下的波形。此时在 QRS 波之前没有 P 波。新生儿室性期前收缩的 QRS 波形与正常的 QRS 波形相比并没有明显增宽。仅表现为具有相同形态的 PVC 并称为单形性室性期前收缩，表现为具有不同形态的 PVC 并称为多形性室性期前收缩。一些情况下，PVC 与异常传导的 PAC 很难鉴别。室性融合波是由室上性冲动（通常来自窦房结）和来自心室的异位冲动同时引起心室激动。室性融合波的形态介于正常 QRS 波和宽 QRS 波之间。融合波的存在可证实期前收缩起源于心室。新生儿中 PVC 较少见，PAC 比较常见。一些情况下，PVC 与药物使用，如咖啡因、拟交感神经药物、地高辛和抗心律失常药物相关。

对出现的 PVC 患儿应评估是否存在代谢异常（高钾血症、低钾血症、缺氧、酸中毒、低血糖）、先天性长 QT 综合征、心肌炎、心脏肿瘤和结构性心脏病。大多数情况下，上述评估结果均为正常，无法明确导致 PVC 发生的确切病因。单形性 PVC 无须特殊治疗。目前尚无证据表明 PVC 的形态和发生频率会影响患儿预后。一般情况下，PVC 通常在出生后 2 个月内消失。如果患儿出生 2 个月后 PVC 仍持续存在，则应行进一步检查，但此时多数患者可能仍预后良好。患儿在任何年龄段出现多形性 PVC 均须进一步检查评估。

室性心动过速

室性心动过速是一种宽 QRS 波节律，通常由心室内折返引起。新生儿中 QRS 波宽度可能略窄于年长的儿童和成人。在心动过速发生时，若 QRS 间期为 60~110ms 且并未显示明显增宽时，可以通过QRS 波形态的改变鉴别室性心律与窦性心律。这种情况下心室率应该比正常窦律至少升高 20%，这可用以区分室性心动过速与加速性室性自主心律。此外，异常复极会导致 T 波方向与 QRS 波群的方向相反（图 10–19）。非持续性室性心动过速的定义为连续 3 个以上以及不超过 30 秒的室性节律，若这一情况超过 30 秒则称为持续性室性心动过速。具有单一 QRS 波形态的室性心动过速称为“单形性”室性心动过速，伴有 QRS 波形态改变的称为多形性室性心动过速。

室性心动过速有时很难与室上性心动过速相鉴别，如 SVT 合并传导异常或术后患儿 SVT 合并右束支传导阻滞等。若发现 QRS 波与 P 波分离，则通常可证实心动过速起源于心室。但也有例外，如部分婴儿的室性心动过速经常伴有心室至心房的逆传。间歇性窦性夺获（窦性冲动有时可通过房室结下传至心室）或室性融合波高度提示心动过速起源于心室。

新生儿中室性心动过速相对少见，其病因包括电解质紊乱、代谢异常、心肌炎、药物毒性反应、长 QT

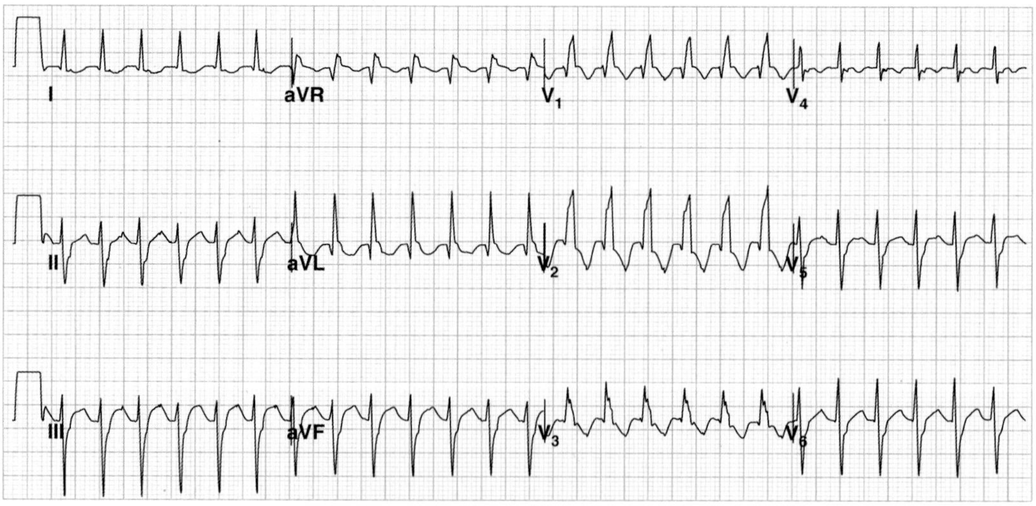

图 10–19 室性心动过速。心率 195 次/分。

综合征、产妇滥用可卡因和海洛因、中枢神经系统病变、心肌肿瘤、手术瘢痕和由先天性心血管畸形(如左冠状动脉起源于肺动脉或严重的主动脉瓣狭窄)所导致的心肌缺血。患儿若心脏结构正常且无血流动力学改变,则提示此类室性心动过速通常为良性病因导致,且多会在 1 岁之内痊愈。

婴儿期无休止性室性心动过速(全天 10%~90% 的时间发作心动过速)通常难以治疗。最常见的情况是药物治疗往往并不能减少患者心动过速发作的时长,但可减缓心动过速发生时的心室率。这种情况下,若心室率控制不理想则可能进展为心动过速性心肌病。这些婴儿常伴有心肌炎或心肌纤维化,有一些患者可并发浦肯野细胞瘤。超声心动图检查可能无法发现这些肿瘤,心脏磁共振检查有助于肿瘤的发现,但通常情况下只有手术切除方可最终确诊。部分患者可在标测靶点后行手术切除和(或)冷冻消融治疗。

另一种形式的室性心动过速是异位性心动过速,这一情况常见于婴儿,又被称为加速性室性自主心律。此类室性心动过速的特点为心室率慢于典型的室性心动过速,但又比窦性心律快约 10%。室性心律的出现与窦性心律中心率的减慢相关,可见窦性心律与室性心律频繁转换(图 10–20)。这一现象的发生可能与心室病灶自律性提高相关。这种情况下,通常可发现房室分离现象。虽然正常的房室激动顺序消失了,但由于心室率较低,故而不会引起明显的血流动力学改变。这些患儿可以没有症状,也无须接受治疗。心律失常可能在几个月内自行消失。

尖端扭转型室性心动过速是室性心动过速的一种特殊形式,其中 QRS 波群的形态不断变化,使其看起来像是 QRS 波群在围绕基线不断扭转(图 10–21)。这种节律通常与 QT 间期延长相关。

治疗策略

持续性室性心动过速需要紧急治疗。如果临床情况允许,应简单了解病史,观察生命体征、评估外周动脉搏动及灌注情况,完善实验室检查及心电图检查。在起病时应立即寻找并治疗导致室性心动过速的可逆病因,如电解质异常等。同时在条件允许的情况下,尽可能停用可导致室性心动过速的药物。

患者一旦出现低血压和意识障碍,则应立即进行

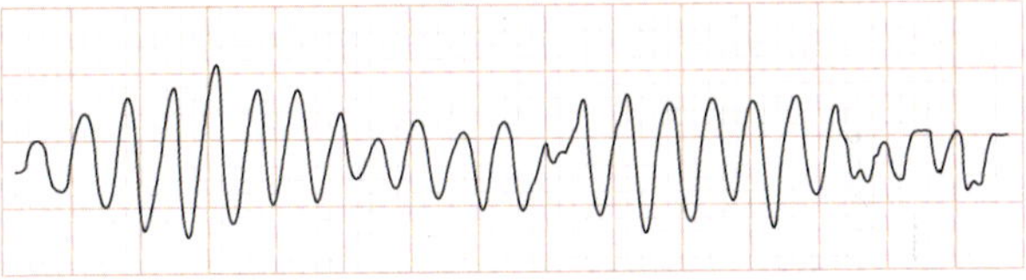

图 10–21 尖端扭转型室性心动过速。

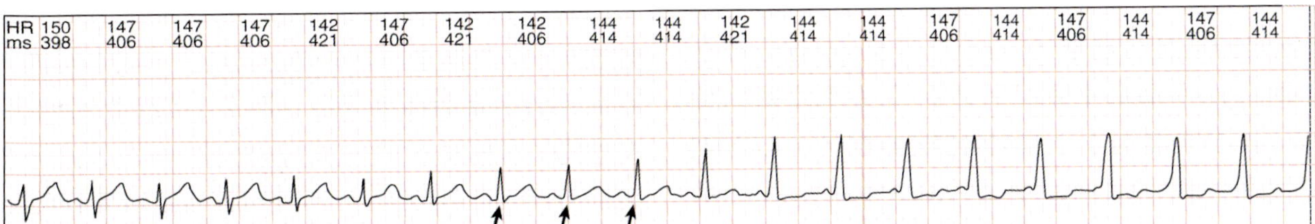

图 10–20 心电图显示窦性心律逐渐转变为加速性室性心律。心室率与窦性心律大致相同,可见到明显的室性整合波(箭头示)。

第11章 医疗处理原则

■ 概述

新生儿心血管疾病的诊疗令人望而生畏。而理解其病理生理学改变，应用基本治疗原则会改善治疗，降低医疗事故的发生率。当务之急是集合一支具有高级儿童心脏保健专业知识的专家团队，包括多个专业的医生(新生儿学、心脏病学、重症监护、心脏手术和麻醉)、护士(新生儿、儿童心脏重症监护和儿科心脏急症护理)和其他卫生保健专业人员(呼吸治疗师、理疗师、营养师、药剂师、社会工作者等)。有效和持续的沟通是高效和规范化治疗的重要基础。

■ 心力衰竭

综述

婴儿期心力衰竭是由于心血管系统不能满足婴儿的新陈代谢和生长需要而产生的一种综合征。新生儿先天性心脏病可以导致心力衰竭。新生儿和婴儿的心力衰竭通常是由心脏结构缺陷导致体循环输出量下降所引起的。与成人相反，大多数心力衰竭患儿心脏收缩功能正常，但心血管系统做功增加，随之耗氧量也增加。显著的左向右分流，导致肺血流量增多，对氧的需求增加，这是婴儿心力衰竭最常见的原因。另外，由于心脏结构缺陷导致的体循环血流量减少(如重度主动脉狭窄)或各种原因导致心肌功能不全，也可引起心力衰竭。少数情况下，心脏结构正常，体循环输出量高，而血流分布异常（如动静脉瘘粗大）、重度贫血或代谢需求异常增高（如新生儿甲状腺功能亢进）也会导致心力衰竭。

病理生理学

如图 11–1 所示，心力衰竭的发生发展由血流动力学及其代偿性神经内分泌因素的复杂相互作用引起。在成年患者和成熟动物模型中，主要研究了慢性心力衰竭状态下的心血管功能调节的代偿机制。其病理生理的改变虽然与婴儿心力衰竭有所不同，但对于药物治疗的反应在某种程度上也适用于婴儿。需要进一步的临床和实验研究来确定早产儿和足月新生儿心力衰竭的病理生理范畴。

心功能不全

体循环输出不足，见于①由于心肌收缩功能不全或流出道梗阻（收缩功能障碍）致心脏射血能力下降；②由于心肌舒张功能不全或流入道梗阻（舒张功能障碍）致心脏接受静脉血回流能力下降；③心排血量的分布异常；或④前 3 个因素的共同作用。无论心力衰竭的主要病因是什么，心脏收缩和舒张功能的相互作用都发生了改变。舒张末期心室内压力和容积是由前负荷（静脉回流）、心肌细胞的松弛状态和心室的非肌细胞成分的被动顺应性决定。收缩末期心室内压力和容积是由中心阻抗和外周阻力（共同构成心室泵的后负荷）及心室心肌的收缩状态决定的。这些因素是相互关联的，通常很难区分首要因素和次要反应。

收缩功能障碍

心脏收缩功能不全的根本问题是心室收缩功能受损。健康的心脏前负荷增加时心排血量随之增加（Frank-Starling 定律），后负荷增加时可通过增加心肌收缩状态（等长自身调节）维持每搏量。而心脏功能受损时不能进行相应调节。心脏前负荷增加时，每搏量随之增加的能力减弱，且后负荷的少量增加即可能导致心室输出量明显下降。由此可见，在心脏收缩功能不全的情况下，后负荷的轻微下降可以显著改善心排血量。这是广泛使用血管扩张药物治疗与心脏收缩功能不全相关的心力衰竭的基础。

后负荷主要由主动脉瓣、主动脉和其他中心弹性动脉的阻抗和周围动脉血管的阻力所决定。根据 LaPlace 定律，后负荷（收缩末期室壁应力）与收缩末期压力及容积均成比例。随着后负荷的增加，如由于中央阻抗的增加（如主动脉狭窄或主动脉缩窄）或周围阻力增加（如肾上腺素能刺激引起的血管收缩），心室收缩功能障碍时不能像正常心室那样排出大量的血液。因此，每搏量会减少，心室收缩末期的容积会增加。

舒张功能不全

心脏舒张功能不全是以被动心室顺应性的下降

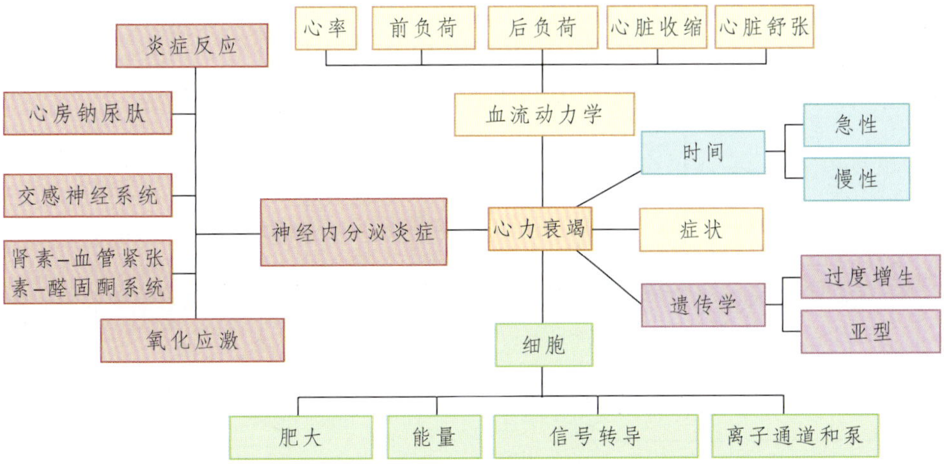

图 11–1 心力衰竭综合征各个影响因素的相互关系。对于成人心力衰竭的病理生理学的理论和实验框架已经有了很大的发展，但基本概念适用于婴儿。这个示意图旨在说明决定和调节心力衰竭反应的复杂性。

或心室舒张障碍为特点。因此，静脉压的增加对于维持足够的心室充盈是必要的。且静脉回流的少量增加既可导致静脉压力大幅度增加，又不伴有心搏量的增加。这是在舒张性心力衰竭中限制前负荷储备概念的基础。也就是说，尽管收缩功能正常，舒张功能异常也可能引起心排血量不足的症状。

心排血量的分布异常

如果体循环血流量不足以满足新生儿的代谢需求，即使心脏收缩和舒张功能正常(或接近正常)，仍有可能出现心力衰竭。最常见的情况是结构缺陷导致左向右分流(如巨大室间隔缺损、无肺血流梗阻的单心室、房室间隔缺损、粗大动脉导管或动静脉畸形)。此时心排血量较高，但由于左向右分流导致肺循环血流量过多，虽然此时体循环血流量正常甚至增加，但新陈代谢的需求却增加了，这在很大程度上与呼吸有关的耗氧量增加有关。

在正常新生儿中，20%~30%的耗氧量与呼吸作用有关，当肺循环血流量增多时，耗氧可增加2~3倍。在这种情况下，代偿性神经内分泌机制被激活，心脏泵功能正常的情况下心力衰竭综合征却发生发展了，很多婴儿的心力衰竭多因此产生。交感神经兴奋性增高可刺激棕色脂肪的代谢，进一步增加了氧的消耗，并显著增加了总体的代谢需求。

神经内分泌机制

多种神经内分泌信号通路和生理机制参与了心血管系统的正常维护和调节。当体循环输出量由于某种原因而不足时，一系列的代偿机制就会被激活，以维持对重要器官的氧气供应。大多数的生理反应是由于交感神经系统的激活和肾素-血管紧张素-醛固酮系统的激活所致。除了增加交感神经张力和增加血管紧张素及醛固酮水平的直接影响外，其他反应还包括血管升压素分泌和内皮素水平的增加，以及在血管和心肌中一氧化氮信号转导过程中的每一个干扰。在心力衰竭的早期阶段，这些代偿机制有助于维持心脏输出和氧气的输送，但随着时间和疾病的进展，这些过程变得有害(图11-2)。

神经内分泌活动的代偿性增加最初会导致心肌收缩力增加，选择性外周血管收缩，钠和水潴留，维持血压。伴随着交感神经兴奋性增高及肾素-血管紧张素-醛固酮系统的活性增加，产生一种新的心血管系统稳态(代偿性心力衰竭)。然而，当心力衰竭状态变为慢性时，在初期维持循环稳态的反应却开始加速心肌细胞凋亡，增加纤维化，加剧血流动力学异常。此外，由于失去了血管舒张因子(一氧化氮，环前列腺素)，血管收缩系统过度激活也增加了衰竭心脏的负

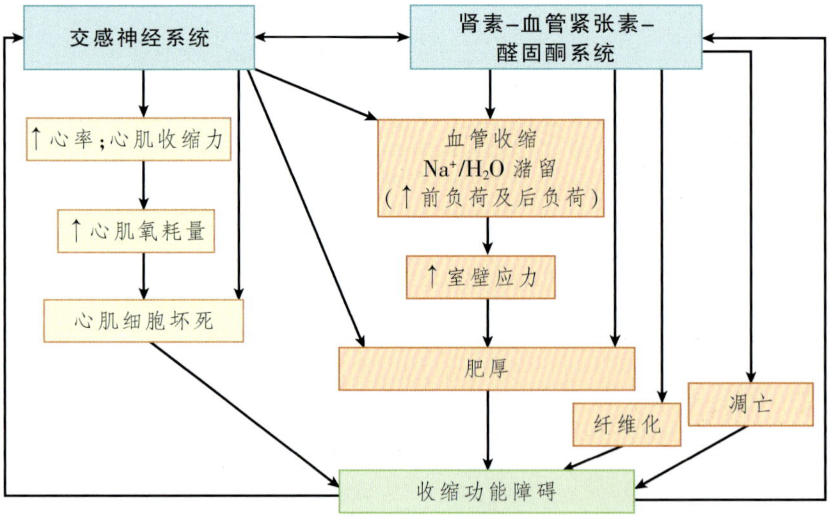

图11-2 心力衰竭的代偿性神经激素机制。收缩功能障碍(或血流分布受损)导致交感神经系统和肾素-血管紧张素-醛固酮系统的激活。这些系统产生一种综合的生理反应，旨在提供心血管系统的代偿性支持。潜在的有害效应包括肥大、纤维化和细胞凋亡，这些都会进一步导致心脏收缩功能障碍，从而形成一个进行性恶化的循环。中断这一周期是必要的，以便为心力衰竭综合征提供最佳的长期治疗。

担。

成人患者伴有心脏收缩功能不全者，在临床症状出现之前便有交感神经活动增强的表现。交感神经张力增加（如血浆去甲肾上腺素浓度的增加）和成人心力衰竭患者死亡率增加之间存在明显的相关性。在儿科患者中也有血浆去甲肾上腺素浓度增加和β受体浓度下调相关的报道。

交感神经系统和肾素-血管紧张素-醛固酮系统的激活在短期代偿中非常有效，持续激活将最终引起不良后果：心率、心肌收缩力和室壁应力的增加导致心肌耗氧量增加。过量的消耗使心肌对氧的需求超过了心肌的氧输送量，造成心肌的缺氧，尤其是心内膜下心肌将面临供氧不足的可能。

心肌肥厚最初可以通过降低室壁应力和维持心搏出量代偿心脏急性超负荷状态。由于增生性反应基因的激活，增加了心肌细胞内功能性收缩成分的数量，导致心肌重塑、肥厚，同时不伴有心肌细胞数量的增加。而这些基因表达的变化也影响了心肌细胞内除收缩成分外的蛋白质，后者控制心肌细胞内的钙平衡，最终会降低收缩成分转运钙的能力。此外，心肌肥厚亦可增加心肌的整体需氧量。

心室重构反映了在心脏负荷状态变化时发生的心肌结构改变。如上所述，心脏的心肌细胞出现增生肥大。非肌细胞成分对自分泌和旁分泌信号（如血管紧张素Ⅱ和醛固酮）的反应与血流动力学状态无关。醛固酮作用于成纤维细胞，促进胶原合成，胶原蛋白的增加降低了心室心肌细胞-非肌细胞的比例，导致心室壁的僵硬度增加，心室舒张功能显著受限。

此外，心脏间质胶原沉积的增加可能有助于减少毛细血管密度，增加氧弥散距离。其他直接影响心脏重构的因素还包括张力敏感钙通道的激活。由于细胞膜的变形，静息细胞内的离子水平升高，促进了增生性基因反应的激活。心脏负荷的增加也与胎儿基因的重新表达、早期反应基因（c-fos、c-jun、c-myc）和心房钠尿肽有关，这些都是心肌肥厚的早期标志物。

除了上述的变化，交感神经系统和肾素-血管紧张素-醛固酮系统的激活可能对心肌细胞有毒性作用。心肌细胞坏死是通过多种细胞毒性机制发生的，这在急性和慢性心肌功能不全的情况下均可观察到。显微镜下，细胞坏死表现为细胞的肿胀及炎症。除坏死外，细胞凋亡率增高亦是心力衰竭综合征的常见特征。细胞凋亡是由程序性细胞死亡基因编码的激活（或缺乏抑制）所调控的主动过程。虽然在成人相关研究数据有限，但目前认为引起细胞凋亡的介导因素似乎是由血管紧张素Ⅱ激活的。在血管重构、高血压、缺血再灌注状态以及其他促进心室重构的环境中，细胞凋亡均有增加。细胞坏死和凋亡都会导致心肌细胞的逐渐丧失，从而进一步降低心脏的整体泵血能力，并导致心力衰竭失代偿的恶性循环（图 11-2）。

心力衰竭的全身炎症反应

炎症反应是一个受到严格调控的过程，已经研究多年。发生在脓毒症和自身免疫性疾病中的级联反应，在心力衰竭综合征中也有不同程度的激活。细胞因子是参与全身炎症反应综合征的主要调节分子，由多种细胞产生，可以分为“促炎”和“抗炎”两类。促炎细胞因子，如白细胞介素-1、白细胞介素-6、肿瘤坏死因子-α，抑制心肌细胞收缩功能，激活免疫细胞，抑制抗炎细胞因子的产生。相反，抗炎细胞因子（如白细胞介素 4、5 和 10）减少了促炎分子的产生，并在某些疾病中起到了保护作用。

一些临床疾病，如感染性休克，是由刺激因素（如细菌感染）诱发失控的促炎症反应，进而导致这两种系统的失衡引起的。与之类似的免疫系统紊乱对心力衰竭综合征的病理生理学和进展也可能有重要作用。诱发心力衰竭的全身炎症反应综合征的触发机制和潜在的特效治疗方法方面的研究，几乎都是在成年患者和成熟的动物模型中完成的，而全身炎症反应在新生儿心脏衰竭所起的作用，我们仍知之甚少。

心力衰竭综合征

从上述讨论中可以清楚地看出，把心力衰竭看作是一种心血管系统紊乱的症候群是很重要的，而并非单纯急性泵衰竭导致的供氧不足。当血流动力学和神经激素机制失代偿难以负担全身血流不足的状态时，便出现心力衰竭。症状和体征由代偿性生理反应引起，与疾病进程有关。基于这些概念，以下定义为理解和描述新生儿心脏衰竭提供了一个框架。

第12章

心血管系统药物疗法

药物治疗总则

虽然已有大量专门治疗成人心血管疾病的药物，但其中绝大多数从未在婴儿及儿童的心脏病患者中开展临床试验进行严格检验。最近，食品和药物管理局把儿童人群中的用药结果纳入了新药审批的要求。即便如此，目前用于治疗心脏病患儿的大多数药物，并没有经过相应人群的临床实验来评估其药代动力学、有效性或安全性。

可用于治疗心血管疾病的药物种类繁多。与其试图掌握每种特定药物的大量相关知识，不如根据药物的分类，了解每类药物的用药原则和作用机制反而更加可行。在某一类别的药物中，各种药物实际用于临床时区别很小。一种比较有效的方法是了解一类药物的作用机制，并熟悉其中的一到两个常用药。用这种方法，可以极大地简化实施有效个体化的用药方案所需要的知识储备。熟知学术前沿和新药的开发，并愿意根据最新的指南调整用药方案也是十分重要的。

婴幼儿用药应基于合理的临床药理学原则。在理想的情况下，只有当足够的数据表明通过药物治疗降低了疾病的总体发病率和死亡率，且疗效大于不良反应时，用药才是合理的。然而，关于许多药物的药理学信息在新生儿人群中尚无从考证。因此，婴幼儿心血管疾病的用药方案，通常是从成人或年长儿童的相关研究中推测出来的，并且以个人经验、个案报告、既往临床共识或并不严谨的药物广告为指导。药物的使用往往是基于个人对药物疗效的个人经验，即使有时科研证据甚至与这些个人经验相悖。

一般认为合理的用药方案（表 12-1）是试图将其临床疗效最大化而将其不良反应最小化。这意味着需要根据患者具体情况和临床需要而制订个体化治疗方案。这在新生儿人群中更为重要。药物在新生儿中的不良反应或毒副作用可能直到药物上市多年才能明确。即使药物已正式上市并被用于成人患者，将它用于患有心脏疾病的新生儿仍不一定安全有效。

坚持合理用药，避免个人主观因素无疑会改善药物的使用现状。对疾病病理生理学的充分了解也对提供有效的用药方案至关重要，因此，尽可能明确诊断是十分重要的。

表 12-1 药物合理治疗原则

- 确定诊断
- 对病理生理学的理解
- 特定情况下可用药的临床药理知识
- 针对患者的特定药物和剂量
- 定义有效性和毒性
- 对疗效及毒性的合理监测
- 疗效欠佳或出现毒副作用时调整治疗方案

在特定的新生儿患者用药应该被认为是一种"药物试验"。即使某种药物在新生儿人群中的药理学、药效学和药代动力学的信息已明确，但并非意味着其结论适用于每个特定患者。此外，虽然这种药物可能已经在患有其他疾病的新生儿人群中进行了研究，但特定患者潜在的病理生理学状态和其基因组学特点都可能影响其对药物的反应。如果将每个患者的用药都视为一种治疗试验，那就会对药物疗效和毒性作用形成更深的认知。必须设置治疗终点，予以适当监控，并认真观察药物的不良反应。合理的和适龄的用药方案必须建立在对药物代谢、分布、受体和效应器，以及早产儿和足月新生儿心血管分子和细胞水平调节过程充分了解的基础上。

药代动力学原理

药代动力学用数学和动力学术语定义了药物浓度变化。吸收、分布、代谢和排泄都影响着特定药物的药代动力学。每个过程都可以定量描述。如果某种药物的药效学与其浓度密切相关，那么这些原则就尤为重要。幸运的是大多数药物的药效学特点和其在受体部位的浓度之间存在着密切关系。因此，了解特定药物的药代动力学的各种影响因素在制订合理和适龄的治疗策略方面具有重要意义。

吸收

药物可通过静脉输注或经血管外途径给药（口服、舌下、肌内注射、皮下、直肠或吸入）。血管外途径给药时，药物必须通过细胞膜吸收到血液中，随后进行分布。在特定病例中，吸入疗法可使药物在肺保持较高浓度（如一氧化氮治疗）。大多数药物以被动弥散的方式通过细胞膜,因此药物的吸收受药物的理化性质、膜特性、pH 值和局部血流量等因素的调节。

肌内注射用药的吸收不如其他途径稳定可靠。肌肉的灌注和血流量是可变的,且其变化可能极为迅速,特别是在危重症的新生儿中。新生儿和早产儿肌肉量相对较少,因此肌内注射在技术上困难较大。此外,许多药物难以充分溶解而不适合肌内给药。因此,我们应避免给新生儿肌内注射用药。同时,在新生儿中皮下注射用药(如依诺肝素)正变得越来越普遍。

胃肠吸收

药物从胃肠道吸收主要依靠扩散作用。因此,药物吸收的速度和程度取决于胃肠运动、吸收表面积、pH 值(可影响药物的离子化)和胃肠内容物。胃肠道在发育分化过程中形成了以下特点:极大的胃肠道表面积(相对于体表面积而言)、较高的胃内 pH 值、胃肠排空时间延长、肠腔内 β 葡萄糖醛酸酶的存在。尽管在胃肠功能方面存在较大差异,但目前对新生儿口服药物生物利用度的对照研究很少。相对高的胃内 pH 值会减少离子化程度低的药物在肠内的吸收。相反,新生儿相对较大的胃肠道表面积可能增加许多药物的吸收。新生儿的胃肠道排空时间通常较短,特别是那些患有心血管疾病的患儿,其肠道灌注可能会间歇性受损。由于这些原因,药物的吸收不仅在不同的患者之间存在很大差异,甚至在同一患者的不同状态之间也存在着很大的差异。

此外,在肠道内的药物代谢酶和转运体可影响许多口服药物的生物利用度。许多酶的表达和活性随着发育而变化。例如,CYP3A 和 CYP1A1 的肠道表达在出生时较低,并随着年龄的增长而增加。出生时活性降低导致这些酶的底物清除率降低以及其活化复合物在血浆中浓度升高。通过这些途径代谢的药物包括阿普唑仑、氨氯地平和地塞米松。

分布

分布是指药物在各种人体组织和器官间分配的过程。一般来说,药物在组织间的运动是可逆的,且受药物在不同区域的相对浓度影响。不同组织的药物浓度依次由血流量、药物的理化性质、pH 值、体液和组织的组成、血浆中的药物结合率以及药物与其他组织蛋白的结合率等多种因素决定。给药途径是药物分布的一个重要决定因素,尤其是在给药的早期阶段。口服药物后,肝脏是药物分布的主要器官,而静脉注射药物后,心脏和肺则是最初药物浓度最高的器官。游离药物浓度通常是受体部位药物浓度的最可靠的测定手段。因此,与血浆蛋白的结合是调节药物分布、量效关系和药物清除的重要因素。一般来说,与药物结合相关的蛋白质的组成成分因年龄而不同,使得新生儿药物与血浆蛋白的结合比成人降低。

身体成分

身体成分在发育过程中发生的重大变化,可能对药物的分布产生深远影响。在一个正常的足月婴儿中,身体内水含量占体重的 75%~80%。出生后,身体总的水含量迅速下降, 细胞内液含量相对增加。到 1 岁时,身体内的水含量约占体重的 60%。在 28 周妊娠早产儿中脂肪仅占总体重的 3%,而足月新生儿脂肪含量占体重的 15%~28%。在新生儿中,特别是早产儿,身体内较高的水含量和较低的脂肪含量无疑影响着许多药物的分布。

表观分布容积是体内药量与血浆中药物浓度理论上的比值。表观分布容积受许多患者自身因素(包括局部灌注、脂肪、肌肉和身体水的含量以及细胞渗透压)和药物因素(包括蛋白质结合、脂类和水溶性)的影响。许多常用药物在早产儿和新生儿(如呋塞米、茶碱和氨基糖苷)中的表观分布容积较大。这在应用药物的负荷量时十分重要,因为分布容积是药物合理负荷量的重要决定因素。

代谢

代谢或生物转化反应的两个主要类别是非合成反应(阶段一),如氧化、还原或水解;以及合成反应(阶段二),如硫酸化或葡萄糖苷酸化。阶段二大多发生在阶段一之后。这些过程增加了药物的水溶性并促进其清除。大多数药物的代谢发生在肝脏,但其他器官和组织(如血液、肺、胃肠道和肾脏)也能对药物代谢产生重要影响。除了加速药物的清除外,生物转化过程还可能产生有毒性的或有治疗效果的活性代谢产物。新生儿肝代谢较成人普遍降低,但这并不适用于所有药物。在新生儿期,大部分阶段一和阶段二的反应速率降低，且更容易饱和。因此，通过生物转化消除的药物用于新生儿常表现出较低的药物清除率和较长的半衰期。然而，药物代谢可能在出生后的前几个月内迅速变化，因此需要适当调整剂量。表 12-2 强调了新生儿在药物代谢方面的某些特征。

有些药物比如血管紧张素转换酶抑制剂是以药物前体形式给药的。药物前体是非活性的剂型（通常是盐或酯），必须水解以释放其活性形式。新生儿的水解和酯酶活性可存在很大差异。目前关于脱脂作用的年龄相关性的差异对用药产生潜在影响的资料仍很少。

排泄

肾排泄是大多数药物和其代谢物的主要消除途径。肾功能的成熟是很好的特点，且其大部分发生在出生后。对于每一种通过肾脏排出的药物，都必须考虑到随着孕周、年龄和基础疾病的出现而发生的肾功能的变化。由于先天性心脏病可能合并有肾脏灌注不足，因此必须对这些患者的肾功能进行监测。

药物基因组学

发育药物基因组学包括发育和遗传构成，是药物分布和（或）药物反应的决定因素。在成人中，基因型的表型关系大体上是稳定的。与之相反，在围生期，许多影响药代动力学（如药物代谢酶和转运体）或药效学（如受体表达和信号传导）的过程随发育而调节，并经历了表达和活性的改变。这增加了基因型和表型关系的复杂性。

明确药物反应中所涉及的基因的表达和功能活性是理解基因型和表型关系的关键。这是个新兴的领域，个体在药物代谢酶、转运体和（或）受体表达相关的基因型和表型关系方面的正常或异常发育的作用也没有得到研究。如果基因型和表型是匹配的，那么理论上可以用基因型分型来预测药物代谢酶或转运蛋白（即表型）的活性。这已在细胞色素 P450 酶和 CYP2D6 中被证实。在综合了超过 25 种不同等位基因及其功能结果后，构建了预测酶活性的“活性评分”。如果基因型决定的活性评分能预测药物的清除，那么其潜在临床应用将得以实现。

表 12-2 新生儿药物代谢特点

- 药物的代谢和清除根据胎龄而不同，且在同胎龄人群也有差异
- 生物转化进程较成人慢
- 较成人清除慢
- 新生儿中可能存在新的生物转化途径
- 酶的活性较成人低

药物代谢酶和转运体功能性随发育的变化，并不是唯一影响基因型表型关系的变量。肠道菌群变化影响药物吸收、代谢以及调节酶和转运蛋白所表达的证据越来越多。例如，与配方奶相比，母乳对 CYP1A2 活性的发育获取的影响有所不同。我们还需要进一步研究以深入了解药物反应在出生后的变化。为了提高对患心血管疾病的新生儿和婴儿用药的准确性，这种了解是必不可少的。

用药监测

合理使用血药浓度监测非常有助于调整药物剂量，尤其对危重新生儿而言。常用药物的血浆浓度测定已普遍应用于临床，但须明确血药物浓度与药效动力学及毒副作用之间的关系，才能为临床提供最大的帮助。虽然许多心血管药物的有效治疗浓度有指南可循，但这些数据主要来自以成人群体为样本的研究。个别婴儿可能会对某种药物的治疗作用和毒性更加敏感或更加不敏感。一些患者在稳态血药浓度低于试验给出的有效血药浓度的情况下，也可以获得较好的疗效。在这些情况下，仅仅为了达到实验室建议的有效血药浓度而增加药物剂量是没有必要的，而且甚至可能反而是有害的。相反，如果没有毒性，维持高于通常的稳定血药浓度以达到临床疗效是可行的。对于病情复杂的患者、接受多种药物治疗的危重患者以及肾功能或肝功能受损的婴儿，抗心律失常药物的药物浓度监测尤其有用。

生物标志物

生物标志物是指与某一特定疾病或状态的正常或异常过程相关的作为标志或信号的生物学分子。国家卫生研究院定义其为“一种可作为正常生物学过程、致病过程或对药物治疗反应的标志的，同时能被

客观地测量和评价的指标”。鉴于新生儿药代动力学与药效学相关性的研究较为困难，通过测定生物标志物以评估疾病和发育对新生儿药物反应(包括毒性)的影响具有很大的前景。

然而，与多种生物标志物已通过研究在成人得到验证，并被越来越多的用于支持药物开发相比，儿科患者的信息相对较少。儿童被称为“生物标志物孤儿”，因为在儿童人群中生物标志物的发展面临着诸多挑战，包括需要重复有创的采样，与成人相比缺乏疾病负荷，以及发育变化可能对特定生物标志物产生潜在影响。其中最后一个挑战的例子：包括了解肾功能的个体发育对用于评估肾脏损伤的生物标志物(如NGAL和KIM-1)的影响；疾病表达的发育差异；用于预测药物清除的生物标志物(药物代谢酶)的活性随着年龄增长发生的变化。

尽管婴儿和儿童的生物标志物发展总体滞后，但最近仍取得了一些进展。例如，蛋白质或肽类标志物被用于各种儿科疾病，包括癌症、哮喘、胆道闭锁、支气管肺发育不良、肾病综合征、急性肾损伤、外伤性脑损伤、幼年特发性关节炎和嗜酸细胞性胃十二指肠炎。尽管工作仍在进行中，但生物标志物在患有心血管疾病的新生儿中的实际应用仍非常有限。

药物相互作用

药物的相互作用代表着一个经常被忽视的潜在发病的根源。与患有多器官系统疾病和接受多种药物治疗的成年患者相比，新生儿通常只接受有限种类的药物治疗。然而，新生儿最常用的心血管药物存在着潜在不良药物的相互作用。表12-3列出了一些新生儿期最常用的心血管药物，及同时使用后可能发生的临床相关的药物相互作用。这仅仅列出来所选取的有限部分。在联用其他药物时，应查阅参考相关文献。许多药房都会主动提供潜在药物相互作用的信息，但即使他们不这样做，医院药剂师通常也是了解药物相互作用一个很好的信息来源。

表 12-3 新生儿常用心血管药物的相互作用

药物	影响	作用
地高辛	胺碘酮	减少地高辛清除（减少地高辛用量）
	两性霉素B	低钾血症(地高辛毒性；监测血钾浓度)
	利尿剂	低钾血症(地高辛毒性；监测血钾浓度)
	氟卡尼	减少地高辛清除（减少地高辛用量）
	螺内酯	可能减少地高辛清除（减少地高辛用量）
呋塞米	氨基糖苷类	肾毒性和耳毒性增加
腺苷	氨茶碱；咖啡因	降低腺苷效应（增加腺苷剂量）
血管紧张素转换酶抑制剂	呋塞米	肾功能不全
	螺内酯	高血钾

心血管药理学

在过去的几十年中，随着对成年患者心血管疾病的细胞和分子水平了解的增加，心血管药物治疗得到了极大的发展。许多药物已上市并被用于治疗心力衰竭和高血压。相比之下，对于非成年的心脏和心血管系统的关注则少得多。虽然发展研究相对较少，但在迄今为止发表的每项研究中，为成人研发的药物对未成熟心肌收缩力的影响均有着质或量的差异。如第2章所述，在围生期，参与收缩、舒张和钙调节的基本过程都经历了发育成熟的变化。几乎所有参与常规药理学作用机制的细胞成分和信号通路，与年龄都存在着重要的相关性。因此，在儿童心血管系统中对这些药物的反应通常理解不充分，并且可能是不可预测的和次优的。

本章概述了最常用于治疗新生儿心血管疾病的药物。重点是心力衰竭的管理，因为急性和代偿性心力衰竭是该群体常见的问题。常用心血管药物的剂量指南见表12-4。抗心律失常药物在第10章讨论。

正性肌力药

目前可用于婴儿的3种主要的正性肌力药物是：强心苷、β肾上腺素能激动剂和磷酸二酯酶抑制剂。

在每个患者中，不同种类药物的反应都受到重要发育变化的影响。例如，β 肾上腺素受体效应器的偶联、G 蛋白分布、腺苷酸环化酶活性（亚型）表达、cAMP 依赖性蛋白激酶活性、环核苷酸磷酸二酯酶和蛋白磷酸酶的表达和分布都有着与年龄相关的变化。关于影响强心苷类药物（如地高辛）反应的成熟性变化的决定因素还知之甚少。然而，即使有效性和安全性的相关研究很少，这些药物仍被广泛用于新生儿。

地高辛

地高辛是一种可用于新生儿的强心苷。地高辛主要的作用机制与抑制心肌细胞膜的钠-钾-ATP 酶活性有关（图 12-1）。这种抑制作用会使细胞内钠浓度轻微增加，使跨细胞膜钠浓度梯度变化，进而影响钠钙交换活性，使得细胞内的钙浓度增加。因此，更多的钙可提供给收缩蛋白，而使收缩力增加。除了对心肌的直接作用，地高辛还被证实可以起到减慢心脏传导和降低心率的作用，使其也可用于治疗室上性心动过速。

地高辛很容易从胃肠道吸收。一般而言，这是给药的首选途径，但地高辛可在予以必要时静脉注射。口服给药时血药浓度峰值出现在服药后的 30~90 分钟。在最初的分布阶段，这种药物被分布到与组织结合的部位。在分布和组织结合后，地高辛由肾脏排泄，在婴儿中其半衰期约为 20 小时（在年长儿中为 40 小时）。早产儿由于肾清除速度减慢而使其半衰期增加。地高辛的清除与肾功能直接相关，用于肾功能不全或发育尚不健全的患者时必须调整剂量。

由于地高辛的分布量大，治疗开始时需要使用负荷剂量。负荷量（洋地黄化量）一般在 12~24 小时之间分次给药（首次给总负荷量的 1/2，6~12 小时后给总量的 1/4，首剂后的 12~24 小时给剩余的 1/4）。然而我们应该认识到，在新生儿中使用负荷量会使其毒性作用风险增高。地高辛很少被作为紧急用药，可以静脉给予其他药物直到地高辛达到稳定的有效血药浓度（维持量治疗大约 5 天后）。因此，在大多数病例中不使用负荷量而直接开始维持剂量治疗是合理的。根据婴儿的药代动力学研究，地高辛可每天给予一次。这可以简化用药方案，而且一天一次用药总体可以提高依从性。然而，许多小儿心血管医生可根据既往的惯例，在新生儿和婴儿中以每天两次的频率应用地高辛。

虽然地高辛的血药浓度可以轻易测量，但并不需要例行监测。此外，婴幼儿中存在的内源性地高辛样的免疫反应物质可能会混淆新生儿血清中地高辛的浓度。如果进行血药浓度监测，应使用血药浓度谷值来指导治疗剂量的调整。由于较高的血清水平与更好的疗效之间缺乏相关性，在新生儿中目标地高辛血药浓度应为 1~2ng/mL，婴儿和大龄儿童相似。测定地高辛血药浓度的主要适应证是已知或怀疑地高辛中毒的情况。这最常见于用药意外过量、伴有肾衰的病情复杂患者或同时使用可能干扰地高辛清除药物的情况。与患缺血性心脏病的成人相比，新生儿和婴儿不太容易因地高辛导致心律失常。

地高辛的主要适应证是心肌收缩功能受损的心衰。在成年患者中，大量的研究证实了地高辛对充血性心力衰竭的治疗作用。然而，在新生儿心脏病患者群中，其正性肌力作用的程度却存在着争议。并没有在此人群中对地高辛进行前瞻性随机对照临床研究。因此，其使用建议主要是基于对成人的研究和动物试验结果的推论。

地高辛对大量左向右分流致心力衰竭的婴儿的疗效更具争议。大多数存在左向右分流的婴幼儿心室收缩功能是正常的，因此可能不受益于强心药。用利尿剂调整前负荷则是一种较为合理的方法，因此应首先使用。然而一些因交感神经兴奋而心动过速的患者可能获益于地高辛。与此相一致的是，地高辛在成人充血性心力衰竭的患者中，表现出重要的神经内分泌调节作用（表 12-5）。即使心脏功能没有出现客观的可检测的改变，这种作用所产生实质性的好处也是确实存在的。然而，在患有心脏病的新生儿中，地高辛神经内分泌调节作用仍有待研究，可能还包括心脏之外的益处，如通过抑制棕色脂肪代谢来降低氧耗。

地高辛的治疗窗口狭窄，必须始终警惕其潜在的毒性作用。在成人常见的中毒症状和体征（如厌食症、呕吐、视觉紊乱、中枢神经系统功能紊乱），在婴儿中难以被识别。凡接受地高辛治疗的新生儿若出现食欲减退或喂养不耐受，则都应排除地高辛中毒。婴幼儿

■ 表 12-4 新生儿可选择的心血管药物剂量

药物	剂量	备注
利尿剂		
布美他尼	0.01~0.05mg/kg 或口服(每日 1 次或隔日 1 次)[(最大剂量 0.1mg/(kg·d)]	
氯噻嗪	20~40mg/(kg·d)口服每日 2 次 1~4 mg/(kg·d)IV 6~12 小时 1 次	
呋塞米	1~2mg/kg IV 或口服间隔 6~12 小时;持续泵维;0.01~0.05mg/(kg·h),可按需要增加滴速	用药时间间隔被缩至 4 小时;可能会导致低血钾
氢氯噻嗪	2~3mg/(kg·d)口服,分 2 次给药	
美托拉宗	0.2~0.4mg/k 口服,每日 1 次	
螺内酯	1~3.5mg/(kg·d)口服	可每日使用 1 次或 2 次保钾利尿剂。注意不要与 ACEI(血管紧张素转换酶抑制剂)同用,否则可导致高钾血症
血管舒张剂和降压药		
阿替洛尔	0.5~2mg/(kg·d)口服	可每天服用 1 次
卡托普利	0.1~0.5mg/(kg·d)口服,每 8 小时 1 次	儿童最大用量 = 4~6mg/(kg·24h)(分开,每日 3 次)
卡维地洛	0.1~0.4mg/(kg·d)口服,每日 2 次	监测血压和体液潴留情况
依那普利	0.1~0.4mg/(kg·d) 口服	每日 1 次或分 2 次口服
依那普利拉	5~10μg/kg 静脉注射,每 8~24 小时 1 次	
艾司洛尔	负荷剂量=500μg/kg 静脉注射,大于 4 分钟给入:初始维持剂量=50~200μg/(kg·min)连续静脉输液	可以 50~100μg/(kg·min)的增幅,逐步增加到最大 1000μg/(kg·min)。平均有效剂量=500~600μg/(kg·min)
非诺多泮	0.1~0.3μg/(kg·min) 连续静脉输液	监测血压
硝苯地平	0.1~0.5mg/kg 口服,每 8 小时 1 次	可抑制婴儿的心脏收缩力
奈西利肽	0.01~0.03μg/(kg·min)连续静脉输液	监测尿量和血清电解质
一氧化氮	1~40ppm 吸入	肺血管扩张剂
硝普盐	0.5~3.0μg/(kg·min)连续静脉输液	最大用量为 10μg/(kg·min)
酚妥拉明	0.05~0.1mg/(kg·d)静脉注射。肌内注射;最大单次剂量=5mg;2.5~15μg/(kg·min) 连续静脉输液	治疗药物外渗(多巴胺、多巴酚丁胺、去甲肾上腺素、肾上腺素或去氧肾上腺素):将 5~10mg 本品加入 10mL 生理盐水稀释,然后外敷,使之进入皮下区域。不要超过 0.1~0.2mg/kg,或总量不要超过 5mg
普萘洛尔	0.5~1mg/(kg·d)口服(分开,每日 3 次或每日 4 次口服)	最高用量可增加到 8~10mg/(kg·d)口服
前列腺素 E_1	首次剂量 0.05μg/(kg·min),连续静脉输液;可增加到 0.1~0.15μg/(kg·min)	低剂量[可低至 0.01μg/(kg·min)]也会有效。建议逐渐减少到最低剂量。可导致呼吸暂停和(或)低血压,尤其是静脉内快速给药时
西地那非	口服:0.5~3.0mg/kg。每 6 小时静脉注射 1 次:负荷剂量 0.4mg/kg,大于 3 小时给入;然后以 1.6mg/(kg·d)的剂量持续输液	新生儿静脉给药方面的资料有限

(待续)

表 12-4(续)

药物	剂量	备注
强心剂和血管收缩剂		
地高辛	总洋地黄化量： 早产儿口服 10μg/kg 足月婴儿口服 10~20μg/kg 维持剂量：口服 5~10μg/(kg·d)	静脉注射剂量为口服剂量的大约 80% 肾功能不全患者应减少用量。窄治疗指数
多巴胺	2~20μg/(kg·min)，连续静脉输液	
肾上腺素	急性：浓度 1:10 000，0.1mL/kg(0.01mg/kg) 连续静脉输液：0.1~1μg/(kg·min)	
异丙基肾上腺素	0.05~1μg/(kg·min) 连续静脉输液	需要量很少超过 0.5μg/(kg·min)
米力农	负荷剂量=0.1mg/kg，15~30 分钟静脉注射； 连续静脉输液=0.5~0.75μg/(kg·min)	负荷剂量可能出现低血压
去甲肾上腺素	0.05~1μg/(kg·min)，连续静脉输液	需要量很少超过 0.5μg/(kg·min)
去氧肾上腺素	0.5~5μg/(kg·min)，连续静脉输液	
抗利尿激素，血管加压素	0.0001~0.0005units/(kg·min)，连续静脉输液	最大剂量 0.001units/(kg·min)。监测血压、尿量和心脏功能

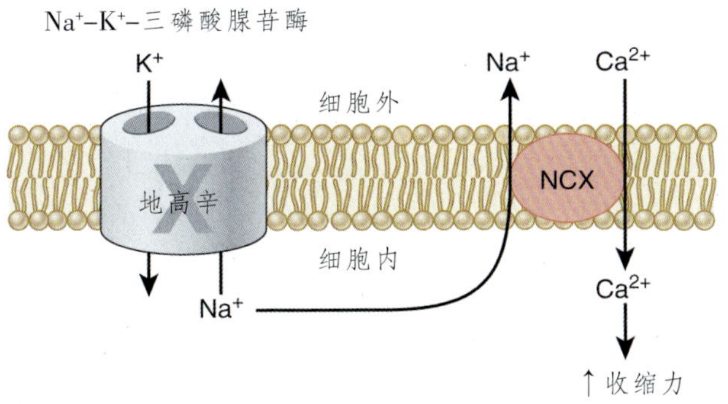

图 12-1　地高辛的细胞作用机制。地高辛可抑制质膜钠泵(Na^+-K^+-三磷酸腺苷酶)。这将导致细胞内钠离子浓度的轻微升高，随后对钠-钙交换(NCX)产生影响。肌细胞内的作用是细胞内钙的增加，更多的钙与收缩性蛋白形成络合物。随之增强收缩力。但是，地高辛与钠泵的结合存在于全身各个组织。心力衰竭患者对地高辛治疗的总体反应涉及除心脏外其他器官中，地高辛作用介导的神经-激素活动的改变(细节详见文中)。

中毒常常表现为高度房室传导阻滞(二或三度)导致的心动过缓。PR 间期延长是使用地高辛的正常表现，并不是中毒的标志。除房室传导阻滞外，任何类型的心律失常均可见于地高辛中毒。除非怀疑地高辛中毒，否则用药前并不需要例行心电图检查(ECG)或测心率。可能使地高辛中毒风险增加的药物包括利尿剂

表 12-5　地高辛的神经激素作用

- 恢复压力感受器的敏感性
- 增加迷走神经张力
- 减少中枢交感神经的传出
- 降低心肌对 β 肾上腺素能受体刺激的反应
- 减少血浆去甲肾上腺素
- 降低肾素-醛固酮系统的活性

(低钾血症)和胺碘酮(减少地高辛的清除)。急性地高辛中毒的治疗包括监测血流动力学和心电图，必要时安装临时起搏器，维持血钾水平正常，以及抗心律失常药物治疗。若出现危及生命的恶性心律失常，应经静脉使用地高辛特异抗体。

肾上腺素能受体激动剂

肾上腺素能激动剂的效应是由特定受体介导的。要充分了解肾上腺素能激动剂的主要作用，一个便捷的方法是将受体的分布特点简化归纳如下：心脏主要含有 β_1，肺中含有 β_2，血管中含有 β_2 和 α 肾上腺素能受体。成熟心脏的 β_1 肾上腺素受体兴奋可增快心

率、增强收缩和舒张以及促进传导。这种作用是通过腺苷酸环化酶的G–蛋白偶联激活、cAMP的产生、cAMP依赖性蛋白激酶的活化以及参与钙调节的关键调节蛋白的磷酸化介导的(第2章)。肺部的β_2肾上腺素能受体兴奋可使支气管扩张和肺血管轻度舒张。α肾上腺素受体兴奋可使体循环血管收缩。与大多数血管床相比,骨骼肌血管系统中含有β_2肾上腺素能受体,兴奋后可促进血管舒张。多巴胺能激动剂(如多巴胺)可兴奋内脏和肾血管床中的多巴胺能受体产生血管舒张反应。

受体表达、受体效应器的偶联、激酶活性、底物利用能力、磷酸酶活性以及磷酸二酯酶对cAMP的水解随年龄的变化,均可导致对肾上腺素能激动剂反应性的年龄相关性差异。负荷状态、容量状态和外周血管反应性也会影响对药物的反应,尤其是在危重病的婴儿中。因此,肾上腺素能激动剂的使用剂量必须仔细调整,并需要适当的血流动力学监测。这类药物代谢很快,需要通过静脉持续给药。表12–6比较了各种药物对β、α和多巴胺能受体亚型的效应。

多巴胺

多巴胺是一种去甲肾上腺素的内源性儿茶酚胺前体,能直接兴奋心脏β_1肾上腺素能受体。此外,多巴胺还能通过促进心肌内突触前交感神经末梢释放去甲肾上腺素,间接刺激β_1受体。与其他儿茶酚胺类物质不同的是,多巴胺具有特定的多巴胺能受体兴奋作用(多巴胺DA_1受体激动剂)。多巴胺对β_2肾上腺素能受体的作用很少或几乎没有作用,但在浓度较高时,它可以刺激α_1肾上腺素能受体。

在低、中剂量时,多巴胺的主要作用是增加收缩力(β_1作用)和扩张肾血管床(DA_1作用)。随着用量的增加,α_1受体的兴奋作用占主导,并引起血管的收缩。此外,较高的浓度可克服肾血管扩张作用。

多巴胺在新生儿中得到了广泛的应用。多巴胺被证实在心排血量降低的新生儿中可改善收缩功能。在常规剂量下,多巴胺对肺血管阻力的影响不大。使用高计量可能会因为α_1介导的血管收缩而增加全身血管阻力。循环不稳定的危重患者适中剂量或大剂量应用多巴胺,都可能导致严重的血管收缩及外周坏疽。多巴胺对心率的影响很小,但高浓度会引起窦性心动过速和心律失常。在肝脏或肾脏功能异常时,多巴胺清除速度减慢。最好通过中心静脉置管使用多巴胺,但如果必须经外周静脉注射药物,则应注意避免外渗。必须在血流动力学的监测下逐渐加量以达到预期的血流动力学反应。多巴胺不应该与碳酸氢钠混合,因为碱性溶液会使药物失去活性。

■ 表12-6 激动剂对肾上腺素能受体亚型的作用

药物	显著激动作用
多巴胺	$\beta_1=DA_1>\alpha$
肾上腺素	$\beta_1=\beta_2=\alpha$
非诺多泮	DA_1
去氧肾上腺素	α
去甲肾上腺素	$\beta_1=\alpha$
异丙基肾上腺素	$\beta_1=\beta_2$

非诺多泮

同多巴胺一样,非诺多泮也是选择性的DA_1受体激动剂,不同的是,非诺多泮更强效,且在常规剂量下不刺激α或β肾上腺素能受体。这种药理学特征可扩张肾血管床和内脏血管床、增加肾血流量和肾小球滤过率,以及利尿。非诺多泮主要用于治疗成人高血压,但一些治疗中心已在新生儿中静脉注射非诺多泮来利尿。非诺多泮潜在的优势包括可快速滴定和除低血压外较少的副作用。然而在关于少尿的新生儿和心脏术后立刻使用的新生儿的有限报道中,没有有力的证据表明输注非诺多泮有显著疗效。因此,还需要有更多前瞻性的研究来确定非诺多泮是否应该用于治疗患有心脏病的新生儿。

肾上腺素

肾上腺素是一种由肾上腺髓质产生的内源性儿茶酚胺,对α和β肾上腺素能受体有极强的作用。其血流动力学效应与使用剂量呈线性相关。在低浓度下,主要作用是兴奋β_1肾上腺素能受体引起心率增快、收缩力增强和收缩压升高。随着剂量的增加,周围血管床β_2肾上腺素能受体兴奋,舒张压可能略有下降。在较高剂量下,对α肾上腺素能受体作用占优势而出现血管收缩。

肾上腺素的主要应用指征是对米力农和多巴胺反应欠佳的低心排血量的心衰患者。肾上腺素必须在血流动力学监测下谨慎地使用。输注速率应从推荐剂量的下限开始，然后根据需要逐渐增加。肾上腺素危及生命的主要毒性作用是诱发室性心律失常，但这在新生儿中并不常见。肾上腺素可因显著增加心率和收缩力而增加心肌耗氧量。大剂量使用可引起心肌缺血，尤其是在合并冠状动脉异常或左心室肥大的患者中。肾上腺素引起的外周血管收缩可导致组织缺血，特别是在高输注率时。使用时应密切监测尿量。由于外周输液部位皮下浸润会导致局部皮肤坏死，因此应通过中心静脉置管使用肾上腺素。

去氧肾上腺素

去氧肾上腺素是一种 α_1 肾上腺素受体激动剂，对其他肾上腺素受体的作用相对较小。去氧肾上腺素的血流动力学效应主要与血管收缩和增加全身血管阻力有关。心率可能反射性降低。去氧肾上腺素通过持续静脉输注给药。在新生儿脓毒性休克的情况下可使用去氧肾上腺素，治疗的主要目的是促进血管收缩。在法洛四联症等发绀型心脏病患者中，去氧肾上腺素也被广泛用于增加全身血管阻力，减少右向左分流，促进肺血流量增加，从而改善全身氧合。

去甲肾上腺素

去甲肾上腺素是一种内源性儿茶酚胺，具有 β_1 和 α 肾上腺素能激动作用，但与肾上腺素和异丙肾上腺素不同，去甲肾上腺素不刺激 β_2 受体（在常规剂量下）。输注去甲肾上腺素会增加收缩压、舒张压、体循环血管阻力和心肌收缩力。心率可保持不变，或由于去甲肾上腺素激动心肌 β_1 受体和血管收缩引起的压力感受器激活后的拮抗作用，心率甚至可下降。去甲肾上腺素 α 肾上腺素能的主要作用是引起血管收缩，并可减少肾脏的灌注和尿量。

去甲肾上腺素很少用作正性肌力药，因为它同时会增加血管阻力、心肌耗氧量以及减少肾血流量。去甲肾上腺素可应用于伴有显著外周血管扩张的严重心血管疾病的患者，如高排低阻性感染性休克。一些婴儿在体外循环手术后几乎没有血管张力，去甲肾上腺素有助于暂时维持全身血压。去甲肾上腺素的不良反应包括心律失常、血管过度收缩引起的组织缺血，以及皮肤坏死（如果局部渗漏）。使用去甲肾上腺素应该通过中心静脉导管。

异丙肾上腺素

异丙肾上腺素是一种合成的儿茶酚胺，具有强的非选择性 β 肾上腺素能激动作用，对 α 肾上腺素能受体则无明显影响。异丙肾上腺素可增加心脏收缩力和心率（β_1 效应），并可使骨骼肌、肾和内脏血管扩张而引起的血管阻力降低（β_2 效应）。

由房室传导阻滞或窦房结功能障碍引起的心动过缓，是婴幼儿使用异丙肾上腺素的唯一指征。这种患者可以通过注射异丙肾上腺素来暂时控制节律，直到起搏器安装完毕（临时起搏导管或永久起搏器）。

虽然异丙肾上腺素能增加心肌收缩力从而增加心排血量，但与米力农、多巴酚丁胺或多巴胺相比，它更多是引起心率增快。收缩力和心率的增加可引起心肌耗氧增加以及缩短舒张灌注的时间。由于上述以及其他如窦性心动过速、房性和室性心律失常等不良反应，异丙肾上腺素禁用于心室功能下降导致的低心排综合征的新生儿。

■ 磷酸二酯酶抑制剂

具有独特的性质和亚细胞分布的磷酸二酯酶家族控制着细胞内 cAMP 和 cGMP 的降解。选择性地抑制 cAMP 磷酸二酯酶活性的药物在成熟心肌细胞中具有正性肌力作用，其作用机制可能是升高 cAMP 和激活蛋白激酶 a（第 2 章）。对幼龄动物的试验研究表明，各种磷酸二酯酶同工酶的表达存在显著的年龄相关性差异。例如，新生兔的心肌对磷酸二酯酶 3 的选择性抑制剂（如米力农）不敏感，因为相对缺乏这种酶。人的心肌磷酸二酯酶系统的发育过程还不清楚，但目前所研究的几乎所有未成熟的哺乳动物中，米力农都没有或仅表现出很少的正性肌力效应。尽管存在上述结论，但米力农仍被广泛应用于心功能不全的婴儿的术前和术后治疗中。目前尚不清楚这种明显的血流动力学改善，主要是因为心肌收缩力增强还是由于

但它是非选择性的，可阻断 α_1 和 α_2 受体。高剂量酚妥拉明可阻断突触前 α_2 肾上腺素能受体，从而导致心动过速和心律失常。对心排血量低的患者给予酚妥拉明可降低体循环血管阻力，从而增加心排血量。虽然酚妥拉明被归为混合型血管扩张剂，但与其他混合型血管扩张剂相比，其对静脉容量的影响很小。酚妥拉明能降低肺血管阻力和肺动脉压。

酚妥拉明用于儿童的经验仅限于短期静脉注射。总之，酚妥拉明在婴儿和儿童中有良好的疗效和耐受性。不良反应包括严重窦性心动过速、心律失常和严重低血压。酚妥拉明在新生儿中主要用于心脏术后早期。

脑啡肽酶抑制剂

沙库巴曲是一种药物前体，被酯酶激活形成活性形式。其可抑制脑啡肽酶的活性，脑啡肽酶是一种中性内肽酶，可以降解血管活性肽，包括钠尿肽、缓激肽和肾上腺髓质素。因此，抑制脑啡肽酶会增加这些肽的含量，导致血管舒张和增加钠的排泄（利尿）。其与血管紧张素受体拮抗剂缬沙坦以固定的剂量联合应用，最近被证实可以使心力衰竭的成人患者获益。这是一类新兴的药物，对心力衰竭的治疗具有相当大的前景。然而，在新生儿中，脑啡肽酶抑制剂的安全性和有效性仍然有待确定，这也是一个可研究的方向。

■ 醛固酮受体拮抗剂

肾素血管紧张素系统活性的提高和醛固酮合成的增加是充血性心力衰竭的标志。醛固酮可能参与了心衰综合征中所观察到的多种有害反应的发病机制。醛固酮在促进慢性充血性心力衰竭患者异常的胶原合成和间质纤维化过程中发挥重要作用。ACEI 能够阻断血管紧张素Ⅱ和醛固酮的合成。然而，最近的成人数据表明，尽管适当地使用了 ACEI，醛固酮的产生也可能“逃脱”。醛固酮产生的“逃脱”有几种潜在的重要影响因素，包括水钠潴留、钾镁丢失、心肌胶原生成过多、心室肥大、心肌去甲肾上腺素释放、内皮功能紊乱以及血清高密度脂蛋白胆固醇的降低。在接受传统治疗方案（其中包括 ACEI）的心衰患者中应用醛固酮拮抗剂和螺内酯，可增加利尿和改善症状。螺内酯是多年来一直用于治疗心力衰竭婴儿的保钾利尿剂。关于在婴幼儿中阻断醛固酮的其他作用是否产生其他额外的益处，尚待确定。

■ 激素

奈西立肽

奈西立肽是一种重组的 B 型钠酸肽，需要经静脉用药。在成人心力衰竭患者中应用可舒张血管，增加肾小球滤过率，抑制肾重吸收钠，促进排尿。对儿童的研究表明，奈西立肽可增加尿量，降低心力衰竭神经激素指标的水平。目前有些中心将奈西立肽应用于心脏手术后低心排血量以及心肌病所致的严重心功能不全的婴儿。但奈西立肽用于心脏病患儿的安全性和有效性仍需要进一步的明确研究。

甲状腺素和三碘甲状腺氨酸（碘塞罗宁）

在心力衰竭期（第 11 章），危重病程期以及外科手术之后，会发生大量神经内分泌系统变化。在心脏手术后的重症成人儿童中，甲状腺激素分泌会减少。这种甲状腺激素水平的变化被称为“非甲状腺疾病综合征”，一般认为不代表真正的甲状腺功能减退。然而，这个观点仍存在争议，一些专家认为，这些患者可能因为病情危重或外科手术打击而获得了真正的中枢性甲状腺功能减退症。一些中心在术后对 TSH 增高或循环甲状腺激素水平降低的患者，或表现持续性或难治性低心排血量的婴儿，常规使用甲状腺或三碘甲状腺氨酸。然而，少有关于新生儿心脏术后早期使用甲状腺激素的安全和有效性以及长期应用的作用的研究。但甲状腺素水平的变化以及常规使用甲状腺激素的作用仍然需要进一步研究阐述。

血管升压素

血管升压素是一种强有力的血管收缩剂，可通过 V1 受体直接作用于血管并通过增强血管对儿茶酚胺的敏感性的间接作用起到收缩血管的作用。酸中毒或缺氧状态下血管升压素仍有作用。体外循环可引起一系列炎症反应并进而导致低心排血量和血管扩张性休克。其一线治疗方案是应用儿茶酚胺，如多巴胺或去甲肾上腺素。然而，尽管有极强的血管活性药物支持治疗，一些婴儿休克仍不能控制。这见于感染性休克的患者，其血管升压素水平降低。基于在血管扩张型脓毒性休克患者应用血管升压素取得良好效果的研究结果，一些研究人员对体外循环后血管扩张型休克的婴儿应用血管升压素治疗。总之，研究结果是理想的，似乎血管升压素可以成为针对上述情况的一个更常规的辅助治疗方案。然而在患有心脏病的婴幼儿中使用血管升压素仍需要进一步试验阐明其适应证、安全性和有效性。

■ β 受体阻滞剂

β 受体阻滞剂可分类为：第一代为非选择性 $β_1$ 和 $β_2$ 受体阻滞剂（如普萘洛尔）；第二代即相对选择性 $β_1$ 受体阻滞剂（如美托洛尔和阿替洛尔）；第三代（选择性或非选择性）具有潜在重要的辅助作用（如卡维地洛和布替洛尔）。β 受体阻滞剂是不可互换的，治疗必须严谨和密切监测。目前在儿科患者中已发表的临床经验十分有限。在婴儿中最常用的 β 受体阻滞剂是普萘洛尔、阿替洛尔和艾司洛尔。

普萘洛尔

普萘洛尔是美国第一个上市的 β 肾上腺素能受体阻滞剂。随后，许多 β 受体阻滞剂被开发并上市。然而，普萘洛尔的应用最为广泛，在儿科患者中也有已发表的用药经验。普萘洛尔可口服或静脉注射。但若必须经静脉使用 β 受体阻滞剂时，需要使用短效的 β 肾上腺素能受体阻滞剂艾司洛尔（见下文），以降低静脉使用普萘洛尔导致严重低血压和心动过缓的风险。

普萘洛尔可用于治疗婴儿室上性心动过速、某些类型的室性心律失常、先天性长 QT 综合征以及肥厚型心肌病。在过去，普萘洛尔有时被用来降低法洛四联症患儿缺氧发作的频率和严重程度。而现在，大多数出现缺氧发作的患者都及时进行外科矫正或姑息治疗。一些重症肺动脉狭窄的婴儿，在狭窄缓解后短期使用普萘洛尔直到漏斗部肌肉肥厚消退。

普萘洛尔口服后吸收良好，但经过广泛的肝代谢，生物利用度可降低到 30%。不同类别的 β 肾上腺素能受体阻滞剂的副作用包括收缩性减弱、房室传导阻滞、支气管痉挛和睡眠障碍。普萘洛尔应尽可能避免用于患有重大肺部疾病的婴儿。在婴儿中长期服用普萘洛尔似乎是安全和可耐受的。然而，对于因其他疾病或其他情况而限制进食的婴儿，口服普萘洛尔有发生低血糖的风险。因此普萘洛尔用于不能正常进食的婴儿应监测血糖。

阿替洛尔

阿替洛尔可相对选择性的作用于 $β_1$ 肾上腺素受体。这种制剂的优点是半衰期较长（8~10 小时），每天只需用药 1~2 次，现在通常用它代替普萘洛尔。阿替洛尔难以穿过血脑屏障，比普萘洛尔发生中枢神经系统损害少，但其在新生儿和婴幼儿中的临床作用尚不清楚。阿替洛尔混悬液可以由许多药方制成，而且这种药的耐受性很好。

艾司洛尔

艾司洛尔是一种选择性 $β_1$ 肾上腺素能受体阻滞剂，血浆半衰期较短（5~10 分钟）。其适应证和使用注意事项与普萘洛尔相似。主要的区别在于由于艾司洛尔的半衰期短，需要持续静脉输注。因此剂量比较容易控制，一旦出现不良反应，毒性持续时间会比较短。艾司洛尔通常在急重症监护环境（如心导管室、术后恢复室、新生儿重症监护室）下短期使用。

卡维地洛

卡维地洛是第三代 β 肾上腺素受体阻滞剂，能阻断 $β_1$、$β_2$ 和 $α_1$ 肾上腺素受体。此外，它还具有抗氧化、抗炎症反应和抗凋亡活性。在第 11 章有描述卡维地洛在心力衰竭婴儿中的应用经验。尽管前景看好，但需要进一步研究以明确卡维地洛在新生儿心脏病治疗中的潜在作用。

■ 前列腺素 E_1

前列腺素 E_1（PGE_1）用于扩张部分患有先天性心脏病新生儿的动脉导管，这些患儿依赖于其未闭的动脉导管来维持主要的肺或体循环血流。PGE_1 的常用适应证包括肺动脉闭锁、重度肺动脉瓣狭窄、大动脉转位、主动脉缩窄、主动脉弓中断、重度主动脉瓣狭窄和左心发育不良综合征。在怀疑动脉导管依赖的先天性心脏病患儿，强烈建议尽早应用 PGE_1。一个很好的例子是有先天性心脏病表现的婴儿出生在一个没有三级护理服务的心脏中心。在这种情况下，建议在转运患儿和进一步确诊前就开始 PGE_1 治疗，这可能是可以救命的。相反，如果动脉导管依赖的先天性心脏病患儿因为没有接受 PGE_1 治疗动脉导管闭合，其结果可能是致命的。虽然 PGE_1 并非完全温和无害，但结合下文提到进行适当的预防措施后可安全使用，如在其后的诊断过程中确定患儿并无严重的结构性心脏病，则可停止使用。

PGE_1 半衰期短，因此必须经血管连续输注。虽然首选是静脉给药，但必要时也可通过脐动脉导管给药。由于这些患儿的存活主要依赖于静脉用药以维持动脉导管开放，所以一个可靠的静脉通路是至关重要的。因此，我们建议尽可能使用中心静脉（如脐静脉）置管。PGE_1 除扩张动脉导管外，还可扩张体和肺循环血管床。因此，低血压是一个潜在的副作用。在这种情况下，减少剂量一般足以逆转血压的下降。如果效果不理想，少量补液（5~10mL/kg）通常是有效的。另一个潜在的严重副作用是呼吸暂停。大剂量使用 PGE_1 或无意间快速给药都有极大可能诱发呼吸暂停。因此每当使用 PGE_1 时，必须有辅助通气所需的人员和设备在场。应使用输液泵持续给药，且不得对含有该药的静脉输液管进行冲管。其他副作用还包括发热、烦躁、水肿和皮肤潮红。

推荐阅读

参考药物剂量

Taketomo CK, Hodding JH, Kraus DM. *Pediatric and Neonatal Dosage Handbook*. 22nd ed. Hudson, OH: Lexi-Comp, Inc.; 2015.

儿科临床药理学原理

Hines RN. The ontogeny of drug metabolizing enzymes and implications for adverse effects. *Pharmacol Ther*. 2008;118:250-267.

Kearns GL, Artman M. Functional biomarkers: an approach to bridge pharmacokinetics and pharmacodynamics in pediatric clinical trials. *Curr Pharm Des*. 2015;21(39):5636-5642.

Neville KA, Becker ML, Goldman JL, Kearns GL. Developmental pharmacogenomics. *Pediatr Anesth*. 2011;21:255-265.

Wagner J, Kearns GL, Artman M. Pharmacology. In: Allen HD, Driscoll DJ, Shaddy RE, Penny DJ, Cetta F, Feltes TF, eds. *Moss and Adams' Heart Disease in Infants, Children and Adolescents, Including the Fetus and Young Adult*. 9th ed. Philadelphia, PA: Wolters Kluwer; 2016:1831-1853.

特殊药物药理学和药物分类

Giesinger RE, McNamara PJ. Hemodynamic instability in the critically ill neonate: an approach to cardiovascular support based on disease pathophysiology. *Semin Perinatol*. 2016;40(3):174-188.

Gupta S, Donn SM. Neonatal hypotension: dopamine or dobutamine? *Semin Fetal Neonatal Med*. 2014;19:54-59.

Mastropietro CW. Arginine vasopressin and paediatric cardiovascular surgery. *OA Crit Care*. 2013;1(1):1-7.

Ricci Z, Stazi GV, Di Chiara L, et al. Fenoldopam in newborn patients undergoing cardiopulmonary bypass: controlled clinical trial. *Interact Cardio Vasc Thorac Surg*. 2008;7:1049-1053.

Samiee-Zafarghandy S, Smith PB, van den Anker JN. Safety of sildenafil in infants. *Pediatr Crit Care Med*. 2014;15(4):362-368.

Shih JL, Agus MSD. Thyroid function in the critically ill newborn and child. *Curr Opin Pediatr*. 2009;21:536-540.

Steinhorn RH, Kinsella JP, Pierce C, et al. Intravenous sildenafil in the treatment of neonates with persistent pulmonary hypertension. *J Pediatr*. 2009;155:841-847.

第 13 章 术后监护

概述

为了避免首次姑息手术后及后期修复术所带来的累积发病率和死亡率，先天性心脏病患者的早期矫治术已变得越来越普遍。新生儿甚至早产儿心脏外科手术的数量亦随之增长。为使这些婴儿获得最好的监护，需要掌握与新生儿器官系统的独特结构及功能特点的相关专业知识，最好组建一个多学科的专业团队，包括心脏内科、心脏外科、护理、新生儿科、麻醉科和重症监护专业。本章的目的是回顾这些婴儿监护的一般原则。在第 6 章至第 8 章讨论与特定缺陷相关的生理学和外科手术方法。在第 12 章中讨论术后常用药物。

心脏外科手术概述

心脏外科手术分为心脏开放手术及闭合式手术，或分为根治手术和姑息手术（表 13–1）。“开放手术”指手术过程中需要使用体外循环，而在“闭合”手术中不使用体外循环。姑息手术用于尚无可能施行根治手术的复杂心脏畸形。接受姑息手术的患者有残余心内分流或其他血流动力学异常。在大多数机构中，姑息手术仅用于功能性单心室（如左心发育不良综合征、三尖瓣闭锁）或那些肺动脉发育不良的婴儿。

大多数矫治手术，如永存动脉干或大动脉转位，都是通过体外循环来完成的。体外循环在维持血液循环的同时，将血液从手术区域转移出去，增加其中的

表 13-1　心脏外科手术的分类

闭合式心脏手术：不使用体外循环
　姑息手术：肺动脉环缩术，体肺分流术
　根治手术：主动脉弓缩窄矫治术，动脉导管未闭结扎术
　　开放式心脏手术：使用体外循环
　姑息手术：Norwood Ⅰ期手术，Damus-Kaye-Stansel 手术
　根治手术：大动脉转位矫治术，法洛四联症矫治术，完全肺静脉异位引流矫治术，永存动脉干矫治术，室间隔缺损修补术
以上所列为举例说明姑息手术和根治手术，并不全面

氧气，去除二氧化碳，并帮助冷却和随后的升温。静脉血从上腔静脉和下腔静脉引出到心肺体外循环机的一个储血池，它也通过抽吸导管收集从手术野排出的血液（图 13-1）。血液通过氧合器、变温器（用于降温或升温）和过滤器泵送，然后通过主动脉插管返回至患者的升主动脉。患者在体外循环时应用肝素完全抗凝。

深低温可以延长新生儿和婴幼儿体外循环的安全期。在较低的温度下降低代谢活性和耗氧量。“深低温”包括降温至 17°C~22°C。多年来，外科医生将深低温与低流量体外循环（正常流量的 25%~50%）结合起来或者更常见的是没有体外循环，停止心跳（深低温停循环）。深低温停循环为外科医生提供了一个无血和放松的心脏，没有多个插管干扰外科手术野。这种技术允许在复杂的外科手术中使用，并显著改善了复杂先天性心脏病婴儿的存活率。不幸的是，在深低温停循环的幸存者（第 14 章）中越来越多地认识到存在神经系统并发症和发育性疾病，并且停循环时间的长短与神经系统并发症的严重程度相关。替代灌注策略包括适度低温（22°C~30°C）结合正常或增加的血泵流量，或深低温间歇性灌注。在主动脉弓重建期间使用的另一种方法是顺行脑灌注，通过无名动脉插管将血流选择性引至脑循环。开展进一步临床研究并不断改进技术以减少神经系统并发症是十分重要的。

尽管体外循环被允许用于纠正复杂的心脏缺陷，但其使用相关的并发症影响了术后患者的护理，尤其是新生儿。血细胞受到过大剪切力和人工表面的损伤。尽管血液经过过滤，仍有气泡和血小板团块的微栓塞发生。非搏动性灌注和低温本身也可能引起伤害。在一定程度上存在组织缺血，随后发生再灌注损伤。这些和其他因素相结合刺激了全身炎症反应，表现为补体系统、白细胞和内皮细胞的激活。由细胞因子、趋

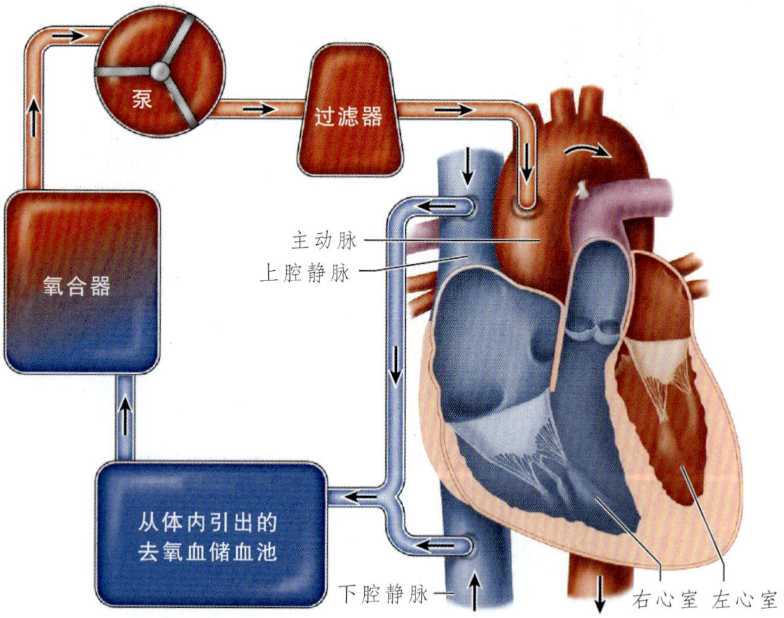

图 13-1　体外循环系统基本原理图。

化因子和内毒素一起诱导，导致毛细血管通透性增加、组织水肿和多系统功能障碍。全身水分增加，发生短暂性心肌功能障碍，肺血管阻力增加，气体交换障碍，应激和激素反应常引起水和电解质失衡。与年龄较大的儿童相比，这种反应在新生儿中更为严重，导致心排血量下降的后果，反应通常在体外循环后6~12小时达到高峰。为了限制这种全身炎症反应，通常在术中立刻使用类固醇，并且在复温期间或体外循环后使用各种超滤技术去除过量水分和小分子炎症介质。体外循环管路预充液也可致部分血液稀释。减少了氧输送，降低胶体渗透压，进一步引起体液外渗和稀释凝血因子，导致术后凝血功能障碍。在体外循环期间红细胞比容维持在25%~30%之间，似乎是低温诱导的血液黏度改变，维持胶体渗透压和携氧能力的最佳方法。

■ 外科手术时机

许多诊断为先天性心脏病的婴儿在手术前作为门诊患者进行管理，但那些循环依赖动脉导管的患者在进行手术干预之前需要支持性的重症护理。一般来说，在术前通过给予PGE_1和其他支持措施可以稳定发绀婴儿的病情。待仔细评估、完善检查之后择期安排手术或导管介入治疗。值得注意的两个例外是：①新生儿梗阻型完全性肺静脉异位引流应行急诊手术；②由于严重的低氧血症，d型大动脉转位合并限制性卵圆孔未闭的新生儿常需要行急诊球囊房间隔造口术。这一过程可以在床边由超声心动图引导完成。成功的房间隔造口术后，这些婴儿通常是稳定的，如果没有发生终末器官损伤，则可以在此后很快进行矫正手术。

由于左心梗阻性病变（如主动脉缩窄、左心发育不良综合征）而出现休克的婴儿通常可以通过给予PGE_1和其他支持性治疗来稳定病情。由于灌注减少，这些婴儿可能遭受终末器官损害，最常见的是肾脏或肝脏损害。在器官功能恢复期间，推迟手术可以对婴儿进行全面评估（包括神经系统）并降低手术发病率和风险。然而，尽管进行了最大限度的治疗，仍有证据表明其存在进行性器官损伤，应积极进行手术干预。

■ 术后患者交接

所有负责手术后护理婴儿的医务人员，必须了解患儿心脏解剖学异常并熟悉术前评估和手术过程。从手术室返回时，必须提供以下信息：

- 术中发现，尤其是解剖结构不同于术前诊断清单。
- 确切的手术操作方法。
- 体外循环时间，包括主动脉阻断时间、降温水平和停循环时间。
- 术后血流动力学和超声心动图数据（尤其是与残余畸形相关的数据）。
- 并发症，包括心律失常和出血（包括血液制品的使用）。
- 导尿管、引流管和临时起搏导线的位置。
- 血管活性物及其他药物的应用。
- 气道和通气状态（麻醉剂和神经肌肉阻滞状态）以及最后一次应用止痛药和镇静药的时间。

运送婴儿的人员必须与心脏ICU的工作人员协同默契配合，以确保患者能够安全迅速地进入ICU。采用标准模板交班有助于手术室和ICU的监护交接。维持足够的氧合和通气以及持续应用血管活性药物至关重要。进入监护室后，患者在使用呼吸机约15分钟后（如果有临床指征则可提早）进行首次实验室检查。检查通常包括动脉血气、全血细胞计数、血清电解质、血糖、钙离子浓度和凝血功能状态。及时拍摄床旁胸片并采集全导联心电图。

及时进行以心血管和呼吸功能为重点的综合评估，并回顾监护数据、术后医嘱和实验室检查数据。向家属交代最新病情，病情允许可尽早探视。

■ 监测

虽然机构之间存在差异，但大多数婴儿在心脏手术后需要持续监测心率、血压、血氧饱和度以及呼吸频率。大多数婴儿留置动脉测压管。呼气末CO_2监测在机械通气患者中是有价值的。近红外光谱（NIRS）主要被组织中的氧合血红蛋白和去氧血红蛋白吸收，而两者的吸收光谱有明显不同。NIRS 监测通过比较组织对二者吸收光谱的差异来估计组织中的血氧饱和度[局部组织血氧饱和度(rSO_2)]NIRS 导联放置在额头和脊柱旁肾脏区域上，分别对脑和肾脏的氧输送进行评估。头部 rSO_2 的变化与混合静脉血氧饱和度的变化密切相关。

应用体外循环的婴儿通常有一个或多个心内导管用于监测和输液治疗。临时起搏导线常被放置在心房和(或)心室的心外膜表面。所获得的数据使血流动力学变量的测量更精确，从而为治疗提供合理的依据。但应理解所获信息仅可作辅助参考，而不应替代详细的系统查体及对心排血量的评估。

右心房(RA)导管可以经中心静脉或右心房耳放置。右心房导管用于测量中心静脉压，反映血管内容量状态。除了容量超负荷外，右心房压力增加的其他原因包括右心室(或单心室)顺应性降低、三尖瓣反流或左心室到右心房的残余分流以及心包压塞。右心房血氧饱和度也可测量，但可能不代表一个真正的混合静脉血氧饱和度，因为在心房内有静脉血流入，且在单心室患者中它与左心房血液混合。当血标本从正确估计的混合静脉饱和度部位(上腔静脉通常是最佳来源)获取时，动静脉血氧饱和度差异小于 30%表明有足够的心排血量。

左心房(LA)导管可经左心房耳或右上肺静脉放置。在体循环系统房室瓣无反流或狭窄时，左心房压力可间接反映体循环系统心室功能。左心房压力也随着血管内容积的增加而下降。左心房的血氧饱和度应为 100%左右。右心房水平分流或继发于异常气体交换(如肺不张)引起的肺静脉血氧饱和度下降可导致左心房血氧饱和度降低。

ICU 经常使用超声心动图来评估术后状态。术中经食道检查用于评估残余畸形及心室功能、流出道梗阻情况、瓣膜反流，可能的话评估肺动脉压力。在 ICU 发生临床病情恶化时，急诊超声心动图可用于评估上述所有情况、分流功能以及是否存在心包积液。

■ 术后系统监护的一般原则

心血管系统

心排血量减少

心肌功能障碍在小婴儿手术后非常常见，尤其是新生儿。可能涉及下列因素中的一个或多个：

- 术前心肌功能障碍。其是左心梗阻型病变患者最常见的并发症，如主动脉缩窄。
- 体外循环的影响。如前所述，体外循环引起全身显著的炎症反应时常发生，并可能对心肌功能产生不利影响。手术过程中也可发生心肌灌注不足。最后，如果切开心室，可能会导致局部心肌功能障碍。上述术中情况导致的低心排血量状态通常在术后 6~12 小时达到高峰。体格检查会发现心动过速、低血压、血流灌注减少和四肢厥冷，尿量减少，乳酸酸中毒，头部 rSO_2 减低，水肿，胸腔积液可能存在。对于可预见的潜在的危及生命的现象进行即刻干预是非常重要的。补充容量，给予正性肌力药和减轻后负荷的药物通常是必要的。通过不断地体格检查和反复的血流动力学和代谢数据的监测以评估患儿对治疗干预的反应。
- 残余解剖畸形。手术后心脏解剖和功能的评估是通过直接检查、血气、压力测量和影像学检查来完成的。手术后，在手术室中使用经食道超声心动图检查可减少意外残余解剖畸形的发生率。然而，如果术后病程恢复不符合预期，应进行进一步的检查评估是否存在残余畸形或先前未诊断的解剖畸形。这当然包括超声心动检查，但也可能需要应用磁共振成像检查和(或)心脏导管造影检查。
- 心律失常。心脏节律异常，如房室传导阻滞和心动过速，在术后比较常见，并可能造成心排血量不足。第 10 章对心律失常的诊断和治疗进行了讨论。新生儿的心排血量相对依赖于心跳频率和心房收缩对心室充盈的贡献(“心房射血”)。因此，由于房室传导阻滞所致的心动过缓会显著降低心排血量，应经胸放置起搏导线迅速起搏。交界性异位心动过速是最常见的快速性心律失常，导致房室同步性丢失。因心率快而出现症状的婴儿应立即给予治疗。

• 电解质和激素紊乱。低钙血症和低镁血症抑制心肌收缩力，应适当治疗。据推测，糖皮质激素的使用改善了应激性新生儿的顽固性血流动力学的不稳定性，这些新生儿在心脏手术后可能有不适当或异常的应激反应。同样，心肌细胞中的生物活性激素三碘甲状腺素浓度降低，可能导致体外循环术后低心排血量综合征；一些人主张应用三碘甲状腺素。这两种疗法均为经验性治疗，临床试验并未证明其有效。

• 贫血。增加血红蛋白浓度可提高血液的携氧能力，并有益于低心排血量的患者。发绀患者的血红蛋白浓度在 14~15g/dL 时，可能是有益的。

循环支持

在术后早期的主要目标是通过维持最佳心率、前负荷、后负荷和收缩性来优化心排血量和血流分布。如前文所述，心动过缓对新生儿心排血量有不利影响，应予以治疗，快速心律失常亦应如此。必须根据血管内容量的评估改善前负荷。血管扩张剂可用于减少后负荷。根据需要可通过应用正性肌力药来增加收缩性，但必须注意避免其不良反应。收缩力的增加与心肌能量需求增加有关。心动过速增加心肌能量需求，并减少舒张充盈时间，后者可减少心肌血流量。交感神经兴奋剂的使用可能会导致交界性异位心动过速。尽管有这些顾虑，正性肌力药物对于治疗心肌功能障碍是非常有用的，这一点在第 12 章中有详细讨论。应用输液泵给药治疗以保持足够的终末器官灌注，而不仅仅是一定程度的血压。应监测体格检查、尿量、血浆酸碱度和体循环动静脉差，以评估心排血量是否充足。正性肌力药的选择通常是经验性的。米力农和多巴胺的联合使用经常用于增加心排血量，维持适当的灌注压力而不会过度增加后负荷，并改善心肌舒张功能。如果这些药物在增加剂量后仍不能充分改善心排血量，不引起 α 受体激活的低剂量 0.01~0.05μg/(kg·min)肾上腺素通常是有效的，特别是对于患有相对心动过缓或慢性应激状态的婴儿。剂量按需增加，如剂量高于 0.2μg/(kg·min)，则应该考虑机械循环支持。

机械辅助循环支持

静脉-动脉体外膜肺氧合(ECMO)是新生儿和婴幼儿心脏病手术前后最常用的机械循环支持方式。静脉插管从下腔静脉和右心房引流出血液。血液通过氧合器和热交换器泵送，然后通过动脉插管返回到升主动脉。ECMO 适用于最大剂量药物治疗无效的可逆性的低心排血量。除了维持足够的全身血流量，ECMO 有利于心肌恢复，其原因是随着心室壁张力的降低冠状动脉的灌注得到改善。ECMO 也可以作为心脏移植的桥梁。体外循环生命支持组织报告心脏手术后或等待心脏移植的新生儿在 ECMO 插管后的出院或移植存活率为 41%。因心脏功能需要 ECMO 辅助患儿的存活率相对较低，其最常见原因是新生儿患有复杂的先天性心脏缺陷和可移植的供体心脏来源有限。无法顺利停机脱离体外循环的患儿在放置 ECMO 时，危及生命的出血风险增加。ECMO 的典型适应证如表 13-2 所示。禁忌证包括严重的神经功能缺损、终末期或不可逆全身疾病、大出血和置管困难。有些人认为严重的肾或肝功能障碍是相对禁忌证。对于因停机困难放置 ECMO 的患者进行积极残余解剖畸形的评估，包括可能的心导管检查术十分重要。

在一些中心，持久性心室辅助装置(VADS)的植入越来越多地提供给那些不能脱离 ECMO 和等待心脏移植的患儿。新生儿和婴儿需要的泵和插管的大小是一个关键问题。柏林心脏是婴儿最常用的装置。这是一种气动驱动脉冲装置，可以提供单心室(右或左)或双心室支持(图 13-2)。在年龄较大的儿童中，应用该装置的存活率远高于应用 ECMO 支持的对照患者的生存率，但并发症的发生率仍然较高。其他依赖于连续性而非搏动性血流的辅助装置正在进行动物模型研究，并计划开展临床试验。对心脏移植后儿童 5 年和 10 年的生存率进行比较，移植时接受 VAD 辅助的儿童比移植时应用 ECMO 的儿童的生存率更高；相

表 13-2　ECMO 的适应证

严重的心室功能障碍(术前或术后)
体外循环停机失败
药物难治性肺动脉高压
急性体-肺分流梗阻
药物难治性心律失常和相关的血流动力学损害
心搏骤停

缩略语：ECMO，体外膜肺氧合。

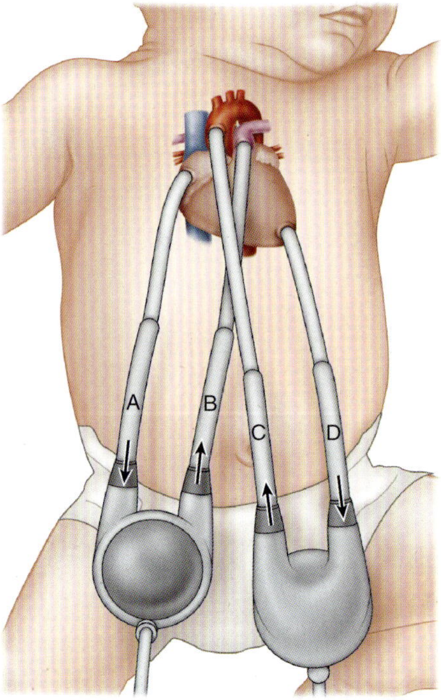

图 13–2 柏林心脏 ExCO(柏林心脏公司,柏林,德国)。空气被泵进和流出泵的空气室。其产生正或负压,导致血液流过泵。(A)右心房插管从患者身上抽取体循环静脉血至血泵。(B)肺动脉插管将体循环静脉血输送至肺动脉。氧合的血液通过肺血管返回左心房,然后回到左心室。(C)主动脉插管向患者输送肺静脉血。(D)左心室心尖部插管将患者的肺静脉血泵入泵。

似的数据不可用于新生儿和婴儿。与 ECMO 相比,VAD 的优点包括减少对血细胞的损伤(减少抗凝的需要),减少卒中和感染的风险以及使患者活动能力增大,主要缺点是这些装置不提供呼吸支持。

肺动脉高压

肺动脉高压是婴儿心脏外科术后重要的致残及致死因素。在心脏手术后的最初几天,小婴儿尤其是新生儿肺血管床具有很高的反应性。肺动脉压力急剧升高(肺高压危象)导致肺静脉回流减少和左心室充盈,并可能导致危及生命的低血压、灌注不良和代谢性酸中毒。肺小动脉扩张可造成小气道管腔损伤及通气障碍。酸中毒和低氧血症可引起肺动脉压升高,从而导致右心衰竭和心脏骤停。患者的高危因素包括被证实的肺血管阻力升高、体循环心室功能障碍伴心室舒张末期压力升高,以及其他原因造成的肺静脉高压。可导致肺动脉压力升高的因素包括酸中毒、低氧血症、高碳酸血症、冷应激及疼痛应激。以上情况应尽量避免,如果发生应积极处理。一些肺部疾病,包括感染、肺不张以及气道高反应性疾病,也会引起患儿的肺动脉压升高,并使患儿的危险期延长。充分镇静、轻度过度通气、维持正常的功能残气量、吸入氧气从而避免肺泡低氧、适当的红细胞比容以及米力农等药物的应用,通常是有效的治疗措施。

患儿对以上治疗无效时可选用吸入 NO 治疗。NO 通过呼吸道吸入,是选择性肺血管扩张剂,不会引起体循环低血压,而后者常在静脉应用血管扩张药时发生。高危患儿在手术室内开始预防性的吸入 NO 可能是有益的。有肺静脉高压病史的患儿(例如梗阻性完全性肺静脉异位引流,先天性二尖瓣狭窄)对 NO治疗尤其敏感,这项治疗应用于肺动脉高压相关疾病矫治术后依然是有益的(例如,永存动脉干和房室间隔缺损)。西地那非可用于协助撤除 NO,并可在临床指导下使用数周至数月。

肺动脉高压可增加心内右向左分流,导致低氧血症,从而降低了患儿脱离机械通气和额外氧气吸入的能力。超声心动图对于评估右心室功能和肺动脉压力很有价值。

呼吸系统

通气和呼吸力学对新生儿血流动力学状态,特别是心脏外科术后有重要影响。由于重度主动脉缩窄等病变而造成已有心肌功能障碍的婴儿和经历过心脏直视手术的婴儿,在心肌功能恢复期间受益于机械通气支持。在返回 ICU 后,镇静药物和偶尔的神经肌肉阻滞剂会被持续使用一段时间。

区分矫正型和姑息性外科手术的不同对于设定体循环氧合目标至关重要。

矫正性手术后,体循环血氧饱和度在正常范围(>95%)。姑息性手术(如体肺动脉分流术)后,体循环血氧饱和度需要维持在 75%~85%。单心室(如左心发育不良综合征)和心内混合血的患儿,在 Norwood Ⅰ期手术后,体循环血流完全依赖于术中构建的分流管道,从而对肺循环及体循环血流比例非常敏感。过度通气和高血氧合可使肺血管舒张并降低肺血管阻力。这可能不利于血流的重新分布,使肺循环血流过多并且体循环血流减少,从而导致体循环低血压、低灌注以及代谢性酸中毒。

对于存在肺动脉高压危险的患儿，需要调整机械通气以维持轻度呼碱状态，并在一段时间里吸入相对高浓度的氧气。这类患儿在进行皮球加压给氧和吸痰操作时应非常注意，因为这些操作可引起肺动脉压力突然升高，并导致血流动力学不稳定。有些人主张在这类患儿吸痰前给予额外的镇静剂，并在吸痰过程中增加吸入氧浓度。

对于体外循环术后的新生儿及一些心力衰竭的患儿，相对较高的呼气末正压及大的潮气量有时可帮助恢复呼气末肺容积。但应避免肺部过度膨胀造成的肺微循环受压以及肺血管阻力上升。一旦发生应尽快降低潮气量及气道峰压，以避免气道及肺脏进一步的损害。

停止机械通气的指证包括术后出血停止、关闭胸骨、血流动力学稳定、术后尿量开始增加（对于存在容量超负荷的患儿）、肺不张及分泌物减少，以及患儿有气道保护的能力。撤离呼吸机失败的原因可能是多方面的。残余血流动力学异常可能是原因之一，例如，残余分流或瓣膜反流，需要通过超声心动图，必要时MRI或心导管检查评估。严重的液体超负荷会降低胸壁顺应性，影响通气功能。气道畸形（如支气管软化）、胸膜渗出及肺泡疾病也相对比较常见。有时会出现一侧膈肌完全或部分麻痹，特别是在接受二次手术的患儿（见下面章节）。最终，机械通气时间延长及营养不良会导致呼吸肌萎缩。

肾功能、液体和电解质

由于低心排、缺血及体外循环炎性反应造成的术后肾功能障碍，会导致术中及术后早期患儿体内水分过多。总液体摄入量需要限制在需求量的50%~60%。术后早期尿量应不少于 1mL/(kg·h)，但尿量常在 12小时后显著减少。总液体出入量需要认真监测，以维持血管内合适的血容量。由于毛细血管渗漏及出血造成的容量损失需要输注等渗晶体、5%白蛋白及血制品补充。

术后通常补充 10%葡萄糖溶液，并经常测量血糖浓度。每日氯化钠的需求量很小[1~2mmol/(kg·d)]。低钠血症通常反映机体容量过多，而非钠盐缺乏。除非尿量充足，否则不应补钾。钙是影响心肌收缩的重要因素，低钙血症会损害心肌功能。离子钙水平需要频繁监测。输注枸橼酸盐抗凝血制品及甲状旁腺功能低下（继发于 Di-George 综合征）是造成低钙血症的两个重要原因。在一些外科中心，钙被常规持续输注。

呋塞米等利尿剂通常在术后 12~24 小时开始应用。适当补充容量和应用血管收缩、舒张药物以维持足够的心排血量，对收到好的利尿效果至关重要。有时，呋塞米的持续泵入[0.1~0.4mg/(kg·h)]会起到缓慢而稳定的利尿效果，相比一次给予大剂量利尿剂更能被患者接受。利尿剂诱导的电解质丢失常常发生，可导致电解质异常，例如，低钾血症、低钙血症及代谢性碱中毒，需要积极纠正。在少数情况下，持续低心排会导致急性肾衰竭。此时需要通过腹膜透析、血液滤过及血液透析来帮助清除体内过多的水分。

营养

对于许多患有心脏病的婴儿来说，保持足够的营养摄入很困难。胃食管反流的发生率很高。气管插管时间延长会导致厌食反应。有着单心室生理或其他严重情况的脆弱患儿也许在术前并没有经口喂食。Di-George 综合征和 21-三体综合征的患儿常常合并吸吮及吞咽障碍。所有这些情况可导致厌食、吸吮困难、呕吐和（或）误吸。许多患儿都需要某种形式的胃管喂养来获得足够的热量摄入，哪怕只是很短的时间。

心脏术后患儿往往能量需求增加但脂肪贮存受限。肠外营养能够在术后 2~3 天内为不耐受肠内营养的患儿提供足够的营养。持续鼻饲喂养通常从小剂量开始，1~2mL/h（“营养性喂养”），预防小肠绒毛退化，并可在耐受后逐步加量。如果耐受，鼻饲需增加至110~130kcal/(kg·d)。在液体管理严格的患儿，母乳或配方奶的热量供给需要达到 0.9kal/L 才能完成以上的热量需求。在某些肠缺血高风险的患儿需要警惕坏死性小肠结肠炎的发生，特别是在新生儿合并①左心系统梗阻性疾病；②体肺动脉分流，导致脉压差变大，使得肠系膜动脉在心脏舒张期存在逆向血流；③低血压及严重低氧血症病史。

经历主动脉弓重建的患儿，包括Ⅰ期 Norwood 姑息手术，存在喉返神经损伤的风险（15%~25%），可导致声带功能障碍。对于高风险的患儿经口喂养前，许多中心常规进行声带功能和喂养准备评估，来评价吞咽功能的协调性以及误吸的风险大小。存在误吸风险

Levy JH, Tanaka KA. Inflammatory response to cardiopulmonary bypass. *Ann Thorac Surg*. 2003;75(2):S715-S720.

Mascio CE, Myers JA, Edmonds HL, Austin EH III. Near-infrared spectroscopy as a guide for an intermittent cerebral perfusion strategy during neonatal circulatory arrest. *ASAIO J*. 2009;55(3):287-290.

Murray MT, Krishnamurthy G, Corda R, et al. Surgical site infections and bloodstream infections in infants after cardiac surgery. *J Thorac Cardiovasc Surg*. 2014;148(1):259-265.

Ricci MF, Alton GY, Ross DB, et al. Gastrostomy tube feeding after neonatal complex cardiac surgery identifies the need for early developmental intervention. *J Pediatr*. 2016;169:160-165.

Schwalbe-Terilli CR, Hartman DH, Nagle ML, et al. Enteral feeding and caloric intake in neonates after cardiac surgery. *Am J Crit Care*. 2009;18(1):52-57.

Slicker J, Hehir DA, Horsley M, et al. Nutrition algorithms for infants with hypoplastic left heart syndrome; birth through the first interstage period. *Congenit Heart Dis*. 2013;8(2):89-102.

Smith BM, Ezeokoli NJ, Kipps AK, Azakie A, Meadows JJ. Course, predictors of diaphragm recovery after phrenic nerve injury during pediatric cardiac surgery. *Ann Thorac Surg*. 2013;96(3):938-994.

Suominen PK, Dickerson HA, Moffett BS, et al. Hemodynamic effects of rescue protocol hydrocortisone in neonates with low cardiac output syndrome after cardiac surgery. *Pediatr Crit Care Med*. 2005;6(6):655-659.

Wessel DL, Berger F, Li JS, et al. Clopidogrel in infants with systemic-to-pulmonary-artery shunts. *N Engl J Med*. 2013;368(25):2377-2384.

术中循环机械支持

Algra SO, Jansen NJG, van der Tweel I, et al. Neurological injury after neonatal cardiac surgery: a randomized trial of 2 perfusion techniques. *Circulation*. 2014;129:224-233.

Andropoulos DB, Easley RB, Brady K, et al. Neurodevelopmental outcomes after regional cerebral perfusion with neuromonitoring for neonatal aortic arch reconstruction. *Ann Thorac Surg*. 2013;95(2):648-654.

Dominguez TE, Wernovsky G, Gaynor JW. Cause and prevention of central nervous system injury in neonates undergoing cardiac surgery. *Semin Thorac Cardiovasc Surg*. 2007;19(3):269-277.

Gaynor JW, Stopp C, Wypij D, et al. Neurodevelopmental outcomes after cardiac surgery in infancy. *Pediatrics*. 2015;135(5):816-825.

Goldberg CS, Bove EL, Devaney EJ, et al. A randomized clinical trial of regional cerebral perfusion versus deep hypothermic circulatory arrest: outcomes for infants with functional single ventricle. *J Thorac Cardiovasc Surg*. 2007;133(4):880-887.

Hirsch JC, Jacobs ML, Andropoulos D, et al. Protecting the infant brain during cardiac surgery: a systematic review. *Ann Thorac Surg*. 2012;94(4):1365-1373.

Malhotra SP, Hanley FL. Routine continuous perfusion for aortic arch reconstruction in the neonate. *Semin Thorac Cardiovasc Surg Pediatr Card Surg Annu*. 2008: 57-60.

Newburger JW, Jonas RA, Soul J, et al. Randomized trial of hematocrit 25% versus 35% during hypothermic cardiopulmonary bypass in infant heart surgery. *J Thorac Cardiovasc Surg*. 2008;135(2):347-354.

Ohye RG, Goldberg CS, Donohue J, et al. The quest to optimize neurodevelopmental outcomes in neonatal arch reconstruction: the perfusion techniques we use and why we believe in them. *J Thorac Cardiovasc Surg*. 2009;137(4):803-806.

儿童心室辅助装置的应用

Allan CK, Thiagarajan RR, del Nido PJ, et al. Indication for initiation of mechanical circulatory support impacts survival of infants with shunted single-ventricle circulation supported with extracorporeal membrane oxygenation. *J Thorac Cardiovasc Surg*. 2007;133(3):660-667.

Blume ED, Thiagarajan RR, Laussen PC. Cardiac mechanical support therapies. In: Allen HD, Driscoll DJ, Shaddy RE, Feltes TF, eds. *Moss and Adams' Heart Disease in Infants, Children and Adolescents*. 8th ed. Philadelphia, PA: Lippincott Williams & Wilkins; 2013:530-545.

Conway J, St Louis J, Morales DL, et al. Delineating survival outcomes in children <10 kg bridged to transplant or recovery with the Berlin Heart EXCOR Ventricular Assist Device. *JACC Heart Fail*. 2015;3(1):70-77.

Mansfield RT, Lin KY, Zaoutis T. The use of pediatric ventricular assist devices in children's hospitals from 2000 to 2010: morbidity, mortality, and hospital charges. *Pediatr Crit Care Med*. 2015;16(6):522-528.

Morales DL, Almond CS, Jaquiss RD, et al. Bridging children of all sizes to cardiac transplantation: the initial multicenter North American experience with the Berlin Heart EXCOR ventricular assist device. *J Heart Lung Transplant*. 2011;30:1-8.

先天性心血管疾病神经病学：脑发育、获得性损伤和神经发育预后

第 14 章

概述

在无创成像、心肺转流术、手术技术和重症监护方面取得的巨大进展，使得大多数患有先天性心血管疾病的患者可以在新生儿期或婴儿期进行手术。随着这些进步，死亡率虽有下降，但许多患者处于神经发育受损的风险中。一种自然的假设认为，不良的神经系统预后与新生儿手术干预后持续的脑损伤直接相关，这一假设引发了 20 世纪 80 年代的一项开创性的研究。波士顿循环阻断试验比较了接受心内直视手术修复大动脉右转位的婴儿重要器官支持的两种方法。

这项研究中，已经收集了许多关于复杂心血管疾病早期干预与神经发育预后之间关系的数据。在胎儿期、出生时、术前、术中和术后均可能会对大脑造成伤害。大脑发育与循环之间的相互作用是复杂的，发生在许多层面。本章回顾了影响神经学结局的机制，包括：①共同的遗传和发育途径；②先天性心血管病变对脑血流的生理影响；③获得性脑损伤的时间、表现和机制。我们总结了这些致病机制如何导致先天性心血管疾病的神经发育“特征”。最后，我们将推测这些机制如何产生出可能改善预后的神经保护、修复和恢复的方法。

相反，在大动脉右转位中，主动脉从右心室起源，因此其接收从上腔静脉，下半身和冠状窦回流的相对去饱和的血液。在左心发育不良综合征中，胎儿循环的特征是混合了右心房和心室中的所有静脉血流。升主动脉是一种非常小的血管，向冠状动脉逆行输送血液。主动脉弓也是发育不全的，并且逆流供应大脑和上半身(见第3章和第8章)。这些异常血流模式对脑发育的影响尚不确定，但可能会有很大差异，尽管这两者都会降低输送到大脑血液中的氧含量。在大动脉右转位中，脑动脉循环的灌注压是正常的。另一方面，在左心发育不良综合征中，发育不全的峡部和主动脉弓可能起阻断的作用，降低了脑循环灌注压。这并不容易被脑循环所克服，特别是在妊娠早期，并且可以解释最近一项研究发现升主动脉直径可以预测左心发育不良综合征新生儿的小头畸形程度。

据统计，流入胎儿脑部的血流几乎是孕晚期心室输出量的1/4。胎儿脑血流的局部调节被认为是在胎盘功能不全的情况下将脑血流重新分配到大脑，这种现象被称为“脑保护”，其中整体体细胞生长受到限制但头部生长相对保持不变。在先天性心血管疾病和脑动脉血氧含量下降的情况下，可能会引发类似的机制；例如，脑与胎盘抗性的比率可以降低，从而可以保持大脑氧的输送。然而，使用磁共振成像检测左心发育不良综合征和大动脉右转位的新生儿均发现了脑血流量降低，某些先天性心血管疾病的新生儿的头围较小，这可能是一个脑部发育受损的指标。但是，这个问题很复杂。脑血流不同的改变模式与不同的生长障碍模式有关。

新生儿大动脉右转位倾向于小头围，出生体重正常，而左心发育不良综合征患者各维度较小，但头部体积不成比例的下降。有趣的是，孤立主动脉缩窄的婴儿相对于出生体重具有更大的头部体积。

磁共振成像识别手术前大脑发育落后

先进的磁共振成像(MRI)提供分辨率最高的脑部解剖和获得性病变的图像。这些技术也可用于测量大脑发育和检测大脑代谢和微观结构。质子磁共振波谱显微成像测量由N-乙酰基(主要为N-乙酰天冬氨酸)、乳酸盐、乳酸和四甲基胺(主要是含胆碱的化合物)产生的共振。N-乙酰天冬氨酸主要存在于神经元(细胞体和轴突)中，因此N-乙酰天门冬氨酸的变化反映出神经元代谢完整性。与脑发育研究特别相关的是观察到N-乙酰天门冬氨酸随着大脑成熟度的提高而增加，提供了一个发育脑“增长图”。

另一种先进技术是弥散张量成像技术，该技术提供了针对区域性脑微结构发育的敏感的度量。在MRI的每个元素中都可以表现出水弥散的三维空间分布。随着大脑成熟度的增加，脑水含量减少，并且发育中的神经元和神经胶质细胞膜越来越限制质子扩散，导致灰色和白质区域的平均扩散率随着时间的推移而持续下降(图14-1)。

最近，借助两种先进的成像方式，人们将患有大动脉右转位或者单心室生理结构的新生儿与对照组新生儿的大脑代谢和微结构，在心脏手术前进行了对比。相对于正常对照的新生儿，先天性心血管疾病新生儿的N-乙酰天门冬氨酸/胆碱比率降低10%，平均扩散率增加4.5%。将这些数据与从正常胎儿获得的数据进行比较表明，具有先天性心血管疾病的新生儿脑发育延迟约1个月，相当于在34~36周过早出生的婴儿。因此，这项研究的数据表明，这些新生儿在出生时脑部即存在发育异常。

大脑发育也可以在宏观形态学水平上进行评估。在一项类似的检查脑结构发育的研究中，术前MRI检查对大动脉右转位或左心发育不良综合征的患儿进行了回顾，并提出“总成熟度分数”来描述髓鞘化程度、皮质折叠、胶质细胞迁移带的退化和生发基质组织的存在(图14-2)。与上述数据一致，与没有先天性心血管疾病的婴儿的标准化数据相比，成熟评分是延迟的，延迟程度相当于结构性大脑发育延迟1个月。这些使用定量MR方法的体内观察结果与神经病理学数据一致，表明具有先天性心血管疾病的新生儿更有可能是小头畸形并具有未成熟的皮质。

胎儿脑MRI

胎儿脑部超声研究表明，在左心发育不良综合征的胎儿中，在妊娠中期之后，脑部发育逐渐落后。有一项研究比较了在孕25~37周时，患有先天性心血管疾病的胎儿和正常胎儿的脑体积和质子磁共振波谱图像，该研究结果显示，有明确证据表明患病胎儿的大脑存在发育迟缓。在妊娠中期，对照组和胎儿心血管

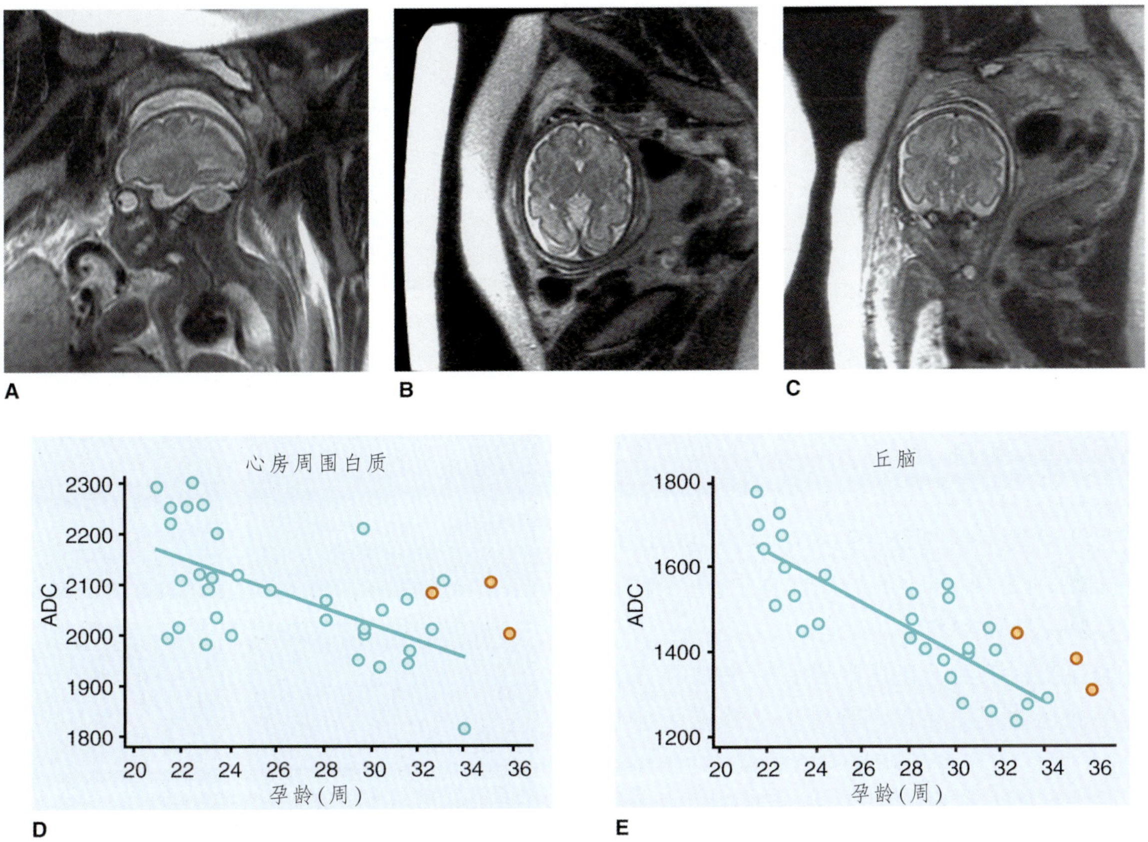

图 14-1　胎儿 MRI 和弥散成像检测先天性心血管疾病中脑发育。(A~C)产前诊断为左心发育不良综合征的胎儿在 31 周时的 T2 相矢状位、轴位和冠状位。大脑形态正常。(D 和 E)平均扩散系数(ADC)相对于胎盘周围白质(D)或丘脑(E)的胎龄绘图。将 3 个左心发育不良综合征胎儿(橙色)的值与无先天性心血管疾病的对照组(绿色)进行比较。回归线适合对照人群。左心发育不良综合征胎儿的平均扩散较高，表明发育相对延迟。

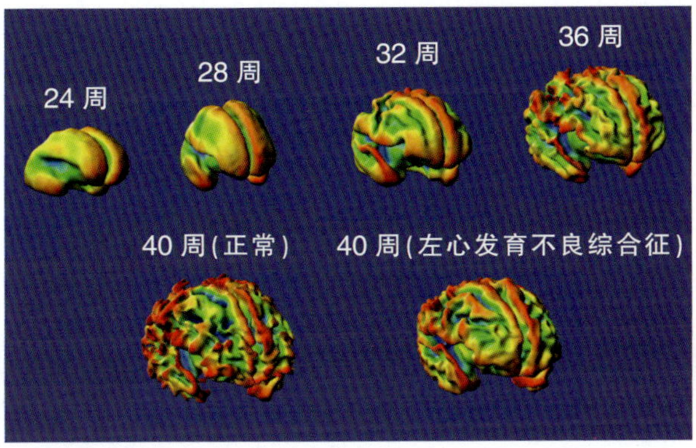

图 14-2　宏观大脑发育：皮层折叠。在 24 周至术期妊娠期间拍摄 MRI 扫描的皮质白质体积的三维重建，显示了皮质折叠和表面曲率的发育。新生儿左心发育不良综合征的白质表面的皮层折叠和平滑曲面显著低于无心脏病新生儿。

畸形无差异。在妊娠晚期，先心病胎儿脑容量逐渐受损，左侧梗阻的胎儿尤甚。此外我们注意到，在主动脉闭锁的胎儿和主动脉弓无顺行血流的胎儿中，本应增加的 N-乙酰天门冬氨酸/胆碱比率出现了更大的延迟，并且脑容量的增长也出现了更大损害。这些观察结果支持以下观念，即胎儿脑血流受损可导致了异常的氧和底物递送，从而导致胎儿生活期间脑发育受损。而且以上发现表明，补偿机制(“脑保护”效应)不足以补偿胎儿脑血流受损。

■ 获得性脑损伤：白质损伤和卒中

患有先天性心血管疾病的新生儿在围生期也处于独立的后天性脑损伤的风险中，并且这种损伤可能因大脑发育迟缓而加剧。

获得性脑损伤的成像特征

新生儿术语中的局灶性脑异常（或“损伤”）可以使用传统 MRI 清晰可靠地检测到，并且分辨率高于超声或计算机断层扫描。此外，MRI 异常程度与死后检查发现的组织病理学变化密切相关。在先天性心血管疾病新生儿中观察到的最常见的脑损伤是白质损伤（下文更详细地定义）和小的局灶性卒中（小于动脉分布的 1/3~2/3；图 14-3）。

重要的是要认识到，在这些研究中 MRI 检查所发现的卒中和白质损伤在很大程度上是临床无症状的，并且被常规临床筛查颅脑超声所忽略。对于经历缺氧缺血性损伤的足月新生儿，这种脑损伤的模式并不常见。相反，出生窒息的新生儿出现两种不同的脑损伤模式：分支血管损伤或“深部灰核受损的基底神经节模式”，分别表示部分或全部的缺血。缺氧缺血性脑损伤很少在患有先天性心血管疾病的新生儿中见到，通常仅在心脏骤停或严重休克后才出现。

卒中被定义为“某一动脉供血区出现弥散受限的局灶区域”，该定义将影像特征和推测的栓塞机制结合在一起。脑卒中与基于成像特征的白质损伤不同，后者的特点是“伴有或不伴有水扩散限制的 T1 高信号（亮度）相关的点状脑室周围病变。”白质中较大的损伤（>5mm）可能代表局灶性栓塞性卒中或大的非典型汇合性白质损伤。

发现有心脏缺陷的新生儿白质损伤是出乎意料的，因为这种模式被认为仅限于脑损伤（脑室周围白质软化）的早产新生儿。围绕脑室周围白质软化的早期描述涉及广泛的囊性坏死病变，常伴有以侧脑室扩大为特点的白质萎缩。囊性病变的特征是对称且位于侧脑室前角和后角旁。然而，随着 MRI 的使用越来越多，局灶性或弥漫性非囊性白质损伤正在以主要病变类型出现，而囊性病变在一些系列损伤中占比不足 5%。

先进的 MRI 技术，如弥散张量成像和光谱学，可用于评估急性损伤以及测量大脑发育。定量和定性形态测量技术（如畸变形态测量和曲率分析）对于预测早产后的结果非常有用。有关评估这些用于先天性心血管疾病新生儿的技术的研究正在进行中。

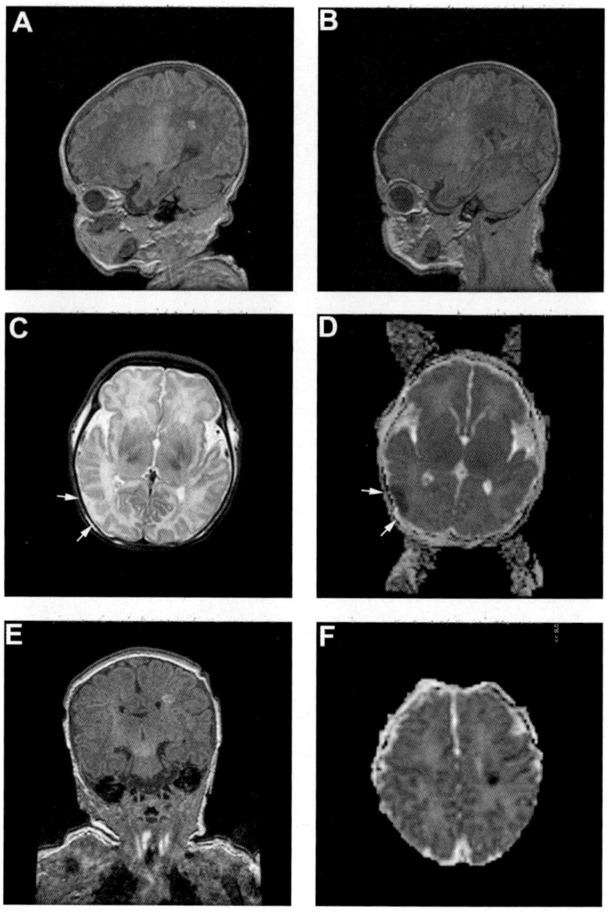

图 14-3　损伤的 MRI 特征。（A 和 B）在术后扫描的矢状 T1 图像上可见中度左心发育不良综合征新生儿的中度白质损伤。白质损伤表现为 T1 高信号（亮度）的小焦点区域。（C 和 D）术后新生儿左心发育不良综合征在术后 17 天经过改良的 Norwood 手术后成像。一个小的大脑中动脉分布梗死在右顶枕叶被看作是 T2 高信号（C 中的白色箭头）和相应的扩散减少（D 中的白色箭头）。（E 和 F）新生儿术前在气囊房间隔造口术后转位成大动脉。在冠状 SPGR 序列（E）上的周围白质中可见 T1 高信号的单个焦点。同样的重点已经降低了水扩散率对平均扩散率（Dav）图（F，黑点）的影响。该点比典型的孤立性白质病变大，可能代表小的栓塞性卒中。

术前脑损伤的危险因素

使用术前和术后脑部 MRI 进行了几项相对较大的前瞻性研究，以确定新生儿先天性心血管疾病中获得性脑损伤的频率和相关的危险因素。28%~39%的新生儿出现白质损伤或卒中形式的术前脑损伤。表 14-2 总结了术前脑损伤的危险因素，包括低氧血症和手术时间、术前基础缺陷、术前心脏骤停、左心发育不良的主动脉瓣关闭不全以及球囊房间隔造口术。所有研究均未观察到气囊房间隔造口术的风险，这可能是因为与低氧血症相关性混杂，这是该手术的常见指征。正如预期的那样，这些风险因素分别反映了在诊断和开始治疗之前，由于低氧血症和心脏内分流相关的局部缺血或肺或全身灌注受损而导致的脑损伤。最近的研究表明，产前诊断发现主动脉弓梗阻的新生儿，比出生后诊断为该病的患者，表现出更少的术前脑损伤，可能是因为 PGE_1 和其他治疗的早期应用。脑部发育迟缓也牵涉到脑损伤的易感性，特别是在术前。

术中脑损伤的危险因素

术中脑损伤的危险因素主要与体外循环和（或）低温完全循环阻滞的方法有关（表 14-2）。

大多数神经保护试验涉及操纵体外循环的一些环节。波士顿循环阻断试验比较了两种患儿在接受心脏直视手术的婴儿中，修复大动脉右转位时重要器官的支持方法；大动脉右转位是研究获得性围术期脑损伤效果的理想病变，因为心脏解剖相对明确，很少与独立于神经发育结局的遗传或畸形综合征相关。新生儿在这种情况下会在新生儿时期进行全面修复；正常的心功能具有低死亡率和优异的长期心功能的预后。虽然深低温循环阻滞为外科医生提供了一个空的和放松的心脏，是最容易进行复杂的手术，但由于循环阻滞的“安全”持续时间未知，所以人们一直担心会出现晚期不良的神经系统预后。低流量心肺转流术作为替代手段可维持一定量的脑氧供应，同时仍可以给外科医生营造一个相对无血的区域。考虑到低流量旁路延长了与泵相关的损伤源（包括栓塞和炎症）的暴露，最终的选择需要平衡以上的因素。

这项研究将 171 名婴儿纳入单中心，随机临床试验，比较深低温总循环阻滞和低流量体外循环。所有早期结局变量都表明，低流量体外循环比循环阻滞更优越。表明循环阻滞组患者出现更多神经系统损伤的变量包括：术后癫痫发作频率更高，脑特异性酶（肌酸激酶）血清水平更高，1 年运动结局更差（婴儿发育-精神运动发育指数 Bayley 量表）和神经检查异常。另一方面，在 1 岁时，认知发育（Bayley-Mental Development Index）和 MRI 表现没有发现差异。重要的是，当患者在 16 岁时进行评估时，两组之间的差异消失，并且两组在标准化测试中的表现仍低于人群标准。一项重要的观察结果对所有患有先天性心血管疾病的患者的神经发育的研究都有影响，即 1 岁时的测试结果仅适用于 8 岁时的预后，且敏感性和阳性预测值较差。

当患者队列年龄为 16 岁时，其他一些差异可作为不良结局（包括癫痫发作）的预测因素。除社会经济状况外，室间隔缺损的发生与所有年龄段的不良结局相关，该因素还可以解释得分差异最大的百分比（3.2%，而治疗组为 0.3%）。有趣的是，大动脉转位和室间隔缺损（2~3 周龄）婴儿与大动脉右转位和完整室间隔

表 14-2 脑损伤的危险因素

术前	术中	术后
低动脉血红蛋白饱和度	总循环停搏时间过长（>40 分钟）	低血压
手术时间长	脑氧饱和度降低（NIRS）	低动脉 PaO_2
以导管为基础的手术（如经球囊房间隔造口术）	体外循环策略（局部且脑灌注）	脑血氧饱和区域过长（NIRS<45%小于 3 小时）
术前的基础缺陷	空气或微血栓	形态学未成熟的大脑（总成熟分数）
术前心脏骤停	炎症	单心室生理机能
大脑未发育成熟		手术年龄
左心发育不良综合征的主动脉闭锁		

缩略语：HLHS，左心发育不良综合征；NIRS，近红外光谱脑成像。

（1 周龄）相比，患儿进行手术的年龄较大，这至少部分解释了这一发现。

检查的其他变量包括循环阻滞与低流量旁路、低温血液 pH 值管理（α 统计与 pH 统计）、血液稀释（血容重）（25%与 35%）以及主动脉弓重建期间维持局部脑灌注。这些研究都没有确定明确改善的神经系统预后。接受局部脑灌注的患者往往有更糟糕的结果，这种技术与脑部磁共振成像显示的术后新的损伤有关。这些结果表明，虽然手术期间风险仍然存在，但获得性损伤的主要风险负担发生在手术期以外，但不能排除未明确术中风险因素作用的可能性。

术后脑损伤的危险因素

术后脑损伤的危险因素（表 14–2）包括与低心排血量综合征相关的低血压和低氧血症，低心排血量综合征包含以下组合：临床体征（心动过速、少尿、四肢冷或心脏骤停）和动脉混合静脉血氧饱和度≥30%的差异或乳酸酸中毒（>4mg/dL）。

多项研究将低血压确认为新术后白质损伤的风险，包括入院时的低血压、术后第 1 天的低平均血压和术后第 1~2 天的低舒张压。一项研究表明，脑部近红外光谱在术后时间段超过 3 小时测量的低局部脑血氧饱和度（<45%）是新的缺血性损伤的风险。但是，这在后续研究中尚未得到证实。在许多系列研究中，单心室生理状态术后脑损伤的风险较高，这与这些患者术后血流动力学不稳定性、发病率和死亡率较高有关。术后全身静脉血氧饱和度降低，表明心脏输出量低，是 1 年时神经发育预后差的风险因素。最近有些研究表明，患者进行复杂心血管缺陷（如左心发育不良综合征）手术时的年龄越大，术后新的白质损伤越重。对以上发现，也许可以用未达到最佳血流动力学的持续状态来解释；然而，仍需要通过进一步的前瞻性随机研究来评估手术时机对脑损伤和神经发育结局的真实影响。

■ 神经发育预后

大动脉转位

对新生儿期修复的大动脉右转位的儿童进行正式智力测试显示，其智商分数在正常范围内，仅略低于平均值（8 年 WISC-Ⅲ满量表平均智商 97.1±15.3）。

尽管对于健康状况处于平均或整体良好的不同人群而言，IQ 存在相对适度的差别，但在波士顿循环研究中，高比例的儿童（1/5）被父母和教师判定存在行为问题；37% 需要矫正教育服务，10%需要留级。对青少年同一群体的最新分析表明，记忆力、执行功能和注意力等方面存在持续的缺陷，需要矫正服务的比例很高：1/3 的人接受辅导；1/4 的人接受特殊教育、职业治疗或心理治疗；1/6 的人曾留级。毫不奇怪，较低的社会经济地位与较低的神经精神测试分数显著相关，并且父母的智商是数学和阅读分数的重要预测因子。

左心发育不良综合征

单心室生理状态的患者通常需要三阶段手术方法，在生命的前几年暴露于发绀和栓塞风险之下。正如人们所预料的那样，报道的结果比右转位患者的更差，但仍然在正常范围内。在迄今为止报道的最大系列研究（N=83）中，1 岁时的智力发育指数为 90（范围 50~129）。精神运动发育指数中位数为 73（50~117）。在每项针对 1 岁的神经发育结果的研究中几乎都可以看到这种模式，并且该模式可能代表着对行走能力的表现评估。其他较小型的研究报道了类似的数值，并且随着更多近代研究的出现，略有改善的趋势。神经发育预后差的风险因素与上面讨论相似，包括遗传综合征，出生时的胎龄较小，术前不稳定（基础缺失增加，需要术前插管）和术后不稳定（下腔静脉饱和）。当这些儿童在年龄较大时进行评估，发生细微异常的比例增加，许多儿童（约 30%）需要特殊教育服务。

复杂先天性心血管疾病的神经发育特征

大多数先天性心脏病的死亡率已降至 10%以下，许多病变的院内死亡率<3%。

这些儿童长大后的整体身体和社会心理健康状况与一般人群相似。然而，尽管这些孩子的智力测试水平在正常人群范围内，但许多人普遍存在广泛且细微的认知问题，一些人称其为“复合性先天性心脏病的神经发育范式”。这些孩子表现出的行为和注意力问题往往很难被标准化的测试发现，但这些问题会导致其在学校表现不佳。这种发育上的特点在许多方面类似于在早产儿中观察到的问题。在一个关于婴儿期接受过手术的大型前瞻性队列研究中发现，入学时神经系统检查异常的发生率为 28%，虽然严重的病例不足 5%。大多数异常都涉及精确的运动协调和音调。认知困难和行为问题占 30%，大部分需要矫正服务。

■ 结论

在本章中，我们回顾了不良神经系统预后的主要危险因素，它们在时间和机制上都有所不同。一些患者特异性因素，如导致心脏和大脑异常发育的基因缺陷以及父母教育和社会经济状况，可能不适合干预。然而，已经发现了其他因素，可以提供在不同阶段进行干预的机会，包括在胎儿期间以及手术前、手术过程中和手术后。目前正在进行试验以评估胎儿干预措施，以改善产前诊断的主动脉瓣狭窄患者的左心室发育情况，并防止发展为左心发育不良综合征和胎儿期间由此产生的脑灌注异常。另一部分研究涉及确定手术的最佳时间。将迟发性脑发育鉴定为围术期获得性损伤的风险提示延迟非紧急手术的可能性。然而，这个问题很复杂，因为针对大动脉右转位较大的新生儿的手术时间被延误的时间越长，白质损伤的可能性就越大。其他研究表明，手术的年龄，无论是更小还是更年长，都是伤害的危险因素。大脑不成熟和对白质损伤的易感性的综合特征提示我们必须针对未成熟的大脑进行神经保护。在动物模型中，对于负责形成白质和大脑髓鞘化的前少突胶质细胞，通过谷氨酸兴奋毒性和氧化应激的特定机制，极易受到缺氧缺血的影响。

尽管进行了良好的长期随访试验，但没有找到明显优于体外循环的策略。

虽然大量的信息来自敏感的先进的 MRI 研究，但围术期获得性脑损伤与长期神经发育结局的关系尚未确定。在出生窒息的早产儿和足月儿中，先进的 MRI 是检测后天性损伤最敏感的研究技术，可预测神经发育的预后。我们目前迫切需要研究患有先天性心血管疾病的新生儿的大型队列研究以评估围术期 MRI 检查结果是否可以用来预测结局。同时，为了使 MRI 在建立早期结果变量时足够敏感以用于介入性试验，研究人员必须确定哪种 MRI 方法对晚期结果最敏感，在婴儿治疗过程中何时执行 MRI，以及如何以连贯、可重复和统一的方式来描述研究结果。

最后，尽管许多患者表现出微弱或显著的神经发育缺陷，但很明显，许多患者没有接受合适的康复服务（言语的、职业的或物理的治疗）。护理人员应确保对有风险的患者进行评估并倡导提供适当的服务，因为早期的认识和干预能够改善晚期功能预后。

推荐阅读

波士顿循环阻断试验

Bellinger DC, Jonas RE, Rappaport LA, et al. Developmental and neurologic status of children after heart surgery with hypothermic circulatory arrest or low-flow cardiopulmonary bypass. *N Engl J Med*. 1995;332(9):549-555.

Bellinger DC, Wypij D, Kuban KC, et al. Developmental and neurological status of children at 4 years of age after heart surgery with hypothermic circulatory arrest or low-flow cardiopulmonary bypass. *Circulation*. 1999;100(5):526-532.

Bellinger DC, Wypij D, Duplessis AJ, et al. Neurodevelopmental status at eight years in children with dextro-transposition of the great arteries: the Boston Circulatory Arrest Trial. *J Thorac Cardiovasc Surg*. 2003;126(5):1385-1396.

Bellinger DC, Wypij D, Rivkin MJ, et al. Adolescents with d-transposition of the great arteries corrected with the arterial switch procedure: neuropsychological assessment and structural brain imaging. *Circulation*. 2011;124(12):1361-1369.

Newburger JW, Jonas RA, Wernovsky G, et al. A comparison of the perioperative neurologic effects of hypothermic circulatory arrest versus low-flow cardiopulmonary bypass in infant heart surgery. *N Engl J Med*. 1993;329(15):1057–1064.

先天性心脏病患者的神经发育

Forbess JM, Visconti KJ, Hancock-Friesen C, et al. Neurodevelopmental outcome after congenital heart surgery: results from an institutional registry. *Circulation*. 2002;106(12, suppl 1):I95-I102.

Fuller S, Nord AS, Gerdes M, et al. Predictors of impaired neurodevelopmental outcomes at one year of age after infant cardiac surgery *Eur J Cardiothorac Surg*. 2009;36(1):40-47.

Mahle WT, Clancy RR, Moss EM, et al. Neurodevelopmental outcome and lifestyle assessment in school-aged and adolescent children with hypoplastic left heart syndrome. *Pediatrics*. 2000;105(5):1082-1089.

Majnemer A, Limperopoulos C, Shevell M, et al. Developmental and functional outcomes at school entry in children with congenital heart defects. *J Pediatr*. 2008;153(1):55-60.

Newburger JW, Sleeper LA, Bellinger DC, et al. Early developmental outcomes in children with hypoplastic left heart syndrome and related anomalies: the single ventricle reconstruction trial. *Circulation*. 2012;125 (17):2081-2091.

Tabbutt S, Nord AS, Jarvik GP, et al. Neurodevelopmental outcomes after staged palliation for hypoplastic left heart syndrome. *Pediatrics*. 2008;121(3):476-483.

先天性心脏病的神经影像学

Andropoulos DB, Hunter JV, Nelson DP, et al. Brain immaturity is associated with brain injury before and after neonatal cardiac surgery with high-flow bypass and cerebral oxygenation monitoring. *J Thorac Cardiovasc Surg*. 2010;139(3):543-556.

Donofrio MT, Bremer YA, Schieken RM, et al. Autoregulation of cerebral blood flow in fetuses with congenital heart disease: the brain sparing effect. *Pediatr Cardiol*. 2003;24(5):436-443.

Galli KK, Zimmerman RA, Jarvik GP, et al. Periventricular leukomalacia is common after neonatal cardiac surgery. *J Thorac Cardiovasc Surg*. 2004;127(3):692-704.

Goff DA, Shera DM, Tang S, et al. Risk factors for preoperative periventricular leukomalacia in term neonates with hypoplastic left heart syndrome are patient related. *J Thorac Cardiovasc Surg*. 2013;147(4):1312-1318.

Licht DJ, Shera DM, Clancy RR, et al. Brain maturation is delayed in infants with complex congenital heart defects. *J Thorac Cardiovasc Surg*. 2009;137(3):529-536; discussion 536-527.

Limperopoulos C. Disorders of the fetal circulation and the fetal brain. *Clin Perinatol*. 2009;36(3):561-577.

Mahle WT, Tavani F, Zimmerman RA, et al. An MRI study of neurological injury before and after congenital heart surgery. *Circulation*. 2002;106(12, suppl 1):I109-I114.

McQuillen PS, Barkovich AJ, Hamrick SE, et al. Temporal and anatomic risk profile of brain injury with neonatal repair of congenital heart defects. *Stroke*. 2007;38(2, suppl):736-741.

McQuillen PS, Hamrick SE, Perez MJ, et al. Balloon atrial septostomy is associated with preoperative stroke in neonates with transposition of the great arteries. *Circulation*. 2006;113(2):280-285.

Miller SP, McQuillen PS, Hamrick S, et al. Abnormal brain development in newborns with congenital heart disease. *N Engl J Med*. 2007;357(19):1928-1938.

Petit JP, Rome JJ, Wernovsky G, et al. Preoperative brain injury in transposition of the great arteries is associated with oxygenation and time to surgery, not balloon atrial septostomy. *Circulation*. 2008;119(5):709-716.

Von Rhein M, Buchmann A, Hagmann C, et al. Severe congenital heart defects are associated with global reduction of neonatal brain volumes. *J Pediatr*. 2015;167(6):1259-1263.

Williams IA, Fifer C, Jaeggi E, et al. The association of fetal cerebrovascular resistance with early neurodevelopment in single ventricle congenital heart disease. *Am Heart J*. 2013;165(4):544-550.

其他

Banker BQ, Larroche JC. Periventricular leukomalacia of infancy. *Arch. Neurol*. 1962;7:386-410.

Bayatti N, Moss JA, Sun L, et al. A molecular neuroanatomical study of the developing human neocortex from 8 to 17 postconceptional weeks revealing the early differentiation of the subplate and subventricular zone. *Cereb Cortex*. 2008;18(7):1536-1548.

Gelb BD. Genetic basis of syndromes associated with congenital heart disease. *Curr Opin Cardiol*. 2001;16(3):188-194.

Glenn OA. Normal development of the fetal brain by MRI. *Semin Perinatol*. 2009;33(4):208-219.

Goldberg CS, Bove EL, Devaney EJ, et al. A randomized clinical trial of regional cerebral perfusion versus deep hypothermic circulatory arrest: outcomes for infants with functional single ventricle. *J Thorac Cardiovasc Surg*. 2007;133(4):880-887.

Hinton RB, Andelfinger G, Andelfinger G, et al. Prenatal head growth and white matter injury in hypoplastic left heart syndrome. *Pediatr Res*. 2008;64(4):364-369.

先天性心血管疾病的流行病学、病因学及遗传学

第 15 章

■ 概述

掌握先天性畸形的发生以及流行病学知识,对于进一步的诊断、治疗和遗传咨询十分重要。先天性心血管疾病(先心病)是指影响到心血管系统正常功能的心脏或胸腔内大血管结构性异常。本章节概述了与先心病相关的流行病学、病因学知识。遗传性心肌病及心律失常的病因学,参见第 9 章和第 10 章。

■ 流行病学

流行病学研究心血管疾病的发病率,及疾病与其他多种因素之间的关系,例如心血管疾病与患有糖尿病母亲的关系。这些观察性研究建立疾病与致病因素之间的统计学联系(并非因果关系),其意义在于:①有助于疾病的筛查;②明确遗传和复发风险;③评估高危家族或一般人群的疾病模型中,特定基因的致病作用;④描述环境危险因素;⑤建立可验证的病因学和病理学假说;⑥制订有效的诊疗方案。

流行病学研究起始于评估疾病的发病率(如一种疾病被发现的次数)。最常用的两个指标是现患率和发病率:

• 现患率指一定时间内暴露人口中患有某种疾病的病例所占的比例。现患率不包括因病死亡、患病后已治愈或已自愈,以及未被发现的病例。现患率解答这样的问题:“现阶段本地有多少人患病?”

• 发病率指一定时间内暴露人口中新发生某种疾病的比例。发病率解答这样的问题:“这种疾病发病的频率是多少?”对于先心病而言,暴露人口包含所有人类的胎儿。然而,尽管胎儿超声心动图技术已经取得了进步,但先心病的真正发病率仍难以估算。虽然活产儿的发病率报道最多,也最具临床意义,但自然流产、选择性终止妊娠以及死产的胎儿是否存在先心病无从知晓。估计有 15%的自然流产和 8%的死产胎儿罹患先心病。基于这一估计,先心病的实际发病率远高于基于活产儿的研究所报道的数据。尽管出生时

表 15-2 检测先天性心脏病相关基因的分子遗传学技术

技术	注解
标准中期核型分析	广泛应用,用于染色体数目的评估,如三体或单体(Turner 综合征,45,X),染色体微小异常可能漏诊
高分辨率显带(Giemsa 染色)	用于检测相对较大的复制、染色体间的易位及间质或末端缺失
荧光原位杂交(FISH)	生物素化实验和对照 DNA 探针与中期染色体进行杂交,适用于较小的结构异常,例如微缺失。用于间质染色体区的新型荧光 DNA 探针可以检测亚端粒-端粒区,不适用于基因组检测
多重连接探针扩增技术	采用多重 PCR 方法,可同时检测大多 50 个不同位点的异常拷贝数
连锁分析	利用被定位的基因与同一染色体上另一基因或遗传标记相连锁的特点进行疾病基因定位,需要足够的家系来协助基因定位(至少需要 10 名受影响的家系成员)。这种技术很大程度上被高通量测序技术所替代
全基因组关联研究	比较患病组和未受影响对照组之间特定等位基因频率(单核苷酸多态性或单倍体型),需要较大样本量(大于 1000 例)
染色体微阵列分析	包括微阵列比较基因组杂交和单核苷酸多态性(SNP)微阵列。用于识别整个基因组中亚显微染色体拷贝数的变异及单核苷酸多态性
高通量测序技术	能够对未知序列信息的致病基因进行整个外显子(全外显子测序)或整个基因组(全基因组测序)评估

露因素时就容易发生混淆。例如,母亲孕期状况与婴儿先天性心血管疾病之间的明显关联,实际上可能是与母亲因孕期状况而服用的药物相关。在某些研究中,孕期环境暴露因素可能未严格定义,尚须进一步的研究以更精确地定义父母亲的因素所造成的其后代发生先天性心血管疾病的风险。

患有先天性心脏病的婴儿特征

患有复杂性先天性心血管疾病的婴儿比正常婴儿的出生体重低,而研究同时发现这些有缺陷的婴儿往往早产。此外,胎儿生长受限通常发生在那些合并患有非心脏畸形或染色体异常的先天性心脏病患儿。

研究发现某些特定缺陷的患病率的性别差异明显。大动脉转位、法洛四联症和完全性肺静脉回流异常在男孩中更为常见。而动脉导管未闭、房间隔缺损、肌部室间隔缺损、房室间隔缺损、内脏异位综合征和三尖瓣埃布斯坦畸形在女孩中发病率更高。这些性别差异的原因尚不清楚。

先天性心脏病的种族和族群差异流行病学在一些研究中已有报道。这些都可能是不完整的病例调查和人群中危险因素分布差异的结果;目前还没有确定先心病与种族和族群差异的相关性。

遗传咨询

遗传学(畸形学)评价的适应证

临床医生对初诊先天性心血管疾病的患者应意识到需要评估该患者是否合并相关其他畸形。确定是否为某些临床综合征有助于确定是否需要进行基因检测并评估患者是否合并其他畸形。此外,识别某种临床综合征可能预示需要对其他家庭成员进行基因检测,并可更准确地对这些患先天性心血管疾病患者同胞及子代患先天性心脏病的风险进行评估。

完整的体格检查应包括对患者畸形特征的评估。包括遗传学专家的检查和实验室指标的遗传学评估,常常对诊断有提示意义(表 15-6)。

完整的家族史需要提供母亲流产史,种族和亲属相关病史。常规胸部 X 线和腹部 X 线检查可识别疾病异常的部位。常规检查包括上消化道造影、腹部超声、肝脾扫查和头部影像检查。最新研究发现患有先天性心脏病患者其一级家庭成员可能患有亚临床心

■ 表 15-3 与染色体异常相关的 CHD[a]

症状	发病率	CHD 发生率	CHD 类型	非心脏症状	注释
非整体倍					
21-三体综合征（唐氏综合征）	1/800	40~50	AVSD(60%),VSD,ASD,TOF,PDA	肌张力减退,精神发育迟滞,鼻梁扁平,内眦赘皮,胃肠道发育畸形,内分泌异常	
18-三体综合征	1/6000	>95	VSD,多瓣膜疾病,DORV,TOF	宫内生长受限,羊水过多,肌张力亢进,严重精神发育迟滞,突出的枕骨,短胸骨,摇篮底足	18Q 近端和远端区域的表达为表型所需
13-三体综合征	1/15 000~1/10 000	80~100	DORV,TFO,ASD,VSD,多瓣膜疾病	前脑无裂畸形,呼吸暂停,小头畸形,前额突,小眼球虹膜缺损,唇腭裂,多指畸形	
Turner 综合征（X 单体）	1/5 000~1/2500	25~50	BAV（30%），主动脉缩窄（10%~20%),二尖瓣异常,HLHS	身材矮小,腹股沟短,蹼状颈,淋巴水肿,内翻足,马蹄肾	CHD 临界区域未明确
染色体缺失					
22q11.2b 缺失	1/6000	80~100	TOF,IAA-B,动脉共干,VSD,主动脉弓畸形	腭裂,腭咽闭合不全,长而细长的四肢,低钙血症,T 细胞功能障碍	TBX1 基因（90%）的微缺失6%~28%将被遗传。在家系内表达的差异性显著
1p36 缺失	1/10 000~1/5000	40~70		严重智力低下，小头畸形，面中部发育不良,癫痫,肌张力低下,耳聋	
7q11.23 缺失（Williams-Beuren 综合征）	1/10 000	80~100	瓣上 AS 和 PS,冠状动脉狭窄,多发动脉狭窄	鼻中隔凹陷,外眦赘皮,嘴大，虹膜星状花纹,高钙血症认知障碍,肾功能异常	
4p16.3 缺失（Wolf-Hirschhorn 综合征）	1/40 000	50	ASD,VSD	宫内发育迟缓,小头畸形,眼距过宽,张力低下,尿道下裂	
11q23 缺失（Jacobsen 综合征）	1/100 000	55	左室流出道梗阻伴左心发育不良综合征	宫内发育迟缓,肌张力低下,三角头,内眦赘皮，泌尿系统异常,免疫性血小板减少症	
5p15 缺失（猫叫综合征）	<1/200 000	20~60	VSD,ASD,PDA,TOF	低出生体重,小头畸形,猫叫样哭声,肌张力低下,内眦赘皮,眼距增宽	

注：[a] 更常见的例子见上述列表。建议读者通过查阅在线资源如在线孟德尔遗传获取最新资讯（http://www.ncbi.nlm.nih.gov/omim）。[b] 包括 DiGeorge,velo cardiofacial,及 CATCH-22 综合征。

缩略语:AS,主动脉缩窄;ASD,房间隔缺损;AVSD,房室间隔缺损;BAV,主动脉瓣二叶畸形;CHD,先天性心脏病;CM,心肌病;DORV,右室双出口;GI,胃肠道;HLHS,左心发育不良综合征;IAA-B,主动脉弓中断 B 型;PDA,动脉导管未闭;PS,肺动脉狭窄;TOF,法洛四联症;TBX,T 盒转录因子;VSD,室间隔缺损。

表 15-5 先天性心脏病综合征相关异常疾病[a]

异常综合征	CHD 发生率	CHD 类型	非心脏症状	注释
PHACES 综合征	90	主动脉缩窄及主动脉离断	血管瘤，后颅窝畸形	
眼-耳-脊柱发育异常综合征（半侧面部肢体发育不良）	30	法洛四联症，室间隔缺损	不对称面容，耳畸形包括小耳畸形、脊椎和肾脏异常	部分特征性的颅面畸形
内脏异位综合征	95	房室位置异常，大动脉转位，房室间隔缺损，肺静脉或腔静脉畸形	旋转不良，脾脏异常	右-左轴向异常，在某些个别患者观察到不同染色体异常
VATER 综合征	50	多发畸形	椎体缺损，合并食道闭锁的气管食管瘘，桡骨发育不良，肾脏异常	可能有几种致病机制

注：[a] 选择更常见的例子见上述列表。建议读者通过查阅在线资源（如在线孟德尔遗传）获取最新资讯（http://www.ncbi.nlm.nih.gov/omim）。对于新数据的缩略语请见表 15-4。

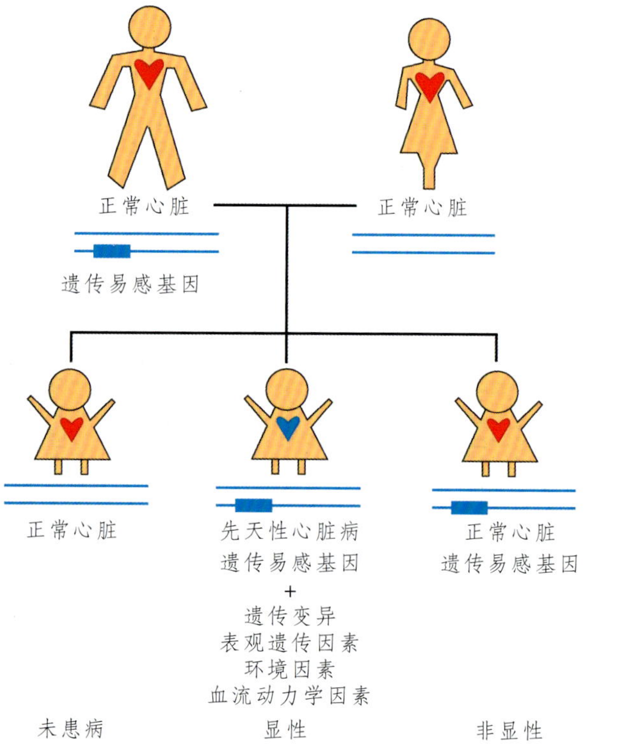

图 15-1 先天性心脏病多因素影响模型示意图。父母患携带致病的遗传易感性基因并可将易感基因遗传给下一代。然而，当这些遗传易感性基因同时合并基因突变或表观遗传学修饰因素影响，可使得子代患先天性心脏病。单纯的易感基因可能不足以引起其后代患病，但个体将易感基因遗传给后代时会增加患病风险。Used with permission from Shieh J, Srivastava D. Circulation. 2009;120(4):269-271. © 2009 Wolters Kluwer Health, Inc.

表 15-6 遗传学评价指标

患者
多发性先天畸形
畸形面部特征或骨骼异常
产前诊断结果异常
新生儿筛查异常
围生期死亡
家族史
先天性心脏病
遗传病
先天畸形
流产、死产、新生儿死亡

血管缺陷。例如，患有左心发育不良综合征的男孩的父母比正常孩子父母患主动脉瓣二叶畸形高 25%。因此，对先心病患者一级亲属应该做心脏彩超检查。

某些先天性心血管疾病常常与基因异常有关。例如，60%患有房室间隔缺损患儿合并 21-三体综合征。法洛四联症患者可合并 50 种以上临床综合征，最常见的就是 22q11 缺失综合征。这种综合征在主动脉弓离断（B 型）的患者中更为常见（见表 15-7）。即使在没有畸形特征的情况下，伴有心血管疾病高度相关的综合征患者也可能由其存在异常基因而得以诊断。

表 15-7　先天性心脏病 22q11 缺失发病率评估

疾病	22q11 缺失发病率
主动脉弓离断(B 型)	50~89
室间隔缺损	10
正常主动脉弓	3
伴主动脉弓异常[a]	45
永存动脉干	34~41
法洛四联症	8~35
单纯主动脉弓畸形	24
右室双出口	<5
大动脉转位	<1

注:[a] 包括右位主动脉弓,主动脉弓分支异常,颈部位置异常和(或)肺动脉不连续。

Reprinted with pernisssion: Circulation. 2007;115:3015-3038. ©2007 American Heart Association, Inc.

先天性心脏病在同胞及子代中重现的风险

有关因果关系的问题与先心病重复性直接相关,预知患有先天性心脏病家庭在此后怀孕子代中重现的风险率以及在其孙子孙女中传递的风险较为困难。此外,随着更多的心血管缺陷患者存活到生育年龄,这些患者就会担心有关其子、女再次患先心病可能。精确的遗传咨询需要有关因果关系的知识,而目前为止大多数先天性心血管疾病的直接病因尚不清楚。产前诊断的可行性,包括羊膜穿刺术绒毛取样用于染色体诊断和胎儿超声心动图(约 16 周开始),以用于胎儿心脏结构评估,需要进一步沟通。遗传咨询的长期目标是宣教,关于风险和产前诊断的信息必须以平衡的方式呈现出来,关于是否再生育的决定权应交给患者和其家庭。

许多研究曾尝试评估先天性心脏病患者的兄弟姐妹及其下一代是否会患有先天性心脏病可能。研究结果常常相互冲突,对于确定患者、诊断技术、疾病的形态学分类、鉴定染色体异常和综合征的方法论的差异而出现分歧。显然,在某些特定的缺陷和不同的亲属之间,其同胞及子代中重现的风险不同。

先天性心脏病患者子代重现的风险部分取决于某些缺陷的特定遗传方式和环境因素,例如,其他家庭成员的影响和已知基因或综合征危险因素的存在。先心病患者同胞重现的风险一般至少为 2%,如果其有一位同胞患病,那么其他同胞患病的风险将大大增加。先心病患者其子女平均发病率为 2%~4%。然而,多项研究表明同胞及子代重现的风险高低与特定的先心病有关。Φyen 等人报道 228 例肺静脉异位引流患者,其同胞及子代患病率为 0;而 359 例内脏反位患者,其同胞及子代患病率高达 79%(请见表 15-8)。对于患有孤立性心血管缺陷患者,其同胞及子代患相同疾病概率为 8.15。比较有趣的是同性双胞胎(部分为同卵双胎)患病的风险是不同性别双胞胎的 3 倍。这些数据均强烈提示先天性心血管疾病受遗传因素影响。未来对于家系基因谱中的基因及基因缺陷的研究将为大家提供更准确的信息。

表 15-8　不同类型先天性心脏病同胞及子代中发病风险[a]

先天性心脏病类型	相应危险度[b]
内脏反位	79.1
圆锥动脉干畸形	11.7
房室间隔(管)缺损	24.3
肺静脉异位引流	0
左心室流出道梗阻	12.9
右心室流出道梗阻	48.6
房间隔缺损	7.07
室间隔缺损	3.41
动脉导管未闭(足月儿)	4.80
完全相同的心脏缺陷	8.15

注:[a]Adapted from Φyen N., et al. Circulation. 2009;120:295-301.
[b] 参考文献指那些一级亲属无心脏病的先天性心脏病患者。

推荐阅读

Biesecker LG, Green RC. Diagnostic clinical genome and exome sequencing. *N Engl J Med*. 2014;370(25):2418-2425.

Botto LD, Correa A, Erickson JD. Racial and temporal variations in the prevalence of heart defects. *Pediatrics*. 2001;107(3):E32.

Carey AS, Liang L, Edwards J, et al. Effect of copy number variants on outcomes for infants with single ventricle heart defects. *Circ Cardiovasc Genet*. 2013;6(5)444-451.

Cordell HJ, Clayton DG. Genetic association studies. *Lancet*. 2005;366(9491):1121-1131.

Fahed AC, Gelb BD, Seidman JG, Seidman CE. Genetics of congenital heart disease: the glass half empty. *Circ Res.* 2013;112(4):707-720.

Ferencz C, Loffredo CA, Correa-Villasenor A, Wilson PD. *Perspectives in Pediatric Cardiology. Vol. 5. Genetic and Environmental Risk factors of Major Cardiovascular Malformations: The Baltimore-Washington Infant Study 1981–1989.* Armonk, NY: Futura; 1997.

Ferencz C, Loffredo CA, Rubin JD, Magee CA. *Perspectives in Pediatric Cardiology. Vol. 4. Epidemiology of Congenital Heart Disease: The Baltimore-Washington Infant Study 1981–1989.* Mount Kisco, NY: Futura; 1993.

Gelb, BD. Genetics of congenital heart disease. *Curr Opin Cardiol.* 2016;31(3):235-241.

George AL. Use of contemporary genetics in cardiovascular diagnosis. *Circulation.* 2014;130(22):1971-1980.

Goldmuntz E, Dirscoll DA, Emanuel B, et al. Evaluation of potential modifiers of the cardiac phenotype in the 22q11.2 deletion syndrome. *Birth Defects Res A Clin Mol Teratol.* 2009;85(2):125-129.

Hoffman JI, Kaplan S. The incidence of congenital heart disease. *J Am Coll Cardiol.* 2002;39(12):1890-1900.

Homsy J, Zaidi S, Shen Y, et al. De novo mutations in congenital heart disease with neurodevelopmental and other congenital anomalies. *Science.* 2015;350(6265):1262-1266.

Huybrechts KF, Palmsten K, Avorn J, et al. Antidepressant use in pregnancy and risk of cardiac defects. *N Engl J Med.* 2014;370(25):2397-2407.

Jenkins KJ, Correa A, Feinstein JA, et al. Noninherited risk factors and congenital cardiovascular defects: current knowledge: a scientific statement from the American Heart Association Council on Cardiovascular Disease in the Young: endorsed by the American Academy of Pediatrics. *Circulation.* 2007;115(23):2995-3014.

Jones KL, Jones MC, del Campo M. *Smith's Recognizable Patterns of Human Malformation.* 7th ed. Philadelphia, PA: Elsevier Saunders; 2013.

Liu S, Joseph KS, Linokova S, et al. Association between maternal chronic conditions and congenital heart defects. *Circulation.* 2013;128(6):583-589.

Øyen N, Poulsen G, Boyd HA, et al. Recurrence of congenital heart defects in families. *Circulation.* 2009;120(4):295-301.

Patel SS, Burns TL. Nongenetic risk factors and congenital heart defects. *Pediatr Cardiol.* 2013;34(7):1535-1555.

Peyvandi S, Lupo PJ, Garbarini J, et al. 22q11.2 deletions in patients with conotruncal defects: data from 1,610 consecutive cases. *Pediatr Cardiol.* 2012;34(7):1687-1694.

Reller MD, Strickland MJ, Riehle-Colarusso T, Mahle WT, Correa A. Prevalence of congenital heart defects in metropolitan Atlanta, 1998–2005. *J Pediatr.* 2008;153(6):807-813.

Tegnander E, Williams W, Johansen OJ, Blaas HG, Eik-Nes SH. Prenatal detection of heart defects in a non-selected population of 30,149 fetuses—detection rates and outcome. *Ultrasound Obstet Gynecol.* 2006;27(3):252-265.

Vinet E, Pineau CA, Scott, S, et al. Increased congenital heart defects in children born to women with systemic lupus erythematosus: results from the offspring of systemic lupus erythematosus mothers registry study. *Circulation.* 2015;131(2):149-156.

参考网站

Clinical Teratology Web. http://depts.washington.edu/terisweb. University of Washington, Seattle; 2014.

Gene Reviews. http://www.ncbi.nlm.nih.gov/sites/GeneTests/review?db=genetests. University of Washington, Seattle; 2014.

GeneTests. Medical Genetics Information Resource. http://www.genetest.org. University of Washington, Seattle; 2014.

National Newborn Screening and Genetics Resource Center. http://genes-r-us.uthscsa.edu. University of Texas San Antonio, San Antonio; 2014.

Online Mendelian Inheritance in Man (OMIM) http://www.ncbi.nlm.nih.gov/omim. Johns Hopkins University, Baltimore; 2014.

索 引